DR. MUHAMMED BOZDAĞ

ZİHİNSEL ŞİFA

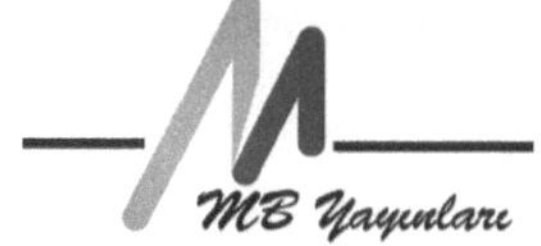

MB Yayınları

Zihinsel Şifa

© 2016, Dr. Muhammed Bozdağ

MB Yayınları

ISBN-13: 978-1979992398

Kapak: Tarık Çobanoğlu

İç Tasarım: İbrahim Akdağ

KRP Yayıncılık Matbaacılık Ltd. Şti.

Mustafa Kemal Mh. 2146. Sk.

No: 14/13 Demirler Atlas Plaza

Çankaya Ankara

www.krpyayincilik.com

www.mbyayinlari.com

DR. MUHAMMED BOZDAĞ

ZİHİNSEL ŞİFA

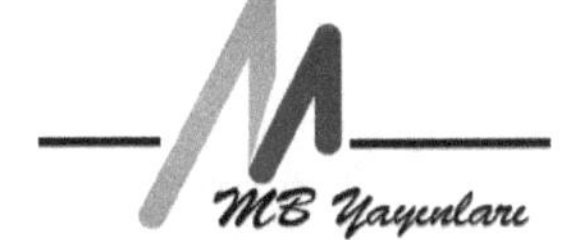

DR. MUHAMMED BOZDAĞ Trabzon-Akçaabat'ta 1967 yılında doğdu. Kastamonu-İnebolu Yatılı Lisesi'ni birincilikle bitirdi. ODTÜ Kamu Yönetimi Bölümü'nden 1990 yılında mezun oldu. Yüksek lisans tezini, "TBMM'nin verimliliği" üzerine tamamladı. Siyaset bilimi alanında hazırladığı doktora tezi 2003 yılında kabul edildi ve "AİHM Yolunda Parti Kapatma: Laiklik, Bölücülük Sorunu" adıyla yayımlandı.

1995–2002 yılları arasında, binlerce katılımcıya "Hızlı ve Etkin Öğrenme," "Güzel ve Etkili İletişim" seminerleri düzenledi. Ülke genelinde seminerler verdi. Kültürlerarası Araştırma ve Dostluk Vakfı'nın, Yasama Derneği'nin ve İnsani Değerler Derneği'nin kurucuları arasında yer aldı.

Şiir, deneme ve araştırma türündeki yazıları lise yıllarından itibaren çeşitli gazete ve dergilerde yayınlandı. "Düşünce Mühendisliği, Yüksek Yetenek, Teleterapi, Yüksek Ahlâk, Kişisel Değişim, İstemenin Esrarı" gibi isimler altında seri radyo konuşmaları yaptı. Ulusal Tv kanallarında 2005–2006 yıllarında "Sonsuzluk Yolcusu" ve 2008–2009 yıllarında "Hayat Dersi" isimli programların sunumunda rol aldı.

1992 yılında yasama uzmanı olarak göreve başladığı TBMM'de muhtelif komisyonlarda raportörlük, uzmanlık ve Genel Sekreterlikte yöneticilik yaptı. 2016 yılında Yasamadan Sorumlu Genel Sekreter Yardımcılığından TBMM Başkan Müşavirliğine atandı.

Eserlerinde bilim, iman, ahlak, gelişim, mutluluk ve başarı temalarını harmanlayan Dr. Muhammed Bozdağ'ın aşağıda yayın yıllarına göre listelenen kitapları yüzlerce baskı yapmış ve bazı eserleri yabancı dillere çevrilmiştir. Evli ve üç çocuk babası olan Bozdağ'ın güncel yazıları ve konuşmaları "muhammedbozdag.com" ve facebook/drmuhammedbozdag adlı internet sitelerinden takip edilebilmektedir.

Muhammed Bozdağ'ın Eserleri:

- *Düşün ve Başar* (İlk Baskı 1999)
- *Ruhsal Zekâ* (İlk Baskı 2000)
- *İstemenin Esrarı* (İlk Baskı 2003)
- *Sonsuzluk Yolculuğu* (İlk Baskı 2005)
- *Sevgi Zekâsı* (İlk Baskı 2007)
- *Zihinsel Şifa* (İlk baskı 2014)
- *Yüreğimde Rabbim* (İlk Baskı 2015)
- *Aşkla İmtihan* (İlk Baskı 2016)

Muhammed Bozdağ'a Erişim:

- **Web sitesi:** www.muhammedbozdag.com
- **Facebook:** /drmuhammedbozdag
- **Twitter:** /muhammed_bozdag
- **E-Posta:** mbozdag@yetenek.com
- **Mektup:** Muhammed Bozdağ, PK 44 Kavaklıdere/Ankara

İÇİNDEKİLER

BÖLÜM 4: NEGATİF DUYGULARA HÂKİMİYET

BÖLÜM 5: DENGESİZLERLE İLİŞKİLERİ YÖNETME

BÖLÜM 6: SORUNLARLA MANEVİ MÜCADELE

ÖN SÖZ

Ben; bebekliğimden itibaren yalnızlığın, yokluğun ve şiddetin ortasında geçen bir çocukluk yaşadım. Fakirliğin, yokluğun ve aile geçmişimin üzüntüleri zihnimden uzaklaşmıyordu. Üniversite yıllarım boyunca bitmeyen baş ağrıları çektim. Hastanelerde, doktorlarda defalarca dolaştım. Ne KBB ne nöroloji ne de psikiyatri baş ağrılarımı dindirdi. Bir günüm iyiyse ikinci günüm kıvranarak geçiyordu.

Alnıma sıkı bir sarık sarıyor ve zonklayan beynimin rahatlaması için yatağıma kıvrılıp inliyordum. Zaman zaman dizlerimin üzerinde durmaya zorlanıyordum ve unutkanlıklarım artıyordu. Çare aramaktan yorgun düşmüş bir hâlde bir hastane müdürünün kapısında beklerken ağlayarak vasiyetimi yazdığımı hatırlıyorum. Hayatta hayırlı bir şeyler yapamadan ölmek ihtimaline karşı Allah'tan ömür diliyordum.

Bu şartlar altında, TBMM'de yasama uzmanlığı sınavını kazanıp 1992 yılında işe başladım. Artık para kazanıyordum ve gerekirse bütün kazancımı verip tedavi olacaktım. Bu düşünceyle randevu aldığım ilk doktorun, muayeneden sonra "Sende bir sorun yok!" demesinin şokuyla tıbba küstüm. Artık derdime teslim olacaktım, derdimden kurtulmayı boş verecektim ve ne olacaksa olacaktı.

Hastalığıma razı olunca kalbim çabucak rahatladı. Sabahleyin evden çıkıyor, bitişik binanın altındaki büfeden bir büyük bardak portakal, greyfurt ve bazen de nar suyu sıktırıp içiyor ve işime yürüyerek gidiyordum. Artık yürüyen, hareket eden, meyve suyu içip dengeli beslenen bir insandım.

İki ay kadar sonra bir sabah işime yürürken birden yıllardır bitmeyen baş ağrılarımı hatırladım. Ne zaman durduğunu fark etmedim ama aniden durmuştu. Artık başım ağrımıyordu. Bu yaşadığım, çok büyük bir olaydı.

Bundan sonra bir daha, hamdolsun o acı günlere dönmedim. Fakat araba alıp yürümeyi bırakınca ve su içmeyi azaltınca baş ağrıları beni yokladı. Gerekli tedbirleri aldım. Bundan sonra, sağlık üzerine araştırmalara yoğunlaştım. Benim başıma tam olarak ne gelmişti? Çok sayıda doktor ve ilaçla çözemediğim dert nasıl birden çözülmüştü?

Şüphesiz ki derdimin dermanını Rabbim nasip etmiştir. Şifa için yıllarca çareler aradım. Fakat Allah dilemeyince, nasip etmeyince en dâhi doktor dahi derdin dermanını bulamıyordu. Doktor dermanı bulsa dermanı kullanmak hastaya nasip olmuyordu.

En önemli hastalık sebebinin, bozuk psikoloji olduğunu anladım. Beynimizin sağlığını bozduğumuz zaman sorunumuz bütün bedenimize yayılıyor. Moralsiz, karamsar, alıngan, kötümser ve üzüntüye saplanmış insan, hastalıklarda boğuluyor.

Zihinsel Şifa; yıllarca süren okumalarımızın, güncel gelişmelere ilişkin merak ve araştırmalarımızın özeti gibidir. *Zihinsel Şifa*'da, bilimsel yaklaşımları dinin maneviyatıyla buluşturan çözümler bulacaksınız. Yerine göre teknik konular hemen, farklı yaş ve kültürlerden insanın rahatlıkla anlayabileceği sadelikte karşınıza çıkacak. Bazen egzersiz yapmamız gerekecek. Bazen de zihnimizi değiştirmemiz için, okuduğumuz bölümleri özümseyerek anlamamız yeterli olacak. Bu kitabı bitirdiğinizde kendinizi daha huzurlu ve güvenli hissedeceksiniz.

Zihinsel Şifa'nın sayfa ve kapak tasarımına ve basım, yayın, dağıtım ve tanıtımına katkı sağlayan herkese teşekkür ediyorum. *Zihinsel Şifa*'yı bitirmemizi nasip eden Yüce Rabbimize şükrediyor, O'nun mübarek elçilerini selamlıyor ve O'nun yüce adıyla başlıyorum.

Çankaya, Ankara

Dr. Muhammed Bağdaş

BÖLÜM 1

ZİHİNSEL ŞİFA SİSTEMİ

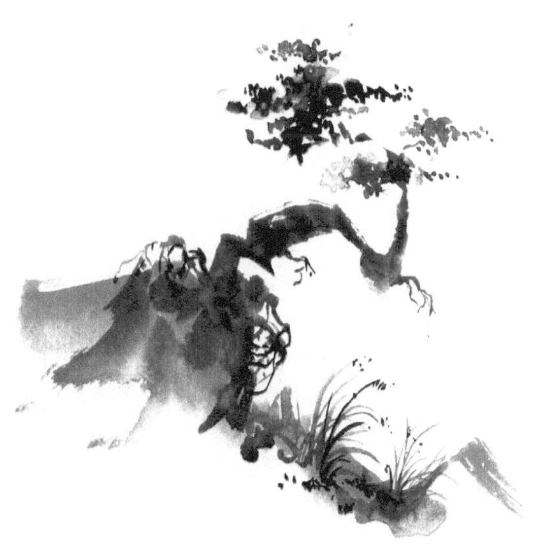

Sağlıklı zihin, hayat aracını yaşadığı şartların gereklerine en uygun basiretli dengeyle yönetebilen zihindir.

Giriş

Zihinsel şifa, sağlığımızı derinden etkileyen beynimizi ve zihnimizi dengeli yönetme sanatıdır. Hastalıklar, ya genetikten ya olumsuz alışkanlıklardan veya zihnin dengesiz çalışmasından doğar. Unutkan, dalgın, yorgun, sinirli, duygusal, isteksiz, uyumsuz, neşesiz hâle kapılıp gitmemiz, beyin ve zihin sistemimizi bozduğumuzu gösterir.

Beyin bir vadi ise zihin o vadide kurulan şehirdir. Beyin bir bilgisayarsa zihin o bilgisayarı çalıştıran yazılımlardır. Zihin, beynin çalışır hâlidir. Zihin, bizi insan yapan ve kişiliğimizi, tarzımızı ortaya koyan yapıdır.

Beyin, Yüce Yaradan'ın yazdığı genetikle; zihin ise yaşadığı çevrenin yönlendirmesiyle biçimlenir. Edindiğimiz her bilgi, beyin şehrinin nöronlarında mahalleler gibi kümelenir. Deneyimlerimiz ve davranışlarımız tekrarlandıkça zihnimizdeki ağ yapısı yoğunlaşır ve kişiliğimiz oturur. Beynimizin içinde iş yapıp zihnimizi ve kişiliğimizi değiştirmek için kullanabileceğimiz birinci araç düşünmek, ikinci araç davranmaktır.

Yüce Yaradan bize, yeryüzündeki hayatımızı başarıyla yönetebilmemize yetecek güçte bir beyin ve zihin lütfetti. Zihnimizle eğitimimizi, ailemizi, işimizi, ilişkilerimizi yönetiyoruz. Kimlik ve kişiliğimizi zihnimizde inşa ediyor, zihnimiz aracılığıyla hayata tutunuyoruz.

Anne rahminden bugüne kadar beynimize, yararlı veya zararlı sayısız yazılım yüklendi. İrademizi; biriktirdiğimiz zihinsel yazılımlar, yani inanç ve ilkelerimiz yönetiyor. Değişmek, inanç ve ilkelerimizi değiştirmektir.

Can sıkıcı zafiyetler mi geliştirdik? Sıklıkla ve kolaylıkla üzülüp sinirleniyor muyuz? İstemediğimiz alışkanlıkların esaretine mi düştük? Beynimiz yavaşladı mı? Öğrenmekte, düşünmekte, hatırlamakta zorlanıyor muyuz? Ya da dengesiz davrananlarla baş etmemiz mi gerekiyor? Çaresiz değiliz.

Zihin, içerisine huzurun ve hüznün sürekli aktığı terazinin kefeleri gibi çalışır. **Daha çok huzurlu içerik üreten zihin mutlu, daha çok hüzün üreten zihin ise mutsuzdur.** *Zihinsel Şifa* hayatımızın gerilim kefesini hafifletip huzur kefesini dolduran beş araç sunuyor bize:

1- Beynimizi besleyip kimyasını onarabilir, 2- Yıkıcı düşünce kalıplarını düzetebilir, 3- Olumsuz duyguların yükünü hafifletebilir, 4- Dengesiz insanlarla ilişkilerimizi yönetebilir ve 5- Maneviyatın gücüyle çilelerimizi hafifletebiliriz.

- Beyin açlığı ve bozulması unutkanlığa, yorgunluğa, dalgınlığa nasıl yol açıyor? Beynin ne tür bir beslenmeye, yağlanmaya ve korunmaya ihtiyacı var? Beyin nasıl hasar görür? Beynin sağlıklı ve hızlı çalışması nasıl bir yaşama alışkanlığı gerektirir?

- Beynin çalışır hâli olan zihin, nasıl çarpılıp dengesizleşir? Akıl okuma, hep/hiç katılığı, olumsuza odaklanma, kendini olumsuz etiketleme, zihni nasıl tahrip eder? Televizyonlar, romanlar ve şeytani objeler zihnimizi hangi hipnotik yollarla zehirler?

- İnsan kişilik dengesini nasıl bozar? Dengesiz kişileri nasıl ayırt edebilir, zararlarından nasıl korunabilir ve varsa kendi dengesizliğimizi nasıl onarabiliriz?

- Olumsuzluklardan kaçınmayı amaçlayan öfke, kaygı, suçluluk, isteksizlik duyguları nasıl gelişir? Olumsuz duyguların büyümesi zihin gücünü nasıl bitirir? Olumsuz duyguların yıkıcı yükünü nasıl asgariye indirebiliriz?

- Ölüm, ayrılık gibi ağır sarsıntıların üstesinden nasıl gelebiliriz? Karamsarlığa karşı pozitif bakışın yolu nedir? Sabır, şükür, tevekkül, tefekkür gibi huzur kaynaklarına nasıl başvurabiliriz?

A) BEYİN-ZİHİN BOZULMASI

1- Bedende Barış ve Savaş

Bir savaş ortamında yaşadığınızı düşünün: Şehir durmadan bombalanıyor, jetler yeri göğü titreterek geçiyor, patlayan dev binalar toz gibi havaya uçuyor, çığlıklar gürültülere karışıyor. Bu şartlarda tarımı, üretimi, sanatı, malı, mülkü düşünebilir misiniz? Bir ülke savaş şartlarına ne kadar dayanabilir?

Barış durumunda emek gücü; tarıma, sanayiye, bilime, sanata, üretime, estetiğe, iş yapmaya odaklıdır. Fakat savaş durumuna geçince insanlar enerjilerini; sığınaklara gizlenmeye, canlarını korumaya, silahlanmaya ve savunmaya yöneltir. Diğer sektörler geri planda kalır; açlık tehlikesi doğar.

Bedenimiz, trilyonlarca hücreden ve organlardan yaratılan bir devlet gibidir. Hücreler birer vatandaşı, organlar birer komuta merkezini ve beyin de devlet yönetimini temsil eder. Beynimiz; bedenimizin iç sistemlerini çalıştırdığı kadar, gelebilecek tehditlerden de hayatımızı korumaya programlanmıştır. Barış durumunda; kalbimiz, beynimiz, böbreklerimiz ve bütün organlarımız, sağlıklı bir uyum içerisinde çalışır. Beynimiz öğrenir, düşünür ve bütün enerjimiz, üretici faaliyetlere harcanır.

Fakat vücudumuz susuzluk gibi maddi bir yetersizlik yaşadığında veya beynimiz, güvenliğine dair bir tehdit algıladığında beden sistemleri beyinden gelen komutla savaş durumuna geçer. Tıpkı ülkelerin savaşı gibi, beynin savaş modunda da düşünme, öğrenme, üretme, eğlenme gibi bütün fonksiyonları asgari düzeye iner. Tehlikenin büyüklüğüne göre gerekirse sistemler, enerjinin tamamını savunma modunda kullanır. Savaş durumunda tek yapılacak şey; tüm enerjiyi saldırmaya, gizlenmeye veya kaçmaya kullanmaktır.

Bu; vücut devletinin uçaklarına alarm vermesi, halkını sığınaklara toplaması, gençlerini orduya çağırması gibi bir seferberliktir. Bu büyük stresin uzun sürmesi, tıpkı ülkenin tükenmesi gibi, beden sistemimizin kaynaklarını bitirir.

Küçük sorunlar, ufak hastalıklar ve küçük stresleri; ölümcül sorunlar, büyük stresleri doğuruyor ve asıl yıkıcı etki bırakanlar da büyük stresler oluyor.

Bir ülke tehdit algılayarak da alarm vererek kendisini savaşa hazırlık moduna sokabilir. Beden için de benzerini düşünün: Bir aslan bize saldırdığında yaşadığımız korku, bedenimizin savaş moduna girmesindendir. Derhâl, kaslarımız yırtılırcasına ve kalbimiz patlarcasına kaçacağız veya gizleneceğiz. Fakat beynimiz; sadece gerçek düşmana değil, hayalî düşmana karşı da savaş alarmı verebilir. Örneğin; kalp krizi geçireceğimizi, bir teröristin evimize saldıracağını, işten çıkarılacağımızı düşünerek veya zannederek de savaş moduna girebiliriz.

Yani beynimizin savaş modu, gerçek sorunlar kadar hayalî sorunlarla da tetiklenebiliyor. Birçok insan; yıkıcı düşünceler, anlamsız kaygılar geliştirmekte veya geçmişte kalan kimi olumsuz olaylara saplanmaktadır. Bu durumları zihninde tekrarlayarak daima üzülmek suretiyle beyninde sürekli savaş alarmı vermekte ve bedenini erkenden tüketmektedir.

Aracını hırsla tam gaz ve ani frenle süren şoför; aracının balatalarını, lastiklerini hızla bitirir. Benzer biçimde vücudumuzun sağlıklı iş başarması, taşıyabileceği kadar stres yüklenmesine bağlıdır. Ancak ya zihnimiz, gereksiz savaş alarmları ve stresler üreterek bedenimizi ağır ve uzun süreli stres altında bırakırsa?

2- Sürekli Stresin Yıkıcılığı

Beynimizin, olumsuz duyguların tetiklemesiyle sık veya sürekli alarm vermesinin zararları, uykuyla ve dinlenerek kısa vadede tamir edilebilir. Fakat bu zihinsel savaş ikliminin uzaması; beyin, beden, hayat ve ilişkiler için tam bir yıkıma dönüşecektir.

Stresi, yemeğe katılan tuza benzetebiliriz. Az tuz, yemeğin lezzeti olur; aşırı tuz ise zehirler, öldürür. Yük taşımadan iş yapamayız, yorulmadan başaramayız. Harekete geçirici strese muhtacız. Bir zorluk, acı, bela, felaket, tokat, bizi yerimizden kaldırmalı ve görevimize sürüklemelidir. Ancak aşırı yük, insanı sinek gibi ezer. Bunalım budur.

Yeterli dozda stres, beyinde enerji ve bilgi akışını etkinleştirerek öğrenme becerisini arttırır. Ancak sürekli stres, beyinde kimyasal alarm üreterek bilgi akışını bloke eder. Sürekli taciz, adaletsizlik, zulüm yaşanan iş veya aile ortamında zihin sağlığı çöker. Stres damlaya damlaya göl olur. İnsan, stresin dağ gibi büyüyen yükünü çekemez.

Üzüntü, öfke, suçluluk, kaygı gibi bütün olumsuzluklar birer tehlike sinyalidir. Beyin, bedene tehlikeyi işaret eder ve gerekirse savaşıp kurtulması için biyo-kimyasını hazırlar.

Zihnimiz ciddi bir sorun yaşadığımızı düşündüğünde beynimizin hipotalamus bölgesindeki hipofiz bezi uyarılır. Hipofiz bezi de böbrek üstü bezini uyarır. Vücudun çoğu sistemlerini etkileyen 30 kadar hormon salınır. Solunum, dolaşım, savunma, boşaltım; bedeni canlı tutan hemen hemen bütün sistemlerin barıştaki çalışma düzeni değişir. Vücut savaş pozisyonu alır. Fazla enerji organlardan çekilip saniyeler içinde kaslara fışkırır. Çünkü ya koşarak kaçacak veya vuruşacaktır. Bu ani enerjiye, gerçek bir tehdit karşısında ihtiyaç vardır; ama hayalî tehditler ve alarmlar günlerce devam ederse vücut çöküp bitecektir.

İşte savaş modundaki sürekli stresin sonuçları: Sürekli stres, savunma sisteminin baskın unsuru T lenfositlerini öldürüyor; savunma çöküyor, hastalıklar pıtrak gibi çoğalıyor. Damarlar tıkanıyor, tansiyon yükseliyor. İştah ve sindirim sistemi bozuluyor; ülser, gastrit gelişiyor; şeker, hipertiroid, bilumum cilt hastalıkları, alerji, kireçlenme, migren ve baş ağrıları ortaya çıkıyor. Stres, soluma sistemini bozarak astım krizlerini başlatıyor. Kaslarda sürekli gerilim ürettiği için de tüm bedeni yorgun bırakıyor.

Derin uyumayı ve uykuda büyüme hormonu salınımını engelleyerek bedeni yaşlandırıyor. Damarları daraltarak beyne kan erişimini kısıtlıyor. Beyin bozuluyor, şizofreni gelişiyor. Kalp krizi riski beş kat artıyor, beyin damarları daralıp sertleşiyor; beynin hipokampus bölümü küçülüyor ve nöronlar hızla ölüyor. Unutkanlık, öfke, huzursuzluk gelişiyor. Ayrıca stres, alkol ve uyuşturucu gibi bir yığın yıkıcı alışkanlığın yolunu açıyor.

Sürekli stres, sosyal ilişkileri ve hayata tutunma becerisini de tüketiyor. Ürettiği zihinsel yetersizlik kendi kendini gergin, rahatsız, güvensiz, endişeli, takıntılı, yetersiz ve telaşlı hissetmesine yol açıyor. İlişkilerin kavgalı, kapalı, çarpık, uyumsuz ve huzursuz yaşanmasının da önemli bir sebebidir. Sürekli stresi, yavaş çekim bir intihara benzetebiliriz. *Zihinsel Şifa* bize, sürekli strese nasıl girdiğimizi ve nasıl çıkabileceğimizi gösteren araçlar sunuyor.

3- Beynimiz Bozuluyor mu?

Yaşadığımız sorunları ve gerilimleri, beynimizi koruyucu şekilde mi tüketici şekilde mi yönetiyoruz? Daha güçlü bir beyine ve daha dayanıklı bir psikolojiye sahip olabiliriz.

Tamamen aynı şartlarda yaşayan iki insanı düşünün. İklim aynı, barınma aynı, sofra aynı. Fakat birisi çok mutluyken öteki bunalımdaymış gibi yaşıyor. Çünkü beyinleri tamamen farkı şeyler düşünüyor. Beklentileri, kaygıları, hatıraları, olayları değerlendirmeleri tamamen farklı olunca ürettikleri ruh hâli de farklı oluyor.

Ne tür bir kişiliğe sahipsiniz? Yüreğiniz ne kadar hassas? Kolay incinir misiniz ve incitenleri kolay unutur musunuz? Kişilik yapınızın beyin-beden sağlığınıza etkisi büyüktür. Ya beyin gücünüzü güvenle korursunuz veya erkenden pilini bitirirsiniz. Psikolojik sorunların yüzde on beşi genetikten kaynaklanıyorsa gerisi, edindiğimiz kişilik yapısından gelen düşünce alışkanlıklarından kaynaklanıyor.

Bir dersi zayıf geldiği için intihar eden çocuk gibi, odaklandığımız tek bir sorunun olumsuzluğunda boğulabiliriz. İnsan, bir sürahi suda boğulabilir. İşkenceciler, yatırdıkları kurbanın kafasına bir çaput geçirir ve ağzına sürahiyle sürekli su dökerler. Nefes alamayan kurban dayanılmaz bir boğulma hissi içinde çırpınır. Aşılabilir sorunlar, birçoğumuzu böyle boğuyor. **Sorunlarını duygusuz bakışla küçümseyenler ise daha güçlü ve başarılı mücadele ediyor.** Küçük sorunlarda boğulan şu kişilerin hikâyelerine bakınız:

- Bebeğinin sabaha kadar uyumamasına tepki gösterir. Öfkelenir, bağırır, kendine ve bebeğine zarar verir. Allah'ın, kendisini sevmediği için kendine böyle eziyet çektirdiğini düşünür.

- Beş yıldır bebeğinin olmamasını kafaya takar; dualara, ibadetlere rağmen bebeği olmaz. Gerilimi bunalıma dönüşür ve Allah'ı suçlar.

- Çirkin yaratıldığına karar verir ve aynaya her baktığında kendisinden ürperir. *Allah neden bazılarını güzel, bazılarını çirkin yarattı,* diye ilahî adaleti sorgulayarak tetiklediği üzüntüsü, zihin enerjisini tüketir.

- Okurken, dinlerken, izlerken öğrenmeye aşırı hırslı gayret eder. Ancak zorladıkça strese girdiğinden zihni tıkanır, kavrayamaz, algılaması çöker. Hayatın fırsatlarını kaçırdığını ve başaramayacağını düşünerek bunalıma girer.

- Kocasından ayrılır ve ergenliğe erişen çocukları da annelerini saymaz. Kadın "Keşke şöyle yapmasaydım, böyle demeseydim." tarzı cümleleri tekrarlayarak ağır bir suçluluk hissine girer. Hafızası, duygu kontrolü çöker.

Yalan yanlış algılar, basit meseleler, sorun bile değil. Hepsi de Allah'ın imtihanı ve biraz sabırla gelip geçecek! Biraz kanaat, ilahî takdire teslimiyet, iman, ahiret bilinci, Allah'a güven, biraz bakış açısı değişikliği kalbi rahatlatacak. Biliyor ki **"Allah insana kaldıramayacağı yükü yüklemez."** (Bakara, 286) Ama o; akıntıya karşı kürek çeker gibi, inadına tam istediği gibi olsun istiyor. Gereksiz yükler üstlenerek kendisini zorluyor ve sonunda çöküyor.

Hayatta her şey sürekli yolunda gitmeyecek. Bazen arabamız ansızın yoldan çıkacak. Bir ayrılık, ihanet, hastalık başımıza çökecek. Herkes mutlaka türlü imtihanlardan geçecek. İnsanın; düştüğü yerden takılmadan çıkmayı, sorunlarında boğulmadan kalkıp devam etmeyi, hasarları çabuk tamir etmeyi başarması gerekir.

Bunalıma düşenler geçmişlerine bakınca "Eskiden çok iyiydim, canlıydım, hayat doluydum, neşeliydim." derler. Birçoğu da birden bunalıma düştüğünü sanır. **Oysa beyin-zihin yıpranması, yıllar içerisinde gizli ve neredeyse sessiz gerçekleşir. İşa**ret verir, insan tartışmadan kaçar; işaret verir, yemeğe sığınır; işaret verir, alkole ve sigaraya dayanır; işaret verir, televizyona bağlanır. Sorunla, dağ gibi büyütmeden önce yüzleşmek gerekir.

4- Sorunumuz Çaresizlik mi?

Allah; nice dertlere dermanlar yaratmakta, nice kapalı yolları açmaktadır. Elbette ki Allah ne dilerse o olur. Elbette ki başımıza gelenlerin gideceği zamanı da Allah belirler. Lakin Allah, çareler yaratmıştır ve bizden, çareleri aramamızı istemiştir. Çare, mümkünse sorunun kendisini yok etmektir; mümkün olmuyorsa sorunun kalbimizdeki yükünü yok etmektir. Yani çaresiz değiliz. Sorunumuz çaresizlik değil, neyi nasıl yapacağımızı öğrenmemizdir.

"Derdimi seve seve çekerim, hem ağlarım hem giderim." demeli miyiz? Elbette gelen dert mecburen çekilir. Ama hayat bir maratondur. Cenneti kazanmak istiyorsak bu hayatı bir ömür boyu taşıyacağız. Ağır yük altında erkenden ezilirsek Allah'ın emanetini korumamış oluruz. Zihinsel şifa, üzerimizdeki gereksiz psikolojik yükleri hafifletip rahatlama ve tahammül gücümüzü arttırma sanatıdır.

Çaresini bildiğimiz sorunu bir çırpıda çözüyoruz. Acıktıysak yemek yiyor, susadıysak su içiyor, uykumuz geldiyse uyuyoruz. Böbreklerimiz hastalanınca doktorun ilaçları vesilesiyle sorun çözülüyor. Peki, unutkanlığımız artınca, öğrenmemiz ve düşünmemiz zorlaşınca, sinirlerimiz patlayınca, duygularımız aklımızı esir edip bizi hırçınlaştırınca ne çare arıyoruz? Birçoğumuz, yorulmuş zihinler veya kimyası bozulmuş beyinlerle kıvranarak ömür tüketiyoruz. Böyle olmak zorunda mı?

Bir yandan modern tıp bütün inceliklerimle gelişiyor. Laboratuvarda canlı insan organı bile üretilebilir oldu. Diğer yandan buna rağmen hastalıklar patladı gitti.

Türkiye'de, 3,5 milyon kalp hastasına her yıl 120 bin kişi ekleniyormuş. Dünyada 2008 yılında 12 milyon olan kanser hastası, 2030'da 26 milyonu aşacakmış. Dünyada 2007 yılında 220 milyon olan şeker hastası, 2030 yılında iki katına çıkacakmış. Bir iç hastalıkları profesörü; hipertansiyon, kalp, şeker, kanser, mide-bağırsak, kronik karaciğer, guatr başta olmak üzere Türkiye'de hasta sayısının, nüfusun yüzde 90'ına ulaştığını ifade ediyor.

Hastalıklar patlıyor çünkü insanlar hayatlarını yanlış yönetiyorlar. Bilhassa psikolojik gerilimler, beden sistemlerini ve bilhassa savunma sistemini bozuyor. Biz de çözümü bulamayınca da kendimizi çaresiz zannediyoruz. Özellikle beyin ve zihin çok ihmal ediliyor.

Mustarip bir okuyucuyla aşağıdaki şekilde yazıştık:

- Hocam kendimden rahatsızım. Psikiyatriste gittim. Verdiği iki ilacı kullanıyorum. İnanın bazen delirecek miyim diye korkuyorum. Ne yapabilirim? - *Psikiyatrist veya psikologla sorunun sebebini konuşmanız gerekir. Depresyondaysanız oraya nasıl düştünüz? Uykusuzluk, susuzluk, kötü beslenme, hareketsizlik gibi biyolojik bir sebeple mi? Yoksa zihinsel stres nedeniyle mi?*

- Hekimle bunları konuşmadık. Peki, sorun zihinsel stres ise sebebi nedir? - *Bunu da en iyi siz bilebilirsiniz. Canınızı ne sıkıyor ve sizi ne rahatsız ediyorsa sorun da çözüm de oradadır. Yıkıcı düşünce alışkanlıkları edinip tekrarlamaktan mı üzülüyorsunuz? Canınızı sıkan bir olumsuz hatıranıza mı saplanıp kaldınız? Ya da gelecekten bir şeyin kaygısına mı kapıldınız? Beyni ve psikolojiyi bozan işte odur. Stres üreten şeyin anlamını hafızanızda stres üretmeyecek şekilde değiştirmelisiniz.*

-Bu sanki çok zor! Böyle şeylerle uğraşmak yerine, hap kullanmakla sorunu çözemez miyim? -*Sorun bir sıva çatlağı mı deprem çatlağı mı? Sorunu, kıl gibi sürekli üreten kök sebepleri tahrip etmezseniz hapla sadece uzayan dalları budayabilirsiniz. Psikiyatrik ilaçlar ya düşünce akışını yavaşlatarak veya beyindeki seratonin gibi maddeleri dengeleyerek rahatlatmaya çalışır. Ama sorunun kökünü genellikle gideremez. Stresin sebebi biyolojikse yaşantımızı, psikolojikse düşünce tarzımızı değiştirmemiz gerekir. Denize düşen rasgele çırpınışlarla kurtulabilir mi?*

B) ZİHİNSEL ŞİFA ÇÖZÜMÜ

1- Depresyon Çözümleri

Beynimizde bir sorun olduğunu haber veren alarm işaretlerini bilirsiniz: yorgunluk, unutkanlık, dikkatsizlik, üzüntü, gerilim, öfke, tahammülsüzlük, öğrenememe, kararsızlık, içine kapanma, duygusal dalgalanmalar, duygusuzluk... Tüm bunlar beynimizde kimyasal bir şeylerin eksildiğini veya bozulduğunu gösterir.

Bu eksilme, tek günün uykusuzluğu veya gelip geçen bir derdin tetiklemesiyle olabilir. Uyuyarak veya dinlenerek açığı çabucak kapatır, normale dönersiniz. Ancak bu tür sorunların süresi giderek uzuyor ve düzelme haftalar alıyorsa durum daha ciddidir. Beyin mekanizmalarının toparlanma çabası yetmemektedir. İyileştirici bir şeyler yapmazsak ileri düzeylerde depresyon, bunalım ve nihayet cinnet çıkabilir karşımıza. *Zihinsel Şifa*, böyle bir gidişatı durdurabilecek pratik çözümler sunuyor bize.

Depresyon, çağımızın en büyük sorunu hâline geliyor. Batı toplumunun %15'i depresyon tedavisi alıyor; çocukların %4'ü, yetişkinlerin %30'u, hiç olmazsa bir dönem depresyon geçiriyor. 2020'de Kuzey Amerika'da en büyük ikinci hastalığın depresyon olacağı hesaplanıyor.

Depresyon akla gelebilecek bütün hastalıkların yolunu açıyor. Çünkü depresyon, vücudun kendisini koruyan savunma sisteminin çökmesi demek. Dahası Hollandalıların yaptığı çok yeni bir araştırma depresyonun, biyolojik ömrü de depresyonun yoğunluğuyla orantılı şekilde kısalttığını gösterdi.

Depresyon beyin kimyasının bozulmasıdır. Beyin sistemlerinin düzgün çalışamamasının sonucunda da değersizlik, suçluluk, kaygı, zevksizlik, isteksizlik, dikkatsizlik, düşüncesizlik, performans düşüklüğü ve içine kapanmanın karmaşık bileşeni olan depresyon hâli yaşanmaktadır. Çocukta depresyon; okuldan, evden, oyundan, insanlardan, hayattan kaçışa ve altını ıslatma, yalancılık veya hırsızlık tarzı davranışlara yol açabiliyor.

Stresi; hayatın gerilimli, kayıplı veya hastalıklı dönemlerinde hepimiz yaşarız. Stres sonlanır, beyin kısa sürede dengelenir, normale döneriz. Ancak bu türden dengesiz ruh hâlleri iki ay sürüyorsa sorun depresyona işaret eder.

Sayısız sistemin iç içe dengelerde çalıştığı beyin kimyasının bozulmasının bin bir türü olabilir. Beynin değişik madde türlerinden herhangi birisi eksilip çoğalabilir ve sorunun tıbben tespiti de bireysel analize bağlı. Bilim yine de depresyon türlerini birkaç başlık altında toplamıştır:

Depresyonun bir kısmının daha çok fizyolojik temelli olduğu düşünülmüş; zevksizlik, isteksizlik, enerji düşüklüğü, dikkat dağınıklığı gibi belirtiler bu gruba katılmıştır. Halüsinasyon veya psikomotor hasar gibi ileri düzey sorun içerenler başka bir gruptur. Vakaların % 90'ını oluşturan depresif ruh hâli, içe kapanma, sosyal ilişkilerini yönetememe gibi zihinsel temelli depresyonların, bilişsel (zihinsel) yollarla daha etkili iyileştirebildiği değerlendirilmiştir.

Aşağıdaki testle bir durum tespiti yapalım. Toplam puanımız 9'un üzerinde ve iki aydır bu durumdaysak depresyonda olabiliriz:

Depresyon testi

Durum değerlendirmesi	0- Hayır	1- Biraz	2- Sık	3- Çok sık
Çeşitli konularda şikâyet ediyor musun?				
Genel toplumdan daha hassas/alıngan hissediyor musun?				
Kendine karşı katı ve eleştirel misin?				
Hayatın hakkında suçluluk hissediyor musun?				
Hiçbir şeyin sana moral veremediği oluyor mu?				
Hayatının anlamını kaybettiğini düşünüyor musun?				
Gergin, sıkıntılı hissediyor musun?				
Kendini diğerlerinden değersiz hissediyor musun?				
Ümitsiz ve yardımsız hissediyor musun?				
İnsanlardan kopuk, uzaklaşmış hissediyor musun?				

Modern tıp, depresyonu ilaçlar (antidepresan vs.) veya biliş-davranış tedavileriyle iyileştirmeye çalışıyor:

• **İlaç tedavileri (antidepresanlar):** Teoriye göre depresyon, nöronlar arasındaki sinir iletimini sağlayan kimyasalların yetersizliği veya dengesizliğiyle ortaya çıkıyor. Norepinefrin, seratonin ve dopamin, depresyonla en fazla ilgili olduğu düşünülen kimyasallar. Teoriye göre bunların yetersizliğine veya dengesizliğine bağlı olarak farklı bir depresyon türünüz oluyor ve hangi yetersizliğin yaşandığı öngörülüyorsa ona göre bir ilaç sürülüyor piyasaya. Piyasadaki ilaçların çoğu da depresyonla en çok ilgili olduğu sanılan seratoninin verimlliliğini hedefliyor. İlaçların bir kısmı sakinleştirici, nöronların iletişimi azaltarak zihni yavaşlatıcı türdendir. Bir kısmı da seratonin maddesinin kullanımını verimlileştirmeyi amaçlayan (SSRI) ilaçlardır.

Anti depresanlar işe yarıyor mu? Boş ilaçlarla (plasebo) kıyaslanarak yapılan deneylerde antidepresanların %50 daha yararlı olduğu görülüyormuş. **Bir ilaç işe yaramayınca bir başkası deneniyor; sonuç verip vermeyeceği aylar sonra ortaya çıkı-**

yor. Hastada tam olarak hangi kimyasalın dengesizliğinin yaşandığı bilinemeyeceğinden, hasta biraz da deneme tahtası oluyor ve tabii ki bu arada ilaçlar tahribat da yapıyor.

Binlerce denge unsurundan sadece birini, seratonini hedefleyebilen ilaçlar nereye kadar çözüm olabilir? Belki de hasta sayısı kadar farklı depresyon sebebi vardır ve belki de her hastaya özel ilaçlar üretmek gerekir. Diğer yandan antidepresanların; intihar eğilimi, cinsel bozulma, yorgunluk dâhil türlü yan etkileri olduğu yönünde iddialar da ortada.

• **Biliş-davranış tedavileri:** Depresyonun, sorunlu düşünceden ve yalnızlıktan doğan stresin beyne zarar vermesinden kaynaklandığı düşünülür. Eğer hastanın düşünüş tarzını olumluya dönüştürebilir ve kendisini yeni eylemlere sürükleyebilirseniz rahatlayıp düzelebilir.

Hasta hayattan zevk alamıyorsa onu, zevk alabileceği faaliyetlere ikna ve teşvik et. Sosyal hayattan mı kopuyor, sosyalleşmesine yardımcı ol. Olumsuz ve yıkıcı mı düşünüyor yapıcı düşünmenin yollarını öğret. Güçlendirici telkinler/onaylamalar kullanmasını sağla.

• **Manyetik tedavi:** Klasik elektroşok tedavisinin yeni bir şekli, beyne manyetik uyarım verilmesidir. Bu yolla beynin zayıf çalışan bölgelerinin uyarılarak çalıştırıldığı ve depresyonun giderildiği savunulmaktadır. Bu yeni yöntemin ne kadar işe yaradığı yönünde şahsen henüz ikna edici bilgiye sahip değilim.

Giderek modern Batı da klasik tedavilerin yetersizliğini görmekte ve maneviyat, beslenme, ilaç, müzik unsurlarını kapsayan daha bütünsel yaklaşımlar geliştirilmektedir.

Zihinsel şifa, depresyon tedavisi değildir. Ancak bir depresyondan korunma ve kendi kendine psikolojik yardım rehberidir. Beyin-zihin sisteminin enerjisini ve verimliliği arttırmanın, ruh hâlini genel olarak iyileştirmenin yöntemidir. Bu amaçla biyolojik, psikolojik ve manevi yaklaşımları birleştirmektedir.

2- Zihinsel Şifa Süreci

Zihinsel şifa, beyin kimyasını onaran bir yaşama ve beslenme stratejisiyle işe başlar. İkinci adım, bizi sürekli strese sokarak beyni besinsiz bırakan gerilim sebeplerimizi bulmaktır. Üçüncü adım, her gerilim sebebini imha edecek veya küçültecek egzersizleri sabırla uygulamaktır. Sorunumuzun şuuraltındaki derinliğine ve çabamızın yoğunluğuna göre çözümümüzün zaman alabileceğini unutmayalım.

Beynimizde yerleşmiş yıkıcı düşünce alışkanlıklarını değiştirip düzeltmekte neden zorlanıyoruz? Neden yanlışlığını bile bile ve istemeden hatayı sürdürüyoruz? Neden bazı durumlarda irademize hükmedemiyoruz? Neden kendimizi durduramıyoruz? Neden inadına zihnimiz bildiğini okuyor? Bu işin kolay bir yolu yok mu?

Nedenini bulmak için zihnin nasıl korunduğunu iyi anlamalıyız: Zihin, anne rahminde ilk hayatla birlikte düğmesine basılmış bir motor gibidir. Ölünceye kadar gece gündüz sürekli çalışmakta, çevresine uyum sağlayarak gelişmektedir.

Yaradan; zihni, çevrenin binlerce çelişik düşüncelerinden koruyan bir tutarlılık kalkanıyla korumuştur. Zihin çocukken hak, batıl, mantıklı, mantıksız bütün inanışları sorgulamadan olduğu gibi alır ve doğru kabul eder. Ergenlikte aklı gelişir, sorgulamaya başlar ve böylece rasgele telkinlere kapanır. Her yeni bilgiyi önce edindikleriyle test ederek kabul eder veya reddeder.

Şuuraltına yerleşmiş bir korku, bu yüzden şuur düzeyinde çalışarak yok edilemez. O böcekten korkan, şuuraltındaki benliktir. Şuur, o korkunun anlamsızlığının farkındadır ama şuuraltı ikna olmamıştır. Nasıl ikna olacak? Şuur ile şuuraltını ayırt eden koruyucu kalkan aradan kalkarsa o zaman şuuraltı böcekten korkmamaya inanabilir. Bunu sağlayan özel bir bilinç durumu vardır. Bu bilince, hipnozda veya korku, sevinç, öfke gibi duygusal durumlarda ulaşabiliyoruz. Bu yüzden de *Zihinsel Şifa*'nın bazı tekniklerinde bu özel -hipnotik- bilinç düzeyine girmeye çalışmak önem taşıyor. Yeni düşüncelerle değişmek istiyorsanız o düşünceleri duyguyla uyarılarak almalısınız.

Hayatımızı değiştirmek, bir karar vermekle başlar ancak şuuraltındaki zihin okyanusu değişmeden hayatımız değişemez. Alışıp sürdürdüğümüz duygu ve davranışlarımızdan kurtulamayız. Çünkü biz, zihnimizdeki kalıpların yönettiği robotlar gibiyiz. Davranış ve iradenin yönünü değiştirmek, zihnin derinlerini değiştirmekle mümkündür.

Çocukluk yıllarında zihnin derinlerindeki şuuraltına ekilen her düşünce tohumu, tekrarlandıkça fidan olur; fidanlar ağaç olur ve giderek davranış meyveleri vermeye başlar. İzlediğimiz her film; dinlediğimiz her müzik, her konuşma; duyduğumuz her telkin, her atasözü, her hikâye, zihnimizde bir tutum inşa eder. Böylece olumlu veya olumsuz inançlarımız, değerlerimiz, ilkelerimiz, kanaatlerimiz birikir.

Hayatımızı, zihnimizde birikmiş kaynakları kullanarak yönetiriz. Durum tespiti yapmamız ve varsa zafiyetlerimizi bulup düzeltmemiz gerekir. **Başarı yolculuğu ve hayat imtihanı budur.**

Aceleci, sabırsız, korkulu, güvensiz, çekingen insan zayıftır. Zayıf yönlerimiz kendimizi güvensiz hissedip strese girmemize yol açar. Yaşadığımız sıkıntıların temel sebebi, zihnimizin edindiği zayıflatıcı kişiliklerdir. *Zihinsel Şifa*'nın gelen bölümlerinde, bu zafiyetlere örnekler verilmekte ve çözüm yolları gösterilmektedir.

Kitabı okuyup heyecanlandıktan sonra unutmakla değişim sağlanmaz. *Zihinsel Şifa* bir egzersiz kitabıdır. Zihindeki yıkıcı düşünce kalıplarını düzeltmek için önerilen egzersizleri hiç olmazsa birkaç kez, gerekirse birkaç hafta tekrarlamak gerekir. Bir sigara tiryakisinin kurtulmaya çalışması gibi gayretle sabretmelidir.

3- Zihinsel Şifa Modeli

Üzüntü, öfke, utanç veya isteksizlik üreten bir ruh hâlinde kıvranmaktan kurtulmanın birkaç yolu vardır: Ölüp giderseniz dünya dertleriniz biter ve ahiretteki karşılıklarınız başlar. Delirirseniz düşünmezsiniz ve dolayısıyla bütün acı duygularınız kaybolur.

Üçüncü yol, unutmaktır. Uyuşturucu, içki, eğlence ve benzeri araçlarla zihni sorundan uzaklaştırıp rahatlamaktır. Bu yollar; sürekli stresi çözmez, sadece erteleyerek büyütür. Dördüncü yol, sorunu yok etmektir: Bunun birinci yolu, mümkünse sorunun kendisini yok etmek; ikinci yolu da Zihinsel şifa taktikleriyle sorunun acısını azaltmak veya bitirmektir.

Ölüm, boşanma, işsizlik, fakirlik, hastalık, ailenin dengesiz üyesi, yüreğimizi boğabilir. Bu tür sorunlarla ilgili olumsuz duyguları bozup uzaklaştırabiliriz. Zihinsel şifa sistemi bu kitapta, aşağıdaki bölüm ve ana başlıklar altında işlenmektedir:

• **Beyin Kimyasının Onarılması:**

Zihinsel şifa ilk aşamada ve her hâlükârda beynin onarılması ve beslenmesiyle çözüme başlar. Beynimiz, en çok ihmal ettiğimiz organımızdır. Beynimizin nasıl beslenip güçlendiğini pek bilmiyoruz. Uykusuzluk, susuzluk, hareketsizlik, oksijensizlik, yağ, protein, glikoz, mineral vb. azıcık eksilse beyinde derhâl tahribat başlar. Beyin, en hassas ve en kolay tahrip olan organımızdır.

Zihinsel Şifa'nın ilk bölümünde, beynimizi besleyen; hafızasını, çalışma hızını, etkinliğini arttıran ve beyindeki muhtemel hasarları bir miktar onarabilen bir yaşama biçimi anlatılarak başlanmıştır.

Beynin ikinci tahripçisi, kronik strestir. Stres; damarları daraltarak ve beynin belli bölgelerini ihmal ederek beyni kansız, besinsiz bırakır ve uzun süreli stres altındaki beyin, kafatasının içinde küçülüp büzülür. **Zihinsel Şifa**'nın bundan sonraki dört bölümünde başlıca stres alanları ve çözümleri tek tek ele alınacaktır.

• Yıkıcı Düşüncelerin Düzeltilmesi:

Yıkıcı düşünce; günlük hayatı olduğundan kötü, zor ve acıtıcı gösterip stresi katlayan düşünme şeklidir. Karamsarlık, ümitsizlik, akıl okuma, olumsuzlukları genelleme gibi yıkıcı düşünüşlerin alışkanlığa dönüşmesi hayatı zehir eder. **Zihinsel şifa, edinmiş olabileceğimiz bu tür dengesiz düşünceleri keşfetme ve bunlardan sağlıklı sıyrılma sanatıdır.**

• Negatif Duygulara Hâkimiyet:

Zihnimiz, geçmiş deneyimlerimizi hatırlayarak ve gelecek ihtimalleri tasarlayarak türlü duygu durumlarına girer. Geçmişteki olumsuz yaşantılardan suçluluk, üzüntü, öfke, değersizlik ve geleceğe dair öngörülerden kaygı duygusu üretebilir. Sonra da bir takıntı hâlinde bu düşünceleri tekrarlayarak olumsuz duygulara saplanıp kalabilir. Olumsuz duyguların ürettiği stres, bedenimizi savaş moduna sokarak enerjisini tüketir ve bunalıma, depresyona sürükler. Zihinsel şifa, varsa bu tür duygularımızı bulup sebeplerini kökten kurutmanın yoludur.

• Dengesizlerle İlişkileri Yönetme:

Şayet ailemizde sahtekâr, kabadayı, bencil, kibirli veya paranoyak bir dengesiz varsa ne yapacağız? Bir dengesize normal bir insan gibi davranırsak bize hayatı dar eder ve ömrümüzü erkenden bitirir. **Zihinsel Şifa**; dengesiz kişilerle ilişkilerimizi, kişiliklerine göre yetişkin birer çocukmuşlar gibi duygusuz yönetmenin yollarını gösteriyor.

• Sorunlarla Manevi Mücadele:

Son olarak; hayatımızda ölüm, kaza, ayrılık, işsizlik gibi büyük sarsıntılar olabilir. **Zihinsel Şifa**; bu tür sorunların psikolojik yükünü iman, tevekkül, tefekkür, sabır, şükür gibi manevi çabalarla aşabilmenin yollarını ortaya koyuyor.

BÖLÜM 2

BEYİN KİMYASININ ONARILMASI

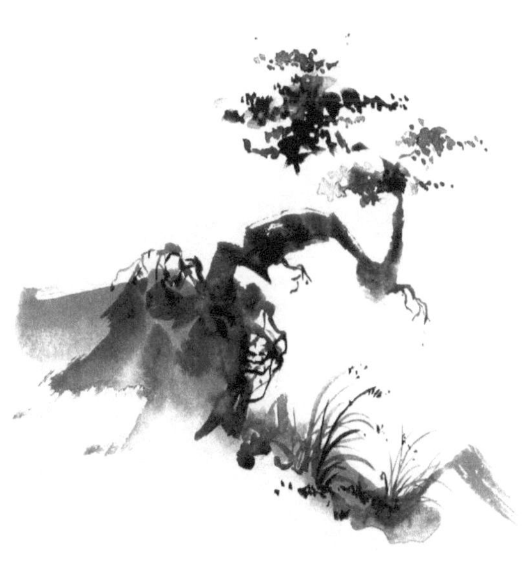

Sadece beslenmemizde seçtiğimiz yağın kalitesi bile,
beynimizin çalışma etkinliğini bin kat arttırıp azaltabilir.

Giriş

Hayatımızın yönetim merkezi olan beynimiz, evrendeki en karmaşık yapıdır. Kapasitesi evrenin tüm atomlarının sayısıyla kıyaslanamayacak kadar büyüktür. Beynimiz; yüz milyar nöronun, çok türde ve sayıda sinir iletkeninin, amino asitlerin ve sair besin maddelerinin rol aldığı, aynı anda milyonlarca elektriksel ve kimyasal işlemin yapıldığı muhteşem bir makinedir.

Hayatımızı yanlış yönetmek yüzünden beyin gücümüzü erkenden kaybettiğimiz bir çağdayız. Henüz 22 yaşında... Dinlediği insanları anlayamıyor, okuduğunu kavrayamıyor. Hayatını nasıl yöneteceğini, nasıl konuşacağını ve anlaşacağını düşününce ürperiyor. Beyin nasıl bu hâle gelir?

Beyin; sürekli gelişiyor, öğreniyor, inşa oluyor, daha iyi öğretmeyi sürekli öğrenen okul gibi sürekli çevreyi kavrıyor, değişiyor ve yönettiği bedene çevresel değişime anında uyum sağlatıyor. Hem vücudun çok sayıda sistemini uyumlu çalıştırıyor hem de komutlarımıza göre yaşantımızı yönetiyor.

Bu inanılmaz makinenin, binlerce alt işletim merkezinin sağlıklı ve birbiriyle uyumlu çalışabilmesi için türlü ihtiyaçları var. Uyuması, sulanması, tuzlanması, yağlanması, beslenmesi, havalanması, temizlenmesi gerekiyor. **Tansiyon, gerilim, uykusuzluk, susuzluk, beyni kolayca bozabiliyor; açlık, havasızlık beyin bölgelerini beş dakikada öldürebiliyor.** Böylesine hassas bir organı koruyup sağlıklı yönetmeden hayata başarıyla tutunabilir miyiz?

Bütün yaşadıklarımızın özetinden derlenen "ben" kimliği beyinde algılanıyor. Düşünceler, duygular, davranışlar, hayaller, sezgiler, rüyalar, keşif, bilim ve sanat, beyinde vücut bulup bilince ulaşıyor. Beyinde kimyasal işler, elektriksel form kazanıp metafizik bilincimizle buluşuyor. Beynimiz, fizik ötesi bedenimizin fizik bedenimizle buluştuğu köprü işlevi görüyor. Beyin, bedene ve hayata anlam veren yaratılmış en önemli organdır!

Beyin bilgisayar ise zihin, ona yüklenen yazılımlardır. Zihin beynin çalışır durumudur. Sağlıklı zihin ancak, tam ve dengeli çalışan kapasiteli beyin üzerinde inşa edilebilir. Bozuk ve kapasitesiz bir beyne sağlıklı ve güçlü yazılımlar yükleyemeyiz.

Zekâmız, başarımız, üretkenliğimiz, ilişkilerimiz, huzurumuz, kulluğumuz, dünyamız, ahiretimiz, her şeyimiz, beynimizin sağlıklı çalışabilmesine bağlıdır. Beyni çalışmayanın dini bile yoktur. Beynin bu denli önemli olduğunun farkında değil miydik? İnsan beyinleri arasında binlerce kat kapasite farkı olabileceğini bilmiyor muyduk? Beyin kapasitemizi binlerce kat azaltıp çoğaltabileceğimizi duymamış mıydık?

Öğrenmek için tekrarlayarak çalışıyoruz. Birisi bir sayfayı tek okumada kavrayabiliyor, öbürü on okumada çıkamıyor içinden. Birimize boğucu görünen hayat yükleri, öbürümüze hafif geliyor. **Güçlü beyin, daha az emekle daha çok iş üretir ve güçsüz beyin, daha çok emekle daha az iş üretir.** Hatta iyice zayıflayan beyin, hiçbir iş üretemez. Tıkanır, çöker.

Zihinsel Şifa'nın bu bölümünde, beynimizi tanıyacağız ve beynimizi besleyip onarmanın inceliklerini konuşacağız. Beynimiz ana hatlarıyla nedir? Nasıl çalışır, nasıl gelişir, nasıl bozulur? Neden hayattan zevk alma sistemimiz çöker?

Beynimizi dengeli çalıştırıp güçlendirebilmek için neler yapabiliriz? Beyni parçalayan serbest parçacıklar nasıl çoğalır ve beynimizi parçalamalarını nasıl azaltabiliriz? Beynimizin temel besini olan glikozun ve ketonun beyne erişimini nasıl dengeleyebiliriz? Beynin nasıl bir yağlanma sistemine ihtiyacı vardır ve bunun için ne yapabiliriz? Suyun ve beslenme alışkanlığımızın beyne etkisi nedir? Uyku ve spor beynimizi nasıl etkiliyor?

A) BEYİN KİMYASININ BOZULMASI

1- Düzenli Çalışan Beyin

Beynimiz; hem bedenemizin hem de düşünce, duygu ve tutumlarımızın yönetiminde çalışan, çoğunluğu su ve yağdan ibaret, bir kiloyu aşkın ağırlıkta, tereyağı kıvamında bir kitledir. Kıvrıla kıvrıla kafatasının içerisine sıkıştırılmış bir bebek battaniyesi gibidir. Parmak uçlarına kadar bütün vücut, sinir hatlarıyla beyne bağlanmıştır. Beyin; bütün organlarla iletişim hâlindedir, çeşitli kimyasallarla vücudun bütün bölgeleriyle haberleşir.

Vücut enerjisinin yüzde yirmisini kullanan beyin; sağlıklı çalışması için oksijen, yağ, aminoasitler, su, mineraller ve glikoz başta olmak üzere gerekli besin maddelerini zamanında ve yeterince almalıdır. Beynin büyük enerji deposu yoktur ve beş dakika beslenemezse ölmeye başlar. Sağlıksız yaşantı veya sürekli stres, beynin beslenmesini ve kimyasını bozmakta ve ortaya, psikolojik rahatsızlıklar çıkmaktadır.

Beynin yaradılışı hızla tamamlanır. Öyle ki bebeğin beyni bir yıl içerisinde üç kat büyür ve altı yaşında, bir yetişkinin beyin boyutuna ulaşır. Bundan sonraki yıllarda beyinde yeni nöron yaratılması ve nöronlar arası bağlantılar kurulması hem sınırlıdır hem de bedensel ve zihinsel hareketlere bağlıdır. Düzenli spora bağlı olarak yaratılan yeni nöronlar kitap okumamız ve öğrenmemiz sayesinde hayatta kalabilir. **Spor yapmayan ve öğrenmeyen kişilerin beyinleri, ilerleyen yaşlarda hızla küçülür.**

Beyin, dolaşımdaki kanın ve dolayısıyla oksijenin ve besinin yüzde yirmisini kullanır. Beyin hücrelerinin diğer hücreler gibi enerji deposu yoktur. Beyne kan akışı durursa on saniyede bilinç gider. **Beyin, beş dakikaya kadar enerjisiz yaşayabilir ve sonrasında beyin hasarı başlar, ölüm gerçekleşir.**

Dengeli çalışan sağlıklı bir beyin, tüm bölgelerini kullanır. Hasar görmüş beynin ise bozulan bölümleri karanlığa gömülür, devre dışı kalır. Çalışan beynin içerisinde saniyede on milyon kimyasal işlem yapılır ve bu işlemlerde üretilen komutlar vücuda gönderilir. İşlem yapma kapasitesi olağanüstü büyük olan zihin, belli bir anda bu kapasitenin yüzde ikisinden fazlasını kullanırsa bu enerji yüküne sinirler dayanamaz; ya beyin hasar görür veya sigorta devreye girer ve bayılır.

Beyinde ağrı algılayıcısı bulunmaz; Alzheimer veya felç gibi beyni bozan hastalıkların ağrısını hissedemeyiz. Demek ki baş ağrısı beynin içerisinden kaynaklanmıyor.

Beyin, cevizin iki yarısı gibi birbirinden ayrı sağ ve sol iki bölümden yaratılmıştır. Birbirine benzeyen ve gerektiğinde birbirini yedekleyen bu iki beyin birbiriyle *corpus callosum* adlı bir sinir ağı üzerinden iletişim kurar. Her iki beynin ön, yan, tepe ve arka ve en alttaki beyincik bölümleri farklı işlevlerde çalışır. **Ön bölüm, düşünceyi yönetir ve beyin bölgelerinden birinde hasar doğduğunda yönettiği yetenek aksar.** Genelde sağ sol beyinler birbirinin eksiğini telafi eder.

Beyninin yarısı tamamen yok olan bir kişi sorunsuz yaşayabilir. Simetrik iki beyin birbirine benzese de sağ beyin, gerçek hayatı yaşamaya yönelmiş; sol beyin de yaşananlardan ders çıkarmaya ve geleceğe yönelik alternatif senaryolar üretmeye odaklanmıştır.

Beyni gökyüzü gibi tasarlayıp içerisinde gezebilseydik, ortamını sürekli sayısız elektrik şimşeklerinin ateşlendiği dalgalı bir bulut okyanusuna benzetebilirdik. Gecenin zifirî karanlığında gök gürültüleriyle yanıp sönen 100 milyar yıldızlı galaksi gibi de düşünebilirdik. **Beynin çalışma düğmesine anne rahminde bir kere basılmıştır ve bu ateşleme sürecinin ölünceye kadar durdurulmasına imkân yoktur.**

Beyin, 100 milyar sinir hücresi (nöron) içerir ve her nöron diğerlerine, binlerce bağlantı kapılarından (snaps) ulaşır. Nöronlar göz kulak gibi duyulara bağlı olduğu gibi, sinir ağlarını da bacaklara kadar bedenin en ücra noktalarına ulaştırır. Böylece beyin, ayağınızda karınca yürümesi dâhil bedenin her noktasında olup bitenden anında haberdar olur. Bu durum; beynin çalışan hâli olan zihnin, bedenin tamamını oluşturduğunu gösterir.

Beynin gücünün biricik göstergesi, nöronlar arasındaki iletişim bağlantılarının çokluğu ve karmaşıklığıdır. Potansiyel olarak bir nöron tek başına diğer on binlerce nöronla doğrudan bağlantıya geçebilir. Zekânın biyolojik göstergesi, beyin bağlantılarıdır. Daha çok bilen ve bilgileri arasında daha çok ilişki kuran beynin iç bağlantıları daha yoğundur ve dolayısıyla daha zekidir. Beynin iç bağlantıları ne oranda yoğunsa beynin düşünme, analiz, üretim gücü o orandadır.

Beyin bağlantıları, çocukluktan itibaren öğrenme ve düşünce çabamız oranında artar. Bilinçli öğrenmek beyni temelden değiştirir. Öyle ki birkaç saatlik eğitimle iki nöron arasındaki bağlantı, on binden otuz bine çıkabilir.

Geçmişte, beynin yaradılışının erkenden tamamlandığı ve zamanla ölürse de yenilenmediği ve değişmediği düşünülürdü. Yeni araştırmalar; düzenli sporun yeni nöron yaratılmasını tetiklediğini, sporu izleyen 48 saat içerisinde öğrenmenin de yeni hücreleri ölmeden beyne tutundurduğunu göstermiştir.

Beynimiz; bedenimizin sair azaları gibi belli bir düzende kalmıyor, öğrenmemize paralel olarak sürekli gelişiyor, şekil ve biçim değiştiriyor. Bu değişimi, gecekondu mahallesinin yıkılıp üzerine modern mahalle inşa edilmesine ve şehrin durmaksızın giderek büyümesine ve değişmesine benzetebilirsiniz.

Yeni bilgiler öğrendikçe nöronların genetiğinde bir kapı kapanıyor, başka bir kapı açılıyor; yani nöronların genetiği, yüklendiği yeni bilgiye göre pozisyon alıyor. Bu durumun ortaya çıkardığı proteinler de nöron kollarını birbirine uzatarak ilişkili bilgileri taşıyan nöronlar arasında bağlantılar kuruyor.

"Örümcek kafalı" tabirini aşağılamak için kullananların zannının aksine, gerçekten de zekileşen beyinde örümcek ağı gibi giderek karmaşıklaşan yapılar inşa ediliyor. **Hareketli yaşıyor, düzenli okuyor, düşünüyor, beynimizi aktif biçimde kullanıyorsak, sürekli değişen ve gelişen bir beyne sahip oluyoruz.** Günün birinde şaşırtıcı bir deha ortaya koyuyorsunuz.

Beynin kullanılmayan bölgeleri de tıpkı beynin açlıktan ölmesi gibi ölüp sönebiliyor. Beyin, en hızlı gelişen organımız olduğu kadar, kullanılmayınca en hızlı sönüp kaybolan organımızdır da. Beyin, başıboş ve işsiz duramaz ve durursa eriyip söner.

Beynin bir bölgesinde belli bilgileri taşıyan nöronların belli aralıklarla beslenmesi gerekir. Bu beslenme de o bilgilerin hatırlanmasına, kullanılmasına ve böylece ilgili bölgenin elektrikle ve enerjiyle yüklenmesine bağlıdır. **Öğrendiğimiz bilgiyi hatırlamadığımız ve kullanmadığımızda bilginin kaydolduğu bölge aç ve enerjisiz kaldığı yıllar içerisinde harabe hâline gelir.** Kullanmadığımız bilgilerin bir süre sonra kaybolmasının sebebi budur. Araba kullanma, yüzme gibi derin beyin merkezleriyle öğrendiğimiz yetenekler daha uzun ömürlü olabilir ama mantık, felsefe, yabancı dil gibi daha çok düşünme merkezlerinde biriktirdiğimiz bilgileri kullanmadığımızda kolayca kaybederiz.

Beynimizi tertemiz ve sapasağlam alarak hayata başladık. Allah'ın olağanüstü ve benzersiz yarattığı anne sütünün gıda yapısının yardımıyla beyin, ilk bir yılda üç kat büyüdü. **Muhteşem çalışan beyin, sırf gözleyerek yürümeyi ve konuşmayı öğrendi.** Eşyaları kavradı, hayatı tanıdı. Benlik hâlinde inşa oldu. Otizm ve benzeri zihinsel bir hastalıkla doğmadıysak seke seke koştuğumuz cıvıl cıvıl bir çocukluk yaşadık. Fakat gençliğin heyecanlı yıllarından sonra nasıl oluyor da bu muhteşem organ çöküyor ve nasıl oluyor da bazı beyinler erkenden yitip gidiyor?

2- Beyni Bozan Sebepler

Açık tabakta bekleyen çilek nasıl bozulur, ekmek nasıl küflenirse yanlış yönetilen beyin de öyle bozulur. **Beyin; günübirlik uykusuzluk, susuzluk, stres gibi sorunlara yavaşlayarak tepki verebilir ve toparlanır.** Ancak performans düşüklüğü birkaç hafta sürdürüyorsa yapısal bir sorunu var demektir.

Uzun süreli olarak dikkatimizi toplayamıyor muyuz? Öğrenemiyor muyuz? Duygularımıza hâkim olamıyor muyuz? Topluma uyum sağlayamıyor muyuz? Çok unutuyor veya hatırlayamıyor muyuz? İçimize kapanma eğiliminde miyiz? Beynimizde bozulma başladıysa buna ne sebep olabilir?

Fazla tuzlu yiyor ve tansiyonumuzu yükseltiyorsak beynimizin bilgi organizasyonu sık bozulur. Hızlı yemek, margarin, kızarmış patates, tost, hamburgerden alınan doymuş yağlar, beyin esnekliğini bozar. Çocuklarda erkenden zihinsel yetersizlikler başlar ve ileri yaşlarda Alzheimer, Parkinson gibi nörolojik hastalıklar tetiklenir.

Şeker, pasta, hamur işleri, meyveler, meyve suları ve gazlı içeceklerden alınan aşırı şeker; kanı katılaştırarak kılcallardan kan akışını azaltır, beyni aç bırakır ve yavaşlatır. Aşırı yemekten ve bilhassa yağda kızartma türü işlenmiş yiyeceklerle alınan aşırı serbest parçacıklar beyni oksitlendirir, küflendirir, dengesini bozar ve sistemini tahrip eder.

Yetersiz su alımı beynin çalışma etkinliğini bozar ve susuz beyin zayıflar. Spor ve hareketten uzak yaşantı veya gerilim yüzünden beyne giden damarlar daralır, beynin beslenmesi azalır ve beynin beslenemeyen bölgelerinde hasarlar gelişir. Uykusuzluk, beyin fonksiyonlarını geriletir. Alkol, uyuşturucu ve kafein alımıyla her birinin, beyinde farklı hasarları gelişir.

Cıva başta olmak üzere türlü nörotoksik kimyasallar beyne ulaşır ve nöronları öldürüp beyin sistemini tahrip eder. Cıva; amalgam diş dolguları, bazı aşılar, çamaşır yumuşatıcıları, egzoz gazları, içme suları, kozmetikler, böcek ilaçları veya ahşap koruyucular ile vücudumuza girebilir. Kazalar, beyin sarsıntısı, tomografi ve radyoaktif ortam da beyne zarar verir.

Stres hormonunun, seratonin başta olmak üzere sinir iletkenlerini eksilttiği ve hipokampus bölgesini küçülttüğü görülüyor. Aşırı stresli insanların beynindeki hipokampus bölümünün, normalden %20 küçük olduğu biliniyor. Aile içi şiddetin yüzde yetmişi, alkolikler tarafından işleniyor ve alkolün beyni tahrip ettiği biliniyor. Şiddete başvuranların beyinlerinin, düşünceyi yöneten ön bölgesinde gri madde %11 daha az çıktı. Depresyonlu hastalarla kalp, şeker, fazla kilo gibi sorunlar arasında ilişki var. Demek ki sağlıksız yaşama biçimi beyne de zarar veriyor. Yaş ilerledikçe beynin mücadele ve durumu tamir gücü tükeniyor ve sonunda işler patlama noktasına varıyor. Depresyon, psikolojik bozukluk gelişiyor ve insan; hayatını yönetemez, duygu ve düşüncelerine hükmedemez hâle geliyor.

Bir görüşe göre depresyonun %15'i genetik nedenlerden kaynaklanıyormuş. Aynı yumurta ikizleri üzerinde yapılan araştırmada, bir kardeş depresyon geçirmişse diğerinin de geçirmesi ihtimalinin %75 olması bu görüşü destekliyor. Anne-babası depresyon geçirenlerin depresyon geçirme ihtimalleri diğer insanlara göre iki kat daha fazla çıkmış.

Ancak aynı genetiğe sahip olup aynı stresten ve şartlardan geçtiği hâlde bir kısım insanların depresyona yakalanmaması da bir gerçektir. **Yatkın olduğumuz hastalıklardan, hayatımızı daha özenli yöneterek korunabileceğimizi anlıyoruz.**

3- Zevkçilik ve Beyin Hasarı

Zevkçiliğin (hedonizm), zengin toplumları beyinlerinden vurduğunu öğrenmek şaşırtıcı! Zevkçiliğin sonu maalesef beyin hasarı, zevksizlik, acı, bunalım ve intihardır. İşte Batı medeniyetinde yoğunlaşan gençlik bunalımlarının önemli bir sebebi! **Zevk saplantısı içindeki beyinler, büyük tehlike altında!**

-Hocam, ben artık yaşamak istemiyorum. *-Neden, başınızdan büyük belalar mı geçti?* -Hayır, her şeyimiz vardı. Ben sadece fazla günah işledim. Allah acaba beni bağışlar mı? *-Ne demek istediniz?* -Yani aklınıza gelebilecek, bir insanın zevk için yapabileceği her şeyi yaptım ve artık hiçbir zevk alamıyorum. İnanın, dayanılmaz bir durum. Aylar öncesine kadar muhteşemdi her şey. Şimdi bir kuru ottan iğrenç oldum. Asla zevk alamıyorum. *-Tamam, samimi tövbe ederseniz Allah dilerse affeder. Aynı yanlışları ölümüne tekrarlamazsanız Allah sizi geri döndürmez. O durumda da beyninizde öldürdüğünüz zevk alıcıları yıllar içerisinde yeniden ortaya çıkar. Hayatınız normale döner.* -Ne demek bu?

Bu olayı yaşayan gence yaptığımız açıklamayı burada tekrarlayalım: Beynimiz, nöronların birbiriyle elektro-kimyasal mesajlarla haberleşmeleri yoluyla çalışır. **Beyindeki sinir iletkenlerinin sayısı ve kalitesi azaldığında beyin makinesi teklemeye başlar.** Beyin; duygu, motor faaliyetler, düşünme, öğrenme gibi iletim işlerinde mesajın türüne göre farklı iletkenler kullanır.

Bu iletkenlerden dopamin, maddi zevk sistemiyle ilgili iletişimi sağlar. Beyinde dopamin iletkeninin eksilmesinde Parkinson, aşırılığında şizofreni ortaya çıkar. **Dopamin; hayatımızın isteklilik, ödül, uyku, ruh hâli, dikkat, öğrenme yönlerini yönetir.**

Sistem şöyle çalışır: Yaptığınız -örneğin şalgam suyu içmek gibi bir davranışı, "iyi" yargısıyla etiketlersiniz. Beyin hemen dopamin salgılayıp durumu işaretler ve siz eylemi zevk olarak algılarsınız. Zihin, şalgam suyu içmenin zevk olduğunu öğrenmiştir.

Gelecek sefere zevk lazım olduğunda zihin, size şalgam suyu içmenizi önerecektir. Her içtiğinizde bu zevki temsil eden dopamini salgılayıp zevki yaşatacaktır.

Sır şurada: İyi ile etiketlediğiniz, şalgam suyu değil de inek idrarı ya da uyuşturucu olabilirdi. **Tütün; katrandır, zifirdir ve haddizatında içmeyene çok pistir! Oysa içene acayip bir zevk olmuştur.** Zihin, seçimimizin gerçekten yararlı olup olmadığını bilemez. Böyle bir derin aklı yoktur. Bizim kararımıza bakar. Biz, "Öldürmek iyidir." dersek zihin, öldürmeye de zevk ve dopamin bağlar.

Davrandık, *iyidir* dedik ve zihin, "Evet burada bir kazanç var." diye kabullenip dopamin saldı, keyiflendik. Herkesin bu şekilde biriktirdiği yığınlarca türlü zevk kalıpları vardır ve bunlar kişiden kişiye değişebilir. **Birinin tiksindiğinden diğeri zevklenebilir. Bu tamamen beynimizi eğitme şeklimize bağlıdır.** Herkes, dağarcığındaki bu zevk kalıplarıyla zevklenip eğlenebilir, başkasıyla değil.

Bir zevk arayacağınız zaman beyniniz hemen hafızanızda biriktirdiğiniz listeyi çıkarır. "Zevklerden zevk seç!" der size. Ne öğrettik kendimize? Alkol mü kumar mı şeker mi? Neyi biliyor ve denemişseniz o sıradaki imkânlara göre yapabileceğiniz birini seçersiniz. Zihin, bu işin zararına bakmaz. Alkol beyni öldürecekmiş, kumar serveti götürecekmiş, fuhuş canı tehlikeye atacakmış. Zihin sadece, ona öğrettiğimiz zevki bize sunmakla ilgilidir.

Büyük bela buradan sonra başlar. Zevki meşru ve zararsız çerçevede sınırlamak yerine o zevkten daha çok istersek bu kez aynı zevki hissedebilmek için beynin daha fazla dopamin salgılaması gerekir. Neden daha fazla dopamin? Çünkü bir zevk nedeniyle ortamda fazla dopamin olunca duyguları dengeye çekebilmek adına bazı dopamin alıcıları intihar eder. Böyle aşırı zevk arayışıyla fazla dopamin salgılandıkça dopamin alıcıları her defasında azalır. Böylece bir dahaki sefere aynı zevki alabilmek için daha çok dopamin ve bunun için daha çok alkol, daha çok kumar, daha çok uyuşturucu gerekir.

Belanın ilk aşaması, artık zevk alabilmek için o eyleme bağımlı olmaktır. Beyin, uyuşturucusuz dopamin salgılayamaz. İşin acı yanı, dopamin alıcıları (reseptör) azaldıkça sadece zevk bitmez. Belli bir eşikten sonra artık acı başlar ve eksiklik arttıkça acı artar. **Yani fazla zevk arayışının sonu; günün birinde sadece zevksizlik değildir, acıya batmaktır.**

Eğer sağlıklı ve dengeli besleniyorsak, uykumuz ve hareketimiz yeterliyse beyinde bol miktarda dopamin bulunur. Ancak aşırı kullanılan maddi zevk sistemi yüzünden dopamini bir nörondan diğerine ileten geçiş kapılarındaki alıcılar öldüğü için zevkin iletimi mümkün olmaz; acı bu yüzdendir.

Bir noktadan sonra uyuşturucu artık zevk için değil, acıdan kurtulmak için içilir. Ancak son aşamada artık hiçbir uyuşturucu da zevk veremez çünkü dopamin alıcıları tükenmiştir. Bu aşamadaki acı dayanılmazdır. Birçok genç, sırf bu zevksizlik acısına dayanamayarak intihar eder. Batı medeniyetinin insanlığa pompaladığı zevkçiliğin feci sonu budur.

Buraya kadar uyuşturucu örneği üzerinden anlattığımız şey, zevkçiliğin beynin zevk sistemini yok etme şeklidir. Zevkçiliğin tek zararı bu değildir. Bir de seçtiğimiz yanlış zevk türlerinin sağlığa, sosyal ilişkilere, ekonomiye, dine ve ahirete verdiği sair feci zararları vardır.

Aşırı yemeğe bağlanan sağlığını, alkole bağlanan beynini, kumara bağlanan servetini, zinaya bağlanan ailesini ve canını yitirir. Ortalama bir hayat, hazcı insanı öyle feci bir doyumsuzluğa sürükler ki zevk uğrunda canavarca denemelere girişebilir. Bir hazcı genç, heyecan uğrunda kız arkadaşını testereyle kesti. Bir kadın, zinasını açıklamasından korktuğu öz evladını öldürttü.

Zevkçi bağımlılığın en feci biçimi uyuşturucudur. Kokain, birkaç saniyelik zevki 15 dakika boyunca yaşatabilir. Kokainin nasıl bir zevk patlatıcı olduğunu şundan kıyaslayın: Lezzetli yemek dopamini % 50, cinsel ilişki %100 arttırıyorsa, kokain, % 1200 arttırıyor. Ne kadar cazip! Ama bedeli? **Bir süre sonra ebediyen; zevkin azalması, zevksizlik ve nihayet son duvar, yani dayanılmaz ve dindirilemez acı.** Beyin bitiyor. Değer mi?

Kokain kullanınca beyindeki çoğu dopamin bir kerede harcanır. Bütün cephaneliği birden ateşlemek gibi! Öyle bir zevk ki içinde volkanlar patlıyor. Ama kullanıma göre değişen belli bir süre içinde bütün dopamin reseptörleri yanıp, eriyip yok oluyor. **Ölüme kadar zevkin sıfırlandığı, hiçbir şeyin asla zevk vermeyeceği bir devreye geçiliyor.** Beyin madde bağımlılığına bir yılda düşebilir ve tam kurtuluşu yedi yıllık çileli çaba gerektirebilir. En doğrusu baştan korunmak ve zararlı zevkleri bir kere bile denememektir.

Zevkçilik felaketine karşı en emin korunma yolu Yüce Yaradan'ın meşru kıldığı zevkleri, israf çizgisine taşmadan tatmakla yetinmektir. Meşru ve helal daire, mutlu ve keyifli yaşamamıza fazlasıyla yetecek kadar zararsız güzellik doludur.

Herhangi bir zevkin doyumsuz şekilde ardına düşmenin sonu beladır. Helal cinselliğe bile bir yerde sınır koymalıdır. Helal yemeğe bile bir yerde son diyebilmelidir. Zaman zaman aç kalabilmeli, kendini mahrum edebilmelidir.

Hatta daha doğrusu, farklı işleyen manevi zevklerle zihni çalıştırmak ve kalbi doyurmaktır. Manevi zevklerin zerre kadar yıkıcı yan etkisi yoktur ve üstelik bu zevklerin sınırı da yoktur. En büyük manevi zevk yolu, Allah dostlarının tutunduğu Allah sevgisi yoludur.

B) BEYNİ ONARMA ARAÇLARI

1- Antioksidan Tamirciler

Beynin -ve tabii ki bedenin- en yıkıcı düşmanlarının başında serbest parçacıklar gelir. **Vücuda dışarıdan aldığımız veya vücutta üretilen bu başıboş parçacıklar; bulundukları çevreye saldırarak, çarparak, yıkıp dağıtarak dolaşırlar.**

Kimi serbest parçacıklar; vücutta metabolizmanın çalışması, soluma, sindirim ve iltihap gibi süreçler sırasında üretilir. Kimi de beslenme, soluma veya kirli havaya, güneş ışığına, x-ışınlarına, sigaraya, alkole maruz kalma yoluyla vücuda alınarak iç ortama saçılırlar.

Başıboş parçacıklar (radikaller), elektron fazlası veya eksiği bulunan ve bu yüzden yaklaştığı çevreye fazla elektronu yüklemeye veya elektron çalmaya çalışan başıboş atom veya molekül parçalarıdır. Serseri kabadayılar gibi çevreye çarparak dolaşır dururlar. Bir vadide araç sürdüğünüzü düşünün ki trilyonlarca kurşun, çivi, taş, çöp; gruplar hâlinde rastgele uçuşuyor, aracınıza her yönden çarpıyor, delip geçiyor.

Beyindeki 100 trilyon nöron ve bunların bağlantıları, sürekli bu tür parçacıkların saldırısı altındadır. Parçacıklar; nöronların duvarlarını deler, çekirdeğe inip günde on bin saldırı gerçekleştirerek genetik kodu zedeler. Bu parçalanmış ortamda bazen genlerdeki hastalık kodları devreye girer, kanser dâhil türlü hastalıklar aktif olur. Bazen de nöronlar aşırı saldırı altında kanserleşmemek için intihar kodunu devreye sokarak kendisini imha eder.

Parçacıklar; beyin hücrelerindeki yağ yapılarını bozar ve zehirli maddeler üretilmesine, beyin hücrelerinin parçalanmasına yol açarlar. Bu tahribat büyüdükçe beyin zayıflar, beyin sapı ölümü dâhil birçok sorun ortaya çıkabilir. Erken bunama, unutkanlık, düşünce zayıflığı gibi birçok belirti, beyinde yaşanan savaşın kaybedilmekte olduğuna işarettir. Bu tahribat sonucunda depresyon, Alzheimer, Parkinson ve benzeri hastalıklar gelişebilir.

Bu durumda beynimizi korumak için a) serbest parçacıkların vücudumuza girişini azaltabilir; b) onarıcı anti oksidanların alımını arttırabiliriz:

Serbest parçacıkların alımını azaltabilmek için

• **Daha az yiyebiliriz.** Ne kadar hacimli yemek yersek sindirim sistemi o kadar çok oksijen yakar. Ne kadar çok oksijen yakarsak o kadar çok radikal parçacık açığa çıkar. **Yani ne kadar çok yersek o kadar hızlı yaşlanırız, beynimiz o kadar erken bozulur.** Deney farelerinin besinleri yüzde otuz azaltılmış; ömürleri yüzde otuz ila yüzde elli arasında uzamıştır. Maalesef modern tarımda hormonlarla besinlerin hacmi arttırılmakta ama hacim başına düşen besin değerleri düşmektedir. Bu da yeterince beslenmek için daha çok hacimli besin sindirmeyi gerektirmektedir. Bunun sonucu, daha çok başıboş parçacık üretimidir. En sağlıklı gıda; organik, hormonsuz, az, öz, işlemden geçmemiş besleyici gıdadır.

• **Oruç muhteşem bir tamir dönemi oluşturur.** Vücut, gıdalardan fazla parçacık üretmediği bir zaman aralığında mücadelesine odaklanır.

• **Parçacık yoğunluklu beslenmeyi bırakabiliriz.** Vücudun ürettiği parçacıklar kadar zararlı olan, dışarıdan aldığımız hazır parçacıklardır. Bitkisel (trans) yağları, yüksek ısıda parçalanıp aşırı parçacık üretir. Kızartma bu açıdan büyük tehlikedir. Yiyecek ne kadar yüksek ısıda kızartılırsa zararlı parçacık üretme oranı o kadar yüksektir. Bu açıdan en kötü kanserojen, maalesef çocukların en çok sevdiği patates cipsidir. Ayaküstü yemek (fastfood) bu yönüyle zehirdir. Alkol, sigara, kirli hava da vücudu başıboş parçacıklarla doldurur.

• Zehirli (bilhassa sinirlere zararlı, nörotoksik) kimyasallardan, kaçınabiliriz. Yemek veya solukla kurşun, kadmiyum, alüminyum, nikel ve en kötüsü cıva alıyoruz. Yeryüzündeki en hızlı nöron yok edicisi, cıvadır. Beyin gücümün, amalgam dolgular yüzünden tahrip olduğuna inandım. Yemek, sürtünme ve ısıyla etkileşip cıva salınımı yapan bu dolguları değiştirmek için hekimi ikna etmek zorunda kaldım. Nöron düşmanı cıvayı vücudumuza; egzoz, böcek ilaçları, içme suları, kulak burun damlaları, çamaşır yumuşatıcıları, büyük ve dip balıkları, talk pudrası, kozmetikler, ahşap koruyucular, cilalar, parlatıcılar aracılığıyla da alabiliyoruz.

• Radyasyon da vücudumuza parçacıklar saçar. Cep telefonunu kulaklıkla kullanmalı, bilgisayarı diz üstüne oturtmadan otuz santim uzakta tutmalı, mümkünse kablosuz modem kullanmamalı, saç kurutma makinesi kullanmamalı veya kafadan alabildiğince uzak tutmalı, mikrodalga fırın çalışırken yaklaşmamalıdır. Zorunlu olmadıkça tomografi ve röntgen çekmemelidir. İngiliz Sağlık Bakanlığı tomografiyi yasakladıysa bir bildiği var. Bizim Bakanlığımızın da uyanacağı vakte kadar iyileşeceğimiz zannıyla hastaneden gereksiz yere kanser kapmayalım.

Onarıcı antioksidan alımını arttırabilmek için

Yüce Yaradan, vücutta ortaya çıkan yıkıcı parçacıklara karşı bu ince çöpleri toplayıp temizleyen antioksidanlar yaratmıştır. Bunlar; vitamin, mineral ve türlü enzimlerden (proteinlerden) ibaret olan koruyuculardır. Başlıca türleri e ve c vitaminleri, lipoik asit, koenzim q10'dur.

Antioksidanlar, gruplar hâlinde ve haberleşerek iş birliği içinde çalışan savunma elemanlarıdır. Vücutta dolaşıp bulduğu serbest parçacığı elektron vererek veya alarak tutuklar. Hareketsiz ve zayıf hâle gelmesine ve zamanla çürümesine yol açar. Bu süreçte enerjisini ve dengesini kaybeden antioksidanlar birbirini şarj edebilir, dengelerine ve dirilmelerine yardımcı olabilirler.

Sorun şu ki bedenimiz, yaşlandıkça ve bilhassa 25 yaşından itibaren antioksidan üretimini azaltır. Dışarıdan daha fazla antioksidan alma ihtiyacımız artar. Beynin antioksidan ihtiyacının haplarla karşılanabileceği düşüncesi tartışmalıdır. Bu konudaki bilimsel araştırmalar çelişkili sonuçlar üretmektedir. Dolayısıyla doğal beslenme yoluyla bu tür maddelerin alınmasına özen gösterebiliriz. **Bilhassa renkli sebze ve meyvelerle beslenerek aldığımız antioksidan miktarını arttırabiliriz.**

Dört bin oksit giderici içeren flavonoidler ve kerotenoid denen antioksidanlar bilhassa renkli meyvelerde ve sebzelerde bol miktarda bulunuyor. Domatesteki likopen çok etkili bir antioksidandır. Bütün sebze ve meyvelerde antioksidan bulunmakla beraber, araştırmalar; ahududu, erik, sarımsak, kızılcık, karalahana, çilek, ıspanak, yaban mersini, siyah kuru üzüm gibi besinlerde antioksidan maddelerin çok daha fazla olduğunu göstermiştir. Yapılan deneylerde özellikle çilek ve ıspanağın, deney farelerinin beyinlerindeki tahribatı en fazla yavaşlatan besinler olduğu bulunmuştur.

Bilinen en etkili antioksidan olan yaban mersininin, beyinde gelişmiş tahribatı bile düzeltebildiği tespit edilmiştir. Tarlanız var ve ikliminiz uygunsa yaban mersini yetiştirebilirsiniz. Ben amalgamın ve tansiyonun beynimde ürettiği tahribatı azaltmak için Gümüşhane'nin dağlarından yaban mersini topladım.

2- Glikoz ve Keton Enerjisi

Enerjisiz kalan beynin on dakikada bozulmaya başladığını biliyoruz. Dolayısıyla beyne istikrarlı enerji akışı, hayati önemdedir. Beden başka kaynakları glikoza çevirebildiği hâlde beynin temel enerji kaynağı doğrudan glikozdur. Ancak açlık gibi olağanüstü şartlarda, yağdan üretilen ketondan da enerji sağlayabilir. Bu iki sistemi akıllıca kullanarak beyin sağlığımızı koruyabiliriz.

a) Glikozla beslenme ve şeker tehlikesi: Kendinizi yorgun hissediyorsanız hatırlamanız, düşünmeniz, öğrenmeniz nispeten zorlaşıyorsa ya uykusuzsunuz veya beyninize yeterince enerji gitmiyordur. Bu durumda aşağıdaki iki noktaya dikkat edebiliriz:

i- Kan şekeri dengesizliğinin beyni aç bırakmasını önleyebiliriz: Beyin vücudun yüzde ikisi olduğu hâlde kanla dağıtılan besinin yüzde yirmisini kullanır. Beyin aç kalsa bile daha fazlasını kullanamaz. Ayrıca besinin kan-beyin bariyeri denen bir gümrük kapısını geçmeyi başarması ve damarlardan beyne düzenli olarak akması gerekir.

Beyin temel enerjisini glikozdan alır. Glikozun yanı sıra yanan yağlardan üretilen keton parçacıklarını ve suyu ikincil enerji kaynağı olarak kullanır. Diğer organlar glikoz bitince başka birçok malzemeyi glikoza dönüştürebildikleri hâlde beyin sadece ve doğrudan hazır glikozu kullanır. **Glikoz bulamayınca aç kalan beyin yavaşlar, çalışması bozulur; dikkat dağılır; yorgun, bitkin, tükenmiş hissederiz.** Saatte bir kesme şeker kadar glikoza ihtiyaç duyan beyindeki bu yetersizlik uzarsa da kan şekeri düşüklüğü; beynin ölümüne, büzülmesine, körelmesine, küçülmesine yol açar. Bu duruma düşmemek için günde ne kadar şeker aldığımızdan çok ne tür gıdalardan aldığımıza dikkat etmeliyiz.

Arabanızın günlük benzin ihtiyacı bir depo olsun. Bir depoyu motorunuza gaz borusundan ihtiyacı kadar akıtırsanız aracınız istikrarlı çalışır. Ama bir depo benzini motora birden boca ederseniz motor yanar, boğulur, patlar, parçalanır.

Biz eğer şekeri; tam tahıllar, daneler, işlenmemiş buğday, bulgur, sebzeler gibi yavaş sindirilen ve uzun süre sıza sıza glikoz akıtan bir beslenme sistemiyle alabilirsek kanımızdaki şeker düzenli olarak belli bir dengede durur. Böylece beynimize düzenli olarak glikoz taşınır.

Ancak eğer beyaz ekmek, rafine şekerli tatlılar, beyaz pirinç pilavı gibi şekeri kana hızlı karışan -glisemik indeksi yüksek- gıdalarla doyarsak yiyecek bağırsaklara geçer geçmez şeker hızla emilir. **Kan dolaşımına, bir depo benzin birden dolarcasına şeker salınır.** Bu, damarları tıkayıp yavaşlatıcı şekerden kurtulmak için pankreas, derhâl insülin hormonu salgılar. Fazla şekerin kimini hücrelerin içerisine gönderir kimini göbekte, belde, basenlerde yağ olarak yığdırır.

Damarlardaki kan şekerinin 50-110 mg/dl aralığında korunması gerekir. Şeker 50'nin altına düştüğünde açlık başlar. Aktardığımız beslenme hatası veya böbrek, karaciğer yetmezliği gibi sorunlar nedeniyle de kan şekeri düşebilir. Kan şekeri düşüklüğü; kalp çarpıntısı, titreme, terleme, sinirlilik, bulantı, açlık, sersemlik, düşünce ve konuşma bozukluğu ile kendini belli eder ve düzeltilmezse komaya kadar varır. Böyle durumlarda kan şekerini aniden yükselten hurma yiyebilirseniz de kan şekerini uzun süre yüksek tutmaktan sakınmanız gerekir.

Kan şekeri düştüğünde beyin aç kalır ve bu sırada zihni çalıştırmak zihinsel tahribatı arttırır. Çünkü enerjisiz çalışan beyin, yağsız çalışan motor gibi kendi kendini aşındırır.

Bu arada sık sık insülin üretmek yüzünden aşırı çalışan pankreas; bozulur, etkili insülin üretemez, kan şekeri artık düzenli dengelenemez ve kendimizi şeker hastalığında buluruz. Yeni neslin kızartmalar, pastalar ile kolalı, gazlı, şekerli yiyecek ve içecekleri tercih etmesi yüzünden çocuk yaşlarda şeker hastalıkları yayılmaktadır.

Şu hâlde rastgele karın doyurmak beyin doyurmaz. Dengeli ve akıllı beslenmek şarttır. Protein, ceviz, badem tarzı tahıl yönünden zengin ve peynir, yumurta, esmer ekmek, bir kaşık bal veya pekmez içeren yavaş sindirimli iyi bir kahvaltı yapabilirsek beynimiz gün boyu enerjik kalabilir. En tehlikelisi; beyaz ekmek, reçel tarzında işlenmiş gıda odaklı aşırı kahvaltı yapmak ve kan şekerini zirve yaptırmak yüzünden hızlıca acıkmaktır.

ii- Beyin damarlarının daralmasının beyni aç bırakmasını engelleyebiliriz: Kireçlenme, beyne giden şah (karotid) damarları daraltabilir ve kireçlenme tedavisi alabiliriz. Konumuzla ilgisi açısından, damarları en çok daraltan diğer sebep fazla şekerdir. Kan şekerinin uzun süre yüksek seyretmesi hâlinde; yapış yapış olan şeker yüzünden kan akışı yavaşlar, damar daralır ve beyne giden kan azalır. Yapılan otopsiler, şeker hastalarının şah damarlarının daraldığını ve beyindeki küçük damarların tıkandığını göstermiştir. Ayrıca yüksek kan şekeri nedeniyle aşırı salgılanan insülin de beyne giderek nöronlar arasındaki iletişimi bozmaktadır. Çare, aktardığımız gibi daha az şekeri işlenmemiş gıdalardan almaktır.

Şu hâlde şeker mekanizmasını iyi anlamak; düşük, yüksek veya dalgalı kan şekeri düzeyinden sakınıp bir denge kurmanın yollarını öğrenmek durumundayız. **İki dilim ekmek bir kaşık şeker ediyorsa, gazlı içecekler şeker kaynıyorsa nasıl bir tehlike içerisinde olduğumuzu hesaplayabilirsiniz.**

b) Keton enerjisi ya da açlık tedavisi: Beynimizin arada bir glikoza ek, açlık sırasında vücut yağlarından üretilen ketojenik enerji sistemiyle çalıştırılmasının beyni geliştirmesi şaşırtıcı... Açlık insan zihnini nasıl açabilir, ilmini ve idrakini nasıl geliştirebilir?

Şaşırtıcı gerçekle tanışalım: Az yemek ve oruç sadece ömrü uzatmaz; beynin biricik zaman zaman yaşayacağı açlıktır, oruçtur. Oruçta yağlar parçalanır ve üretilen keton enerjisi dolaşıma girer.

Genelde glikozla çalışan beyin, keton enerjisini de başarıyla kullanabilir. Oruca başladıktan altı saat sonra vücut, yağ depolarımıza yönelir. Yağları yakarak ürettiği keton cisimlerini dolaşıma sürer ve bu cisimler engelle karşılaşmadan doğrudan beyne ulaşır. Glikozun beyne ulaşımı kan-beyin bariyerinde bazı engellerle karşılaşabildiği hâlde ketonun ulaşım engeli yoktur. İnsan günlerce bir şey yiyemese bile vücutta yağ yakılmasından üretilen ketonla hayatta kalabilir.

Beyin tümörleri ve kanser hücreleri sadece glikozla beslenebildiğinden ketojenik beslenme, tümörleri aç bırakarak gelişimini durdurur veya küçültür. Ketojenik beslenmenin epilepsi/sara gibi beyin hastalıklarını durdurduğuna veya iyileştirdiğine dair bulgular artıyor. Ketojenik beslenen otistik çocukların beyinlerinin güçlendiğine dair bulgular da ortadadır.

Ketojenik beslenmenin bir yolu oruç; diğer yolu da Hindistan cevizi yağı katkısını kullanmak olabilir. Bir deneyde; anlamlı resim çizemeyecek kadar beyin hasarına uğramış bir Alzheimer hastası bu yağla beslenmiş, bir kaç hafta içinde düzgün resim çizebilmeyi başarmıştır.

%65'i keton üretilmesine müsait olan Hindistan cevizi yağı, beynimize ek bir enerji sunarak çalışma etkinliğini arttırabilir. Kokusu nedeniyle bazı bünyelerin alışamadığı Hindistan cevizi yağını sabah kahvaltısında haftada bir çay kaşığı arttırarak 2-4 kaşığa kadar alabiliriz.

3- Beynin Yağ İhtiyacı

Bir aracın çarklarının yağlanması neyse beynin sağlıklı yağlanması odur. Yağ dokusu sağlıksız yapılanan beyin, esnekliğini ve çalışma etkinliğini yitirir. Öyle ki beslenmemizde seçtiğimiz yağın kalitesine göre beynin çalışma etkinliğini bin kat arttırıp azaltabiliriz. Bu sorun ciddidir.

Sağlıklı yağlanan beyni süper çalıştıran nedir? Beynin yüzde 60'ı, yağdan inşa edilen lipitlerden yaratılmıştır ve beyin, yağ türlerine değişik oranlarda muhtaçtır. **Bazı yağların fazlası beyin için öldürücü, bazı yağlarsa hayatidir.** Dengesiz veya yetersiz yağlanma; beyin dokusunu öldürür, nöron zarlarını sertleştirip büzüştürür, iletişim ağlarının gelişimini engeller veya sinir iletimini yavaşlatır. İşte beynin kullandığı yağlar:

• **Bitkisel omega 6 yağları:** Bunlar sebzelerden, mısırdan, ayçiçeğinden üretilen sıvı yağlardır. Enerjik bir yetişkinin günlük omega 6 ihtiyacı yarım çorba kaşığı olduğu hâlde günümüz beslenme stilinde bu yağı salatada, mayonezde, pastalarda, bisküvilerde, yemeklerde, kızartmalarda ihtiyacın 10-15 katı kadar abartarak kullanabiliyoruz.

İhtiyaç fazlası bitkisel yağın beyinde iltihaplanma yaptığı ve felce, şizofreniye, Alzheimer'a yol açabildiği anlaşılmıştır. Bu yağların kötü özelliği, kızartmada parçalanınca fazla parçacık üretmesi ve zararlı hormonsal yapıları tetiklemeleridir. Örneğin omega 6, hücrede arakhidonik asit üretir ve bu da glutamat üretimini arttırır; glutamat da sinir hücrelerini örseleyerek öldürür. Anneler bitkisel yağı yemeklere aşırı boca ederek çocuklarının beyinlerini mahvettiklerini bilseler bunu yaparlar mı?

Sıvı bitkisel yağa hidrojen eklenerek üretilen margarin ise daha tehlikeli. Bu yağlar; koroner kalp, diyabet, obezite, kanser, kısırlık, karaciğer ve hücre fonksiyon bozukluğu, Alzheimer ve Parkinson gibi hastalıkları tetikleyebiliyor.

- **Omega 9 yağları:** Zeytinyağında ve fındıkta yoğun bulunan bu yağlar %10 omega 6 içermeleri nedeniyle her iki yağ ihtiyacını karşılarlar. Bu yağın şifasından yararlanmak istiyorsanız mutlaka soğuk sızma olmalı; ışık görmemelidir. Omega 6'lar iyi/kötü kolesterolü birlikte düşürürken omega 9 sadece kötü kolesterolü düşürür.

- **Hayvansal doymuş yağlar:** Doğada özgür yaşayan yaşayan hayvanların etleri, sütleri, yağları, tereyağları ve yumurtaları omega 3 başta olmak üzere birçok yönden zengin olduğu hâlde, küspeyle beslenen çiftlik hayvanların yağlarında omega 3 yoktur ve zararlı doymuş yağ yoğundur. Sağlıklı bir savunma sistemine, kemik yapısına, karaciğere sahip olmak için hayvansal gıdaları çocukluktan itibaren yeterince almak gereklidir. **Ancak hayvansal yağların bilhassa çiftlik türüyle aşırı beslenmek, beyne zarar verir.**

Besinlerine yüzde on doymuş yağ katılan farelerin görme yetenekleri kaybolmuştur. Uzun süre doymuş yağla beslenirsek Parkinson'a yakalanma riski 5 kat artar. Bu yağlar -tıpkı fazla şeker gibi- insülin direncini arttırarak hafızayı bozar.

- **Omega 3 yağı:** Bazı bitkiler ve özgür beslenen hayvanların yumurta, et ve sütlerinde ve bilhassa bazı balıklarda bulunan, beyin esnekliği için en önemli yağdır. Maalesef küspeyle beslenen çiftlik hayvanları ve balıkları yaygınlaştıkça bu yağın bulunabilirliği azalmaktadır.

Omega 3'ün balık tipi, DHA ve EPA olarak iki türdür. DHA beyin hücrelerindeki yağın yarısını oluşturan, eşsiz akışkan, beynin düşünme merkezinde ve hücrelerin enerji merkezlerinde odaklanan türdür. EPA türününse beyinde çok az bulunduğu ve DHA'ya dönüştürülerek kullanılabildiği görülmektedir. Bitkisel kökenli omega 3 (linoik asit türü) ise yeşil sebzeler, ceviz, fıstık ve keten tohumunda bolca bulunur. Bu yağı çocuk metabolizması dönüştürebildiği hâlde yetişkin metabolizması dönüştüremez.

Balıkyağı beyinde şöyle çalışır: Nöronlar birbirlerine iletken gönderirken gelen iletkenleri bağlantı uçlarında (sinaps) bulunan alıcı kapıcıklardan (reseptör) içeriye alırlar. Yani sinir iletkenleri; bir nöronun kapısından çıkıp öbürünün kapısından girer işini tamamlar ve geriye kendi kapısına döner. Beynin bölgelerinden sayısız bilgiyi alıp birbirine taşıması bu yolla gerçekleşir. Dolayısıyla bu işlerin duraksamadan yaşanması; beynin düşünme, hatırlama, analiz hızı açısından vazgeçilmezdir.

Milyarlarca iletkenin milyarlarca kapıdan rahatlıkla girip çıkıp mesajı ulaştırmaları beynin rahat çalışması için şarttır. Bu açıdan kapılar; gelen iletkeni rahatlıkla içeriye alabilmesi için kolayca esnemeli, genişleyip daralabilmeli, açılıp kapanabilmelidir. **Bu kapıların esnekliklerini sağlayan, ortamlarını dolduran yağın yumuşaklık derecesidir.**

Omega 3 en ince, en esnek yağ türüdür. Bu yağın en çok kullanıldığı ve ihtiyaç duyulduğu yerler, bu alıcı (reseptör) kapılardır. Bu kapılarda kullanılan yağ yapısının omega 3 yoğunluğu, beynin çalışma kapasitesini bin kata kadar arttırabilir. Omega 3 almadığımızda bu alanlara mecburen daha katı yağlar yerleşir ve bu da beynin çalışmasını alabildiğince yavaşlatır.

Beyinde omega 3 yetersizliğinin depresyona, unutkanlığa, öğrenememeye, dikkatsizliğe, bunamaya, şizofreniye, Alzheimer'a yol açtığı bulunmuştur. Buna karşın omega 3 kullanımının depresyonu azalttığı, manik depresyonun belirtilerini yok ettiği, hafızayı geliştirdiği anlaşılmıştır. Omega 3 ile beslenen deney fareleri 3 denemede eğitilebildikleri hâlde, omega 3 verilmeden beslenen farelerde 20 denemede bile başarının yüzde 40'larda kaldığı görülmüştür.

Omega 3'ün tüm bu vazgeçilmezliğine rağmen bu yağın haplarla temin edilmesinin sağlıklı olmayabileceği, bunların erkeklerde prostat kanserini arttırabileceği ortaya çıkmıştır.

Henüz bu çalışmalar araştırma aşamasında olsa da omega 3 ihtiyacının balık yiyerek karşılanmasını en sağlıklı yol görüyoruz. **Omega 3 yönünden en zengin balıklar sırasıyla uskumru, sardunya, ringa, hamsi, tuna ve somondur.** Diğer balıklarda ve çiftliklerde üretilen somonda omega 3 yoktur. Bu balıklardan hem ucuz ve hem de bol bulunanı ülkemiz açısından hamsidir. Bu zekâ ilacından bilhassa çocuklarımızı yararlandırmayı önemsemeliyiz.

Bu tür balıkları haftada iki üç öğün yiyebilmeliyiz. Yağda kızartılması balığın yararlı yağını yok edeceğinden hafif ızgara tarzında veya daha iyisi buğulama şeklinde pişirilmelidir. Özgür hayvanların et, süt veya yumurtasında da omega 3 bulunduğu unutulmamalı; doğal beslenmenin yolları aranmalıdır.

Sonuç olarak sağlıklı ve süper çalışan bir beyin için yapılması gereken; bitkisel yağları en aza indirmek, hayvansal yağları doğal formunda yeterince almak ve omega 3 türü yağlara beslenmemizde mutlaka yer vermektir.

4- Uyku ve Hareket İhtiyacı

Beynimizi en fazla etkileyen iki temel unsur, uyku ve hareket alışkanlıklarımızdır.

a) Uyku sistemi: Uyku dengesizliği ve yetersizliği, zihin ve beden için çok ciddi hasarlara yol açabilir. **Bir gecelik uykusuzluk zihinsel becerileri %30; iki gecelik uykusuzluk ise %60 azaltır.** Beş gece 6 saatten az uyumak, 48 saat uykusuz kalmak gibi bir yıkıcı etki bırakır. 48 saat uykusuz bırakılan üniversite öğrencilerinin basit matematik işlemleri yapmakta bile zorlandıkları görülmüştür. Zamanında ve düzenli uyumuyor veya stres, uyku apnesi gibi nedenlerle rahat uyuyamıyorsanız beyin sağlığınız tehlikededir.

Uykusuzluğun; besinlerden yararlanma becerisini üçte bir oranında azalttığı, glikozdan enerji üretme becerisini çökerttiği, stres hormonlarını tetiklediği ve yaşlanmayı hızlandırdığı tespit edilmiştir. **30 yaşındaki bir insan bir hafta boyunca 4 saatlik uykuyla yetinirse vücut kimyası 60 yaşındaki bir insanınkine benzemekte, yani yaşlanmaktadır.**

Uykusuzluk insanı hırçın, unutkan, yorgun, paranoyak, düşüncesiz, ateşli, gergin duruma düşürür. Dikkat, hafıza, ruh hâli, mantık, matematik ve motor hareketler üzerinde tahribata yol açar.

Uyku, bedenin toparlanması ve beynin yaşadıklarını toparlayıp günlük bakımını yapması için yaratılmıştır. Uyku sırasında beyin, uyanıklıktan da yoğun çalışır. Uyku REM (%80) ve NREM (%20) bölümlerinden ibarettir. NREM uykusunda vücut derin dinlenme hâlindedir ve beyin, bedendeki hücresel tahribatları tespit ederek tamir eder. Rüyaların yaşandığı REM kesitlerinde ise bilgiler yeniden organize edilir, gündüz yaşanan duygusal hasarlar tamir edilir.

Biyolojik ritmimize uygun şekilde gece 22.00-07.00 aralığında uyuyabilir; 12.00-13.00 aralığında da destekleyici şekerleme yapabiliriz. Uyku ihtiyacı; kişinin yaşına, sağlığına, yaşadığı iklime ve ortama göre günlük 6-8 saat arasında değişebilir. Sekiz saati aşan uyku da beyinde tahribat yapar.

b) Hareket Sistemi: Hayatımız ne kadar hareketliyse harekete göre tasarlanan vücut sistemlerimiz o kadar sağlıklı çalışacaktır. Ankara'da panik bozukluk ve unutkanlık yaşayan bir mühendis dostumu Irak'a yolcu ettik. İki yıl sonra döndüğünde çok sağlıklı görünüyordu. Rahatlamış ve keskin bir zihne kavuşmuştu. Bu değişimi nasıl başardığını sordum.

Üç kilometrelik şantiye alanında sabah öğlen akşam günde üç kez denetim turu atıyormuş. Birkaç hafta sonra zihninde ve bedeninde gelişmeler fark etmiş. Enerjik şekilde hızlıca hareket edebiliyor, kendisini daha coşkulu hissediyor ve bütün noktalardaki çalışanların isim ve soyadlarını kolayca aklında tutabiliyormuş.

Atalarımız, bin yıllar boyunca ve geçen elli yıla kadar günde 10-20 km yürüyerek yaşıyorlardı. Dağlardan odun getiriyor, tarlalara gidip geliyor, şehir merkezlerine yürüyorlardı. Ulaşım araçları çıktığından beri insanın zekâsı ve yetenekleri gerilemiştir. **Hareketsizlik; bedenin enerji kanallarını tıkar, çarkları yavaşlatır, toksinleri biriktirir, kireçlenme baş gösterir.** Beyin de beden de zayıflar. Depresyonun yıkıcı etkisinden uzaklaşmanın en etkili yolu, bol su içip uzun uzun yürümektir diyebiliriz.

Vücudu yıpratmadan, aşırı yormadan ama terleyerek, 30-60 dakikalık egzersizleri haftada 3-5 kez tekrarlayarak beynimizi dinçleştirebiliriz. Vücudun bol oksijen soluduğu yürüyüş, kürek, bisiklet, yüzme türü egzersizler de deneyebiliriz. **Aerobik sporun temel ilkesi, tempolu hareket etmek ama nefes nefese kalmamaktır.** Spora aniden değil ısınarak başlamalı, esneme hareketleriyle soğuyarak bırakmalıdır.

5- Su ve Beslenme İhtiyacı

Bedenin ve tabii ki beynin en önemli çalıştırıcısı sudur. Vücut suyu azaldığında kalpten, kansere, depresyona kadar her türlü hastalığa düşebiliriz.

a) Su sistemi: Bedenimizde kasların ve beynin %75'i, böbreklerin %82'si, kanın %90'ı ve kemiklerin %22'si sudur. Beyinden günde 1,4 litre su geçiş yapar ve normal bir yetişkin de terleme, idrar ve soluma yoluyla günde 2 litre su kaybeder. Vücudun suyu %5 azaldığında vücut, hayati organları korumak için tasarruflu bir su dağıtım mekanizmasını devreye sokar.

Vücudumuz susuzluğa nasıl düşer? Çocukken kana kana su içtiğimiz hâlde yaşlandıkça su arzumuz azalır. **Yaşlanmak zaten, vücudun su tutma kapasitesinin azalmasıdır.** Çay, kahve ve gazlı içecekler yüzünden şaşıran beyin, susuzluğu açlıkla karıştırır. Susuzluğu açlık olarak algılayıp yemek yediğimiz için çaresiz kalan vücut da susuz ve düşük kapasitede çalışmaya uyum sağlar.

Susuzluk göstergeleri; ağız kuruluğu, idrar renginin sararması, açlık, kilo alma ve yorgun, sinirli, keyifsiz, baş ağrılı ve içine kapalı hissetmek olabilir.

Vücudun su tutma kapasitesi azaldıkça organlar zayıflar ve yaşlanır. Vücudun su kaybının %66'sı hücrelerin içinden, %26'sı dışından ve %8'i de kandan karşılanır. Vücut suyu azaldıkça sırasıyla vücut hücreleri eriğin kuruması gibi büzüşür, dokular esnekliğini yitirir ve kan katılaşır.

Su, hücrelerin glikoz dışındaki ikincil elektriksel ve manyetik enerji kaynağıdır. Besinlerin çözülmesi ve enerjilerinin kullanılabilmesi suyun yardımıyladır. Vücut, besinin enerjisinden susuz yararlanamaz. Aldığımız suyun artması; sindirimi iyileştirir, kanın oksijen depolama kapasitesini ve zehirli atıkların atılımını arttırır.

Susuz kalınca da pankreasın insülin üreten hücreleri ölür ve şeker hastalığına düşeriz. Buruşan hücrelerin iç organları birbirine karışır; hatta DNA bile hasar görebilir ve kanseri tetikleyebilir.

Suyun en büyük etkisi beyinde yaşanır. Susuzluk beyindeki aminoasitlerin tükenmesini hızlandırır. Dolayısıyla beyninizi maksimum kapasitede kullanmanızın yolu yeterince su almaktır. **Susuzluk artarsa beynin kan damarlarında pıhtılaşmalar başlar, beyin dengeli beslenemez.** Su; düşünme ve hatırlama gibi beyin fonksiyonlarında, seratonin gibi sinir ileticilerinin çalışmalarında, melatonin gibi beyin hormonlarının yapımında en temel maddedir.

Su, hafıza kaybına ve Alzheimer, Parkinson, depresyon gibi hastalıklara karşı fevkalade etkilidir. Düzenli ve yeterli su aldığımızda dikkatimizin ve kavrayışımızın geliştiğini derhâl idrak edebiliriz.

Öfkeli hatta kaygılıysak sebebi susuzluk olabilir. İki bardak su içersek yarım saat içerisinde sakinleşebiliriz. Katı kan beyni yeterince besleyemeyeceğinden beyin aç kalır. Bu durumu gidermek için de beyin, kan dolaşım sistemini hızlandırır. Bu, hem tansiyonun yükselmesi ve hem de migren türü baş ağrıları demektir.

• 70 kiloluk bir yetişkinin günlük su ihtiyacı 70x0,03=2,1 lt sudur. Kilonuza göre gereği kadar suyu bir güne dengeli biçimde dağıtabilirsiniz. Büyükçe bir bardak dolusuyla gece yatarken bir, sabah kalkınca bir, yemeklerden yarım saat önce ve iki saat sonra birer bardak içebilirsiniz. Yürüyüşten yarım saat önce de bir bardak içebilirsiniz. Eğer böbrek hastasıysanız aldığınız su miktarını haftada bir bardak olacak şekilde yavaşça arttırmanız uygun olur.

• Öğünlerinizde midenizin üçte biri boş kalabilmeli, geri kalanı da yarı yarıya sıvı ve katı yemekten oluşabilmelidir. Yemeğiniz fazla sulu olursa vücudunuz sindirmek için fazlaca enzim üretmek zorunda kalır ki bu organları daha erken yaşlandırır. Yemekten yarım saat önce içeceğiniz su, mide duvarınızı kalınlaştırarak midenizi ülserden korur. Yemekten iki üç saat sonra içeceğiniz su da bağırsakların maksimum verimde çalışmasını sağlar.

• Çay ve gazlı içecekler daha fazla su atılmasına yol açar. Şu var ki suyla birlikte vücudunuzdan mineral de atılacaktır. Günde bir bardak maden suyu içilmesi ve yemeklerde rafine yerine, doğal kaya tuzu kullanılması dengeyi sağlar. **Vücudun su tutma kapasitesi haftalar içerisinde arttıkça enerjimiz yükselir ve varsa hastalıklarımız da geriler.**

b) Beslenme sistemi: Vücudun yaşamasını bir inşaat şantiyesinin çalışmasına benzetebilirsiniz. Şantiyenin çalışabilmesi için galonlarla yakıt gelir; işçiler, kum, demir, çimento, tuğla, kablolar, aletler, iş makineleri gelir. Şeker sağlayan karbonhidratlar iş makinalarında kullanılacak galonlarla benzindir. İnşaatın yapı taşları vitamin ve minerallerdir ve orada çalışan işçiler, enzimler ve vitaminlerdir.

Şantiyeye sırf benzin veya vücudunuza sırf karbonhidrat yığsanız ne işe yarar? Ya sırf demir yığsanız inşaat çalışabilir mi?

Vücudun çalışabilmesi için eser miktardaki gerekli elementinden temel yapı taşlarına kadar bütün gıdalara hayati derecede ihtiyaç vardır. Sağlıklı beslenmenin püf noktası az veya çok değil, dengeli ve besleyici yemektir. Her şeyi yeseniz de sadece vücudun üretemediği triptofan aminoasiti eksik kalsa yaşayamazsınız.

Birçoğumuz fabrikada işlenmeleri yüzünden besin değerleri çökmüş gıdalarla karnımızı şişiriyoruz. Midemiz doyuyor ama beyin ve bedenimiz aç! İhtiyaç dışı veya besin değeri düşük gıdalar vücudumuzda depolanıyor, kilomuz artıyor ama hâlâ aç ve yorgunuz.

Yaşayabilmek için temel yapıtaşları olan 22 çeşit aminoasiti dengeli almamız ve gerekli vitaminlere, minerallere, enzimlere kavuşmamız şarttır. Konumuz beslenme olmadığı için bu konuda detaya giremiyoruz. Sağlıklı ve dengeli beslenmek amacıyla ana hatlarıyla şu önerilerde bulunabiliriz:

• Yeşil sebzeleri ve renkli meyveleri dondurmadan, aşırı pişirip değerlerini öldürmeden yiyebilirsek vitamin, enzim ve mineral ihtiyacımızı karşılayabiliriz.

• Tercihimizde olabildiğince dengeli ve tam gıdalara yönelmeliyiz. Yumurta, sade buğday ve tohumlar, en dengeli gıdalardır. Bunlarda hayat yaratmayı dileyen Yüce Yaradan, bu gıdalara hayatın temel ihtiyaçlarını olabildiğince dengeli biçimde paketlemiştir. Yapraklar, dallar, gövdeler ise tohumlar ve meyveler kadar dengeli değildir. Bu açıdan bakarsak baklagiller, ceviz, fındık, badem, yer fıstığı, bedeni dengeli besler diyebiliriz.

• Hayvansal protein, balık, tavuk ve kırmızı et, hayvani yağ, önemli ve gereklidir. Baklagillerdeki bitkisel proteinlerin yetersiz kaldığı yerde kırmızı et açığı kapatır. Beynin seratonin, melatonin, indolamin iletkenlerini üretmek için kullandığı triptofan amino asidi yetmeyince depresyona düşeriz. Triptofan yönünden zengin muz, hindi eti, süt, erik, ananas, ceviz, fıstık, domates, portakal, yumurta, badem, mandalina yemeliyiz.

• **Biricik ilkemiz; salam sosis, beyaz ekmek, şeker, konserve gibi raflarda satılan işlenmiş gıdaları zehir gibi algılayıp uzak durmak ve kendimiz pişirirken de aşırı işlememek olsun.** Yani aşırı öğütüp yoğun pişirmeden, sindirim sistemimize görev bırakmalıyız. Mümkün olduğunda da gıdaları çiğ olarak yiyebiliriz.

• Rafine tuz, beyaz un, şeker, margarin bozulmasın ve beyaz, berrak görünsün diye gıdalarda kullanılan katkı maddeleri bedenimize zarar veriyor. Şekeri, kahveyi fazla almak beyne zarar veriyor.

• D vitamini hayati önemdedir. Evleri kuzeye bakanlar ve gün boyu kapalı ortamlarda çalışanlarda eksiklik olur. Günde 20 dakika doğrudan güneşte kalmalı, mümkün olmuyorsa ölçüm yaptırıp D vitamini almalıdır.

• Beynin bilgi organizasyonunu bozabilen tansiyon hastalığı ihmal edilmemelidir. Tansiyon ilaçlarını düzenli kullanmalı; tuzu azaltıp, bol limonlu su içip yürümelidir.

BÖLÜM 3
YIKICI DÜŞÜNMENİN DÜZELTİLMESİ

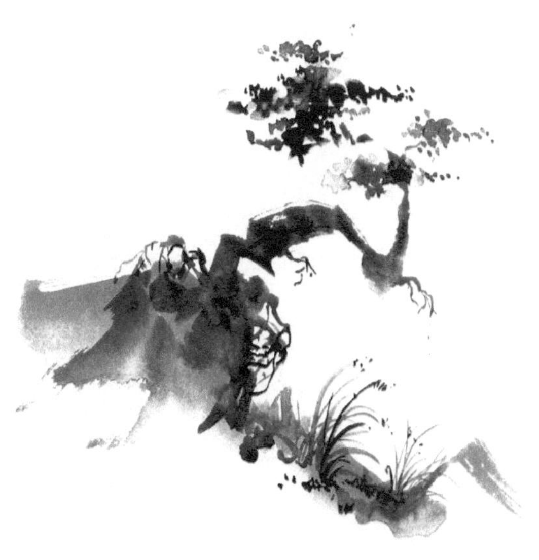

Giriş

Beyni tahrip eden önemli sürekli stres sebeplerinden biri, zihnimize yıkıcı düşünce alışkanlıkları kazandırarak yoktan sorun üretmek veya sorunlarımızı olduğundan ağır hâle getirmektir. Olumsuz düşünce kalıpları her çalıştığında zihnimizi savaş modunda, gerilimli, mutsuz, yıkıcı çalıştırır.

Zihnimiz, olayları olduğu gibi değil kendi bakış açısına göre anlamlandırarak anlar. Her zihnin anlamlandırma alışkanlığı farklıdır. Zihinler olaylara zafiyetleri, ihtiyaçları, değerleri, inançları açısından bakar. Aynı sahneyi izleyen zihinlerden biri önce iyi yönünü, diğer zihin önce kötü yönünü görebilir. Ayakkabıcı önce ayağınıza, berber önce başınıza bakar. Bir zihin manzaranın tamamına, diğer zihin ayrıntılarına odaklanabilir.

Tıpkı komik aynalar gibi her zihin gerçeği, düşünce alışkanlıklarına göre az veya çok çarpıtır. Herkesin sahtekâr olduğuna inanan zihin ile herkesin dürüst olduğuna inanan bir zihnin iyiliğinize bakışı bir olmaz.

Zihnin gerçekleri çarpıtma becerisini, sorunları küçültüp stresi azaltmak için de tam tersine sorunları büyütüp stresi arttırmak için de kullanabiliriz. Zihnin; duyarsız, ilgisiz, sorumsuz, tasasız olacak şekilde çarpıtılması mümkündür. İnsanı itibarsız bir miskine dönüştüren böyle bir çarpıtmaya talip değiliz.

Hayatımızı kendimize gereksiz yere zehir etmek zorunda değiliz. Edinmiş olabileceğimiz yıkıcı düşünme kalıplarını tespit edebilir ve zihnimizi düşünce virüslerinden arındırmak için sistemli bir çabaya girişebiliriz.

"Ben beceriksizim" türünden sözlerle kendimizi olumsuz etiketliyor muyuz? İşlerimizi yapmaya mecburmuşuz gibi bir psikolojik zorlama içinde miyiz? Sıklıkla niyet okuyuculuğu yapıyor muyuz? Olaylara karamsar veya kötümser mi bakıyoruz? Hayatımızın iyi yönlerini dahi kötüye yoruyor muyuz? Keskin ve katı mıyız? Bu tür zihin özellikleri sürekli stres üretir ve beyni kısa sürede depresyonda boğar.

Bu tür yıkıcı düşünce kalıpları veba mikrobu gibi zihnimize bulaşır. Eğer şuuraltımız dalgın, duygulu veya hipnotik bir vaziyette açık ise bu tür telkinler engellenmeden şuuraltına girer. Şuuraltına yerleşen düşünme şekillerini şuur yoluyla ortadan kaldırmamız çok zor. Çocukluk deneyimleri, duygulu anlarda insanların telkinleri; televizyon, sinema, romanlar ve kendimizi kaptırdığımız sair kitaplar, gizlice şuuraltımızı programlıyor. Beynimizin kodlanmasına izin veriyoruz ve sonra da o kodlar, robotmuşuz gibi hayatımızı yönetmeye başlıyor.

Zihinsel Şifa'nın bu bölümünün birinci kısmında, şuuraltında yerleşebilecek karamsarlıktan kötümserliğe kadar muhtemel çarpıklıkları tek tek ele alacağız. Mahiyetlerini keşfedeceğiz ve her birini ne tür egzersizlerle temizleyebileceğimizi öğreneceğiz. Bir yıkıcı düşünce tarzının farkına varmak bile başlı başına bir kurtuluş ve rahatlama aşamasıdır.

Yıkıcı düşünceleri şuuraltımıza bilerek ve isteyerek yerleştirmedik. Kimse bile bile karamsar, ümitsiz, olumsuz olmak istemez. Biz bunları beynimize bilinçli veya hipnotik telkinlerle aldık. Bu tür düşünce virüslerini taşıyan anne babadan, arkadaş çevresinden, ortamdan edindik. En önemlisi bunları metafizik yayınlardan, enerji dalgalarından; sembollerin, hikâyelerin, sinema filmlerinin telkinlerinden kazandık.

Sorunlu düşünce kalıplarımız kendiliğinden düzelmez. Başıboş bırakılan her şey bekledikçe bozulur. Kendi kendimize, fark etmeden kötülük ediyor olabiliriz. Bu bölümde durumun farkına varmalı ve gereğini yapmak üzere harekete geçmeliyiz.

A) YIKICI DÜŞÜNCELERDEN ARINMA

1- Kendini Kötüleme

Kendimizi olumsuz etiketleyerek hayatımıza çekilmez stresler yükleyebiliriz. Olumsuz etiketlerden kurtulabilmeli, güçlendirici etiketler edinebilmeliyiz.

Market rafındaki kutunun dış kabında ne olduğu yazıyorsa içinde onu bulmayı umarsınız. Etiket; eşyanın niteliğini, vasfını, özelliğini, değerini tanımlar. **Etiket vitrindir; paketleme, gösterme, tanıtma, yönlendirme, satış şeklidir.** Etiket "ben leziz bir gıdayım, meyveyim, elbiseyim veya çöp kutusuyum" der. Biz eşyaya genelde etiketlerine göre davranır; dışında gördüğümüzü içinde bulacağımızı varsayarız.

• **Hayat, öncelikle etiketleme sistemiyle çalışır.** Herkes her şeyi etiketler ve ilişkileri etiketler üzerinden yürütürüz. Bu kitabı da, içeriğini bilmeden ve adında, tanımında, tasarımında yansıyan etiketine bakarak almadınız mı? Her meyveyi de Yüce Yaradan'ın tasarladığı renkli şekline bakarak alırız. Herkes de kendisini böyle paketler. Kendimizi, hem başkaları için hem de kendimiz için paketleriz. Başkalarına iç gerçeğimizi açıklayarak veya gizleyerek "Ben şuyum!" mesajı vermek için kılık, kıyafet, şekil biçim ediniriz.

Daha önemlisi, kendimizi de kendimize nasıl davranabileceğimizi bilebilmemiz için etiketleriz. "Ben kimim?" deyip cevaplarımızı beklediğimizde benimsediğimiz vasıflarımız dökülür paketimizden: "İnsanım, kadınım, erkeğim, anneyim, öğretmenim, tembelim, kötümserim, engelliyim, zekiyim, unutkanım..."

Etiket bir buz dağının görünen kısmıdır. Esas buz dağı paketin altındadır ve suyun üzerindeki küçük kısım, varlığını gösterir. Etiket buz dağının altında; onun o olduğunu ispatlayan yaşantılar, hatıralar, deneyimler saklıdır. Öz geçmişimiz kaynağımızdır.

Kendimizi etiketlediğimiz vasıflar çok mu önemli? Hem de çok! Etiket, inanç kalıbıdır aynı zamanda ve desteklenip tekrarladıkça kökleşen bir inanç olur. Tutarlılık ilkesi gereği, ne olduğumuza inanıyorsak ona göre davranırız. Kadın olduğuna inanan kadın gibi, erkek olduğuna inanan erkek gibi davranır. **Korkak olduğuna inanan korkar, cesur olduğuna inanan cesaretle davranır.**

• **Etiketi inşa etmeye gelince...** Ortalıkta "Ben akıllıyım" sloganlarıyla gezmemizin aklımıza katkısı olmaz. Akıllı olduğumuzun göstergelerini bulmamız veya sıfırdan inşa etmemiz gerekir. Etiketimizi geçmişte yapıp ettiklerimizden inşa ederiz: "Ben buyum çünkü bu olduğumu gösteren filan deneyimleri yaşadım."

"**Etiket:** Ben çalışkanım. **Deneyimler:** Çünkü bu sabah erken kalkıp hemen odamı ve evimi düzenledim, sabah sporu yaptım, kahvaltıdan sonra işime gittim. Önce yapacaklarımı planladım, hızlı hareket ettim, gereksiz meşguliyetlerde oyalanmadan projelerime yöneldim. Geçen hafta filan günlerde de böyle çalıştım."

Etiketin bizi etkilemesi için gerçekte ne kadar ne olduğumuz çok önemli değildir. İnsan tek bir kötü hatırasına odaklanarak boğulabilir ve tek bir iyi hatırasına odaklanarak yükselebilir. **Geçmiş yegâne kaynaktır ve geleceğin gökdelenlerini sadece geçmişin taşlarından inşa edebiliriz.**

Ben; bin kez tembel davranmış, elli kez çalışkanlık göstermiş olabilirim. Belki matematiksel mantık bana, çoğunlukla tembel olduğumu söylemek ister; ancak zihin böyle çalışmaz. Bin tembellik hatıramı unutkanlıkta bırakır da elli çalışkanlık hatıramı yazıp hatırlayarak bilincime çağırırsam algımı değiştiririm. Çalışkan olduğuma inancım gelişir ve bu varsayım hayatımın yönünü değiştirir. Beni tutarlı şekilde çalışkan davranmaya sürükler.

• **Her etiket bir "düşünce/duygu/eylem" paketidir.** "Ben şuyum!" demek, bilinçaltına "ben şöyle düşünür, böyle hisseder ve şöyle davranırım" demek gibi bir program göndermektir.

Annenize duyduğunuz sevgi ve saygıdan yola çıkarak "Ben vefalıyım." etiketini edindiğinizi düşünün. Zihninizi şöyle programlarsınız: "Vefa, sevgi üreten iyilik tutumuna iyilikle karşılık verip sevgi üretmektir." Bu program, somut her olayınızda karşınıza çıkar ve davranışlarınızı yönetir. Yolda kalan aracınızı iten yolcuya minnet hissedersiniz. Yüzünüze gülümseyene gülümsersiniz; size yol vermek isteyene siz de yol vermek istersiniz.

• **Olumsuz etiketin kapsamı genişledikçe zararı artar.** Sadece bir yanımızı etiketlemekle bütünümüzü etiketlemek arasındaki farkı düşünün. "Burnum çirkin" demekle "Bütünüyle çirkinim" demek arasındaki uçurumu algılarsınız. Burun küçük ama "bütünüyle ben" büyüktür. **En kapsamlı etiket, "Ben"e yüklenen etikettir. Zira *ben*, insanın tamamıdır.** Benim başım yorgun; ben yorgunum. Dizlerim yorgun; ben yorgunum. Benim sabahlarım dağınık geçiyor; ben dağınığım..."

En kapsamlı etiketin, tüm zamanları kapsayan ifade olduğuna dikkat edelim: "Bir haftadır tembelim." etiketi, "Tembelin tekiyim" etiketinden çok küçüktür ve daha az zararlıdır. İşte bir yığın yıkıcı etiket: "Engelli, sorunlu, şanssız, beceriksiz, zayıf zekâlı, uyumsuz, geçimsiz, tembel, yetersiz..."

Böylesi bir etiketi kendinize ve yavrularınıza yüklerken hiç yakalandınız mı? Kusurlarına sinirlenir ve "Tembel, sorumsuz, hain, pis!" diye bağırır çocuğuna. Çocuk o an duyguluysa etiketler, kapağı açılan şuuraltına girer ve zihnine tutunur. Birçok insan, büyüklerinden edindiği olumsuz etiketlerin kafesinde kıvranıp duruyor.

• **Olumsuz etiketler zihinde, bilgisayar virüsleri gibi durmaksızın çalışır.** Sabah gözlerimizi açınca bilinç bilgisayarımızın düğmesine basılır ve tümüyle birlikte virüs etiketler de devreye girer. Etiketlerimiz; gelecek uykuya kadar bütün kararlarımızı, seçimlerimizi ve hareketlerimizi yönetir. İrademiz etiketlerimizin esiridir. Buyurun olumsuz etiketlerimizle mücadele edelim:

Olumsuz Etiketlerle Mücadele

Başarılı bir mücadele için: 1- Olumsuz etiketleri bulalım. 2- Bulduklarımızı tahrip edelim. 3- Yerlerine olumlu etiketler koyalım. 4- Olumlu etiketleri besleyelim.

1- Olumsuz etiketlerimizi tespit edelim: Zihnimize, aklımızda kalıncaya kadar şu talimatı verelim: "Şu andan itibaren sabah akşam ne zaman yakalarsan olumsuz etiketlerimi bul ve bana söyle." Ardından da bir kalem ve bloknotla dolaşalım. Bulduğumuzu anında not etmeli, listeye eklemeliyiz. Teşhis, tedavinin en önemli aşamasıdır ve bu işi kimse bizim kadar iyi yapamaz.

Beraberimizde bir kalem ve küçük not defteri bulunduralım. Zihnimizin hatırlattıklarını not etmek için... Bunlar birikecek ve böylece yok etmemiz gereken virüslerimizi yakalamış olacağız:

• *Bazı olumsuz etiketler: -Başarısızım, -Bahtsızım, -Mutsuzum, -Aksağın tekiyim, -Cahilim, -Çirkinim, -Korkağım, -Nefsime düşkünüm, -İradesizim, -Güçsüzüm...*

2- Etiketlerimizin etkisini algılayalım: Bazen olumsuz bir etiketin olumlu bir etkisi de olabilir. Etiketlerimizi, bizi nasıl etkilediklerine bakarak seçmeliyiz. Bize yarar sağlayan bir olumsuz etiketi atmak akıllıca olur mu? Hakaret, şiddet, öfke, küçümseme gibi davranışların bir insanın sınırlarından taşıp başarılı olmasına yol açması da mümkündür. Herkes güzel sözle motive olmamıştır.

"Cahilim" diyen biri cahillere takılmayı seçerken *cahilim* diyen diğeri, ilmini arttırıp durumunu düzeltmeye odaklanabilir. İşinin beğenilmemesinden korkan, beğenilsin diye mükemmel bir eser ortaya koymaya çırpınır. Bu korkuyu kaldırırsanız eseri üzerinde özenme enerjisini de alıp götürebilirsiniz. Mesele şudur: Yük taşımayanın işi, eseri olmaz. İş yapmak demek; terleyip, inleyip yük taşımak demektir. Ama ya yükümüz, altında ezileceğimiz kadar ağırsa? İşte bazı etiketlerin, verdiğimiz anlama göre değişen etkisi:

• **Başarısızım/bu yüzden:** *Üzüntü, enerjisizlik, ümitsizlik, tembellik, sinirlerin gerilmesi, yorgunluk, kıskanma, kötülük düşüncesi. (-)*

• **Güçsüzüm/ bu yüzden:** *Çalışıyorum, okuyorum, öğrenmeye, tutunmaya. Çevrem olsun. İyi ilişkiler, saygı, ailemi sahiplenme. (+)*

• **Çirkinim/ bu yüzden:** Süslenme ihtiyacım yok. Ne âlâ, beğenilmeme gerek yok. Manevi güzelliği geliştirmek daha huzur verici... (+)

Seçtiğiniz olumsuz etiketin üzerinizdeki etkisi tamamen değer yargılarınıza, ihtiyaçlarınıza, hayatı anlama şeklinize göre değişir. Yararlı (+) etiketleri tutup zarar verdiğini düşündüğünüz etiketlerden (-) kurtulma aşamasına geçebilirsiniz.

3- Olumsuz etiketleri olumlularla değiştirelim. Bu amaçla olumsuz etiketlerin yerine ne koyacağımızı belirleyelim. Olumsuz etiketleri hangi yaşantımızdan edinmiştik? Yüzde kaç doğrudurlar? Yerine koyacağımız yeni etiketi destekleyen hatıralarımız neler?

Yeni etiketi destekleyen bir hatıra gerçekten yoksa ümidimizi koruyalım; çünkü sıfırdan inşa edebiliriz: *Ben hep dağınık mıydım? Hiç mi düzenli bir davranışımı hatırlamıyorum?* Sorun yok. Hemen kalkıp odamı, evimi düzeltirim ve yaptığıma bakıp "Ben düzenliyim çünkü bunu ben düzenledim." diyebilirim. Duruma göre böyle güç kaynağı deneyimler inşa edebiliriz. Ne kadar çok destekleyici deneyime odaklanabilirsek etiket o kadar güçlenir.

İşte örnekler: "Tembelim/çalışkanım; sorumsuzum/sorumluyum; mutsuzum/mutluyum; dağınığım/düzenliyim; çirkinim/güzelim; iradesizim/iradeliyim; unutkanım/hatırlayabiliyorum; yalnızım/sevdiklerim var; vefasızım/vefalıyım..."

4- Eski etiketin yerine yenisini geçirme:

• **Fakirim/Zenginim:** *Param az olduğundan mı? İki günün birinde aç yaşayanlara, giyecek elbisesi olmayanlara, savaşla boğuşanlara göre zenginim. Şartlarım filan komşumdan iyi. Zenginliği bilgiyle ölçersem şunu bunu biliyorum. Zenginliği çocukla ölçebilirsem şu kadar çocuğum var. Zenginlik Yüce Yaradan'a yakınlıksa Rabbimi seviyorum.*

• **Mutsuzum/Mutluyum:** *Eşim beni kırdı, çocuğum kötü not getirdi, başım ağrıyor ama bunlar sürekli değil. Sadece sınavı kaybettim, yalnızca nişanım bozuldu, hayatımın geri kalanı ayakta. Cennete yöneldiğime göre geçici sıkıntılarda boğulmam.*

2- Mecburiyet Hissetme

Yapmak zorunda olduğumuz bir işi yapmayı gönüllü seçersek yükümüzün hafiflediğini düşünmüş müydünüz? Stresimizin bir kısmı "yapmalıyım, zorundayım" deyip durmaktan kaynaklanıyor olmasın!

Tıp fakültesinin dördüncü sınıfında okuyan bir kız öğrencinin hikâyesi: *-Hocam çok kötü tükendim. Bölümü bırakmak istiyorum.* -Deli misin? Çok güzel meslek! Yüzüp kuyruğuna gelmişsin. Ömrün israf edecek kadar uzun mu? Sık dişini, bitir. *-Mümkün değil! Kaç yıldır zorlanıyorum ve bu yıl tıkandım. Bir arpa boyu yol alamıyorum. Her şeyi kaybetmeyi göze aldım.* -Ama neden? *-Bilmiyorum!* -Uykun, beslenmen, suyun, sporun yetersiz mi? Âşık mısın? Kafanı taktığın bir derdin mi var? *-Hayır, var diyemem. Yaşantım normal.*

-Peki niye bırakacaksın? *-Hiç istemedim bu bölümü. Ben hep hukuk okumak istedim.* -Öyleyse neden bu bölümü seçtin? *-Ailem, çevrem çok ısrar etti.* -Peki, neden durumu anlayıp ilk yıl değiştirmedin? Neden bu kadar bekledin? *-İstedim hocam, ama her defasında ailem karşıma çıktı. Babam o kadar masraf yaptı. Kimseyi hayal kırıklığına uğratmak istemedim. Kendimi zorladım ama artık gidemiyorum. Yüreğiniz acıyor.*

Bu hikâyeden çıkan net mesaj şudur: **İşlerinizi kendi tercihinizle yaparsanız huzurlu, başkasının zorlamasıyla yaparsanız da huzursuz hissedersiniz.** Huzursuzluk fazla birikirse sonu başarısızlıktır.

Hayatta yaptığınız bir yığın iş sizin tercihiniz mi? Yoksa onlar; şartların, kuralların, toplumun, âdetlerin size DAYATTIĞI mecburi işler mi? Okula mecburen mi gidiyorsunuz? Çocuğunuza mecburen mi bakıyorsunuz? Eşinizle mecburen mi ilgileniyorsunuz? Evinizi mecburen mi temizliyorsunuz? Mecburen mi yemek pişiriyorsunuz? Mecburen mi kitap okuyorsunuz? Yoksa tüm bunları severek, isteyerek ve benimseyerek mi seçiyorsunuz? Tüm o işleri YAPMALI mısınız yoksa yapmayı siz mi SEÇTİNİZ?

Bir kadın; bakmak istemediği bebeğini açlıktan öldürdü. Başka bir kadın da parlayan ateşin içine dalıp bebeğini yanmaktan kurtardı. Biri isteksiz, öbürü de istekli anne! **Zorla yapmak yokuş tırmanmak gibi, isteyerek yapmak bulutlarda kanat çırpmak gibidir.** İstemek öyle bir lezzettir ki büyüklüğü oranında işin bütün külfetini gizleyip götürür. **İstemezseniz yarım saat kitap okuyamazsınız. Zorladığınız şeye zihniniz kilitlenir.** Ama isterseniz on saat kitapla konuşabilirsiniz.

Acaba "yapmak zorunda olduğunuz" türlü işlerinizi zorlama üslubuyla kodlayarak kendinize hayatınızı zorlaştırıyor olabilir misiniz? Burada; zaten karşı koymamız gereken, dışardan zorlanabileceğimiz ahlaki veya yasa dışı suçlardan değil, hayatımızın zorunlu sorumluluklarından söz ediyoruz.

-"Evet onu yapmak zorundayım zaten! Yapmak zorundaysam doğruyu söylemeli değil miyim?" diyebilirsiniz. Ama hayatınızı kolaylaştırmak istemez misiniz?

Bir işi yapmak zorundaysanız iki seçeceğiniz vardır: Ya o işi ZORLA yapacaksınız ya da o işi gönüllü İSTEĞİNİZLE yapacaksınız. Sorumlu ve zorunlu olduğunuz işi yapmama seçeneğiniz yok. Lanetli bir onursuz olmak istemeyen annenin bebeğini terk etme seçeneği yok. Yuvasını korumak isteyenin aile sorumluluklarını ihmal etme kapısı kapalı.

Örneğimizdeki öğrenci, doktorluğu kendisi isteseydi binlerce doktorun başardığı o mesleği öğrenmek kendisine bu denli zorlaşabilir miydi?

Kanunların, törenin, kültürün, medeniyetin, işin, dinin gerektirdiği bir yığın zorunluluk içerisindeyiz. "Yapmalı" olduğumuz çok sayıda işimiz var: "Öğrenciysen okula, çalışıyorsan işe git; patrona selam ver, komşuyu rahatsız etme, akrabaları ziyaret et, anne-babaya hizmet et; evliysen eşin ve çocuklarınla ilgilen; Müslümansan namaz kıl, oruç tut, zekât ver, hacca git." Görevlerimizi yapmadığımızda okulumuzu, ailemizi, işimizi veya ahiretimizi kaybetme tehlikesine düşeceğiz.

"Namahremle muhabbetin İslam'da haram" olduğunu öğrenen bir delikanlı, bir süre kızlarla arkadaşlıktan uzak durur. Ardından sınıf arkadaşlarının çoğunluğunun kız arkadaş edindiğine bakıp kendisi için de kızlar arama arzusuna kapılır ve bize şöyle yazar: "Bu duruma dayanamayacak hâle geldim ve Allah'ın varlığını sorgulamaya başladım."

Delikanlı, iffete kendi seçimi gözüyle değil zorunluluk gözüyle yaklaştı. "Ben iffeti seçiyorum, şehvetimi ebedî eşim için temiz tutmayı tercih ediyorum." diye düşünmedi. "Allah emretti ve ben köle gibi yapmak zorundayım." şeklinde düşündü. Çevresindeki çöküşü taklit etme arzusuna dağ gibi direnen Allah'a imanını kurban etmeye karar verdi. Allah'ı atacak, zinayı alacaktı. Allah silinince zinasından utanmayacaktı. Ama Allah ile birlikte ebedî cenneti de hayatın anlamını, yüceliğini de kaybedeceğini hesaplamıyordu.

Sorumluluklarımıza zorunluluk gözüyle bakmak bunaltıcıdır. **Zorunluluk sürekli stres tetikler; vücut kimyası, sinir sistemi zarar görür.** Zorunluluklar birikince de insan günün birinde yükün ağırlığı altında ezilir. Zorunlulukları tercihlere dönüştürerek işlerimizin stresini azaltabiliriz: "Bunu seçiyorum. Bunu yapmayı zevkli/yararlı buluyorum ve yapmayı kendim istiyorum." diyebiliriz. Sonra da neden isteyerek seçtiğimizi kendimize açıklayabiliriz.

Görevlerine, hayatın en zor şartlarında gönüllü koşan nine ve dedelerimizi düşünüyorum. Kumaşları nineler örer, elbiseleri nineler diker, yazlık kışlık yemekleri nineler hazırlardı. Atalar, bugünden yüz kat zor işlerin üstesinden gelebildi. İşlerini gönülden yaptılar; çünkü dikkatlerini dağıtan başka seçenekleri yoktu. Şimdilerdeyse televizyondan izlediğimiz şehvetli, eğlenceli stiller, sorumluluklarımızla örtüşmüyor. İzlediklerimizi istiyor ama yaşadıklarımızı yapmak zorunda kalıyoruz. **Karar verelim; ahlaka aykırı değilse yaşamak zorunda bulunduğumuz hayatı gönüllü seçelim. Bitsin bu gereksiz stres.**

Zorlama Tutumunun Düzeltilmesi

Parolamız, "Yapmalıyım, zorundayım" ifadesi yerine "Yapmayı seçtim" şeklinde olsun. Stres üreten bütün zorunlu işlerimizi -ne varsa- her iki üslupla listeleyelim. Ardından da neden isteyerek seçtiğimizi gösteren BOLCA gerekçeler bularak derin bilincimizi ikna edelim. Yazdıklarımızı yerleştirinceye kadar tekrarlayarak okuyalım. Zihin ikna olunca yorucu işlerin bile psikolojik yükünün hızla azaldığını hissedeceksiniz. Buyurun hafifleyelim:

Zorlamayı tercihe dönüştürme taktiği:

• *Yatalak anneme bakmak <u>zorundayım.</u> | Yatalak anneme bakmayı <u>kendim istiyorum.</u> | <u>Çünkü</u> annem bana baktı, emzirdi, temizledi. Beni yıllarca sevdi, dualar etti. Anneme hizmet etmem vefam gereğidir. Yaradan'ın rızası, saadetimin vesilesidir. Anneme davrandığımın benzerini çocuklarımdan görürüm.*

• *Eşimin dağınıklığına katlanmak <u>zorundayım.</u> | Eşimin dağınıklığına katlanmayı <u>seçtim.</u> | <u>Çünkü</u> eşim yuvamın temeli veya direği... Evde dağınıksa da namusunu koruyor, ailesine sahip çıkıyor. Ailemin ortağı. Severek katlanırsam çok canım sıkılmaz. İstekle dua ederim ve belki değişmesi kolaylaşır.*

3- Karamsar Niyet Okuma

Konuştuğu kişilerin niyetini okumaya alışmış. Muhatabı sussa bile aklından geçenler hakkında akıl yürütür. "Hakkında kötü düşündüğü" zannıyla olumsuz tepki verir. Bakışlarından çıkardığı tahminine tam güvenir: "Yüzüme gülüyor ama aslında beni sevmiyor. O hin bakışının ardında bir kıskançlık gizlendiğini biliyorum. Elbisemi beğenmiş güya, yeni evimde güle güle oturmamı diliyormuş, hadi oradan yalancı. Başkası olsa beğenir ama beni kıskanır, ölsem sevinecek, bakma bana şirin görünmesine."

Sosyal ortamda acil karar vermemiz gerekirse birbirimizin niyeti hakkında hızla akıl yürütmemiz lazımdır. Aslanın nereden saldıracağını tahmin etmemiz gerekir. Ama kavrayışımız ne kadar keskin? Ayrıca tahminlerimize gerçek muamelesi yaparsak iftira atmış da olabiliriz.

Kabul edelim ki davranışımızın temeli niyetimizdir. Niyet eylemin canıdır. Kötü niyete dayalı bir iyiliği derhâl reddederiz. İyi niyete dayalı bir kötülüğe ise anlayış gösteririz. **Bu yüzden biz, kimin ne yaptığından önce ne amaçla yaptığına bakarız.**

İnsan, iyi bir niyet okuyucudur. Muhatabımızın gözlerine ve vücut diline dikkatle bakar, tutumunu analiz eder, "Doğru mu söylüyor, gizli bir planı var mı?" sorularına cevap ararız. Niyeti bulup tuzaklardan korunmaya çalışırız. Fakat ya tüm ilişkilerimizi niyet okuyuculuğuna dayandırırsak? Ya her davranışa kötü niyetler yükleme alışkanlığı geliştirirsek? Kimseye güvenemediğimiz bir dünyaya huzurla tutunabilir miyiz? Tutunamayız; çünkü niyet okuyuculuğunun sonu bunalım ve yenilgidir.

Genç, yirmi beş yaşında lise mezunu ve nişanlıdır. Kuracağı yuvayı geçindirebilmesi açısından işine tutunması önemlidir. Üç yıldır çalıştığı işten, bir tartışma yaşayarak çıkarılır. Ardından girdiği yeni işinde, önceki işte yaşadıklarının tekrarlanmasından korkar. Korkusu niyet okuma davranışını tetikler. Gece gündüz iş arkadaşlarıyla ilişkilerini sorgulamaya başlar: "Acaba arkamdan şunu mu dedi, beni kullanmak mı istiyor, hakkımda böyle mi düşünüyor, hakkımdaki bilgileri patrona mı taşıyacak?" Bu düşünceleri tekrarladıkça gerilir, bunalıma girer. Huzursuzluğu işine, duruşuna, ilişkilerine yansır; sinirli, çekingen, kavgacı davranır ve yeniden işten atılmanın eşiğine gelir. **Böylece yaşadığı olumsuzluklardan edindiği karamsar niyet okuma alışkanlığı yüzünden ilişkilerini de sağlığını da zehirler.**

• En kolay muhatap, içiyle dışı bir olan muhataptır. Dürüst insan dostsa dost, düşmansa düşman görünür. En zor insansa ikiyüzlüdür. **Maalesef biz bazen ikiyüzlü davranmak ve çoğu zamanda ikiyüzlülükle baş etmek zorunda kalırız.**

• Bazen ikiyüzlülük nezaket ve basiret gereğidir. Bir ayıbı örtmek, bir kusuru görmezden gelmek icap edebilir. Arkadaşın sevmediğimiz yemeğini takdir edebilir, hoşlanmadığımız komşuya gülümseyebilir veya çekindiğimiz patrona boyun eğebiliriz.

• Ancak ya niyetini gizleyenin gerçek maksadı tuzak kurmak, kandırıp kötüye kullanmaksa? O evli erkek, o evli kadına ne niyetle yaklaşıyor? O hediyeyi size gönderip kalbinizi çalmaya çalışan şirketin amacı ne olabilir? Bazı müteahhitler ihaleci yöneticileri neden bol keseden yedirip içirmek isterler?

İkiyüzlülüğü yok saymıyoruz. Çıkarcı kimselerin "kaz gelecek yerden tavuğu esirgemedikleri" bir dünyada yaşadığımızı biliyoruz. Karpuzu bile elleyip test ediyorsak insanı neden incelemeyelim? "Niyeti benimle bir süre oynaşıp, kaybolup gitmek midir? Malımdan, itibarımdan nemalanmak niyetinde midir?" **Tabii ki bir insanla iş yapacaksak niyetini öğrenmemiz çok önemlidir.**

Denize yem atıp balığı yeme çağırırsınız. Yeminizle beslendiğini sanan aç balık oltanıza tutulur. Yeminizi alır, karşılığında canını verir. Avcılık sanatı biraz da gizlenme ve kandırma sanatıdır. Hayvanların karşısına dobra dobra dikilip "Canınızı almaya geldim!" diye bağırmazsınız. Tuzakçı da bize bunu yapmaz!

İnsan insana tuzak kurarken iyi, güzel, saygılı, sevgili, edepli, yararlı, cömert veya fedakâr görünür. Gerçek niyetini gizler. Çok ilişkilerin tezgâhından geçen akıllı insan, yalanı anlamakta ustadır. En kolay tuzağa düşen kişi gençtir; büyüklerin deneyimlerini dinlememiş, ormanın içinde ne tür sırtlanların beklediğini öğrenmemiştir.

• Bir insanın yalanını nasıl anlarsınız? Ya yüzü ifadesizdir veya konuşurken sık sık gözlerini kaçırır. Uydurduğu yalana dair birbiri ardına detaylı sorular sorduğunuzda yeni yalanlar uydurmakta zorlanır, sinirlenir. Konuyu kapatmak ister. "Bana güvenmiyor musun?" diyerek sesini yükseltir. Başka bir gün detaylar hakkında başka sorular sorduğunuzda çelişkilerini yakalarsınız.

• **Niyet okumaya ihtiyacımız var ama önemli önemsiz her ilişkiyi niyet okuyarak yönettiğimizde hayatımıza hâkimiyetimizi yitiririz.** Elbette evleneceğimiz, iş kuracağımız, arkadaş olacağımız kişiyi tahkik etmemiz, tanımamız, amacını anlamamız çok önemlidir. Ama her selamı, her ilişkiyi niyet okuma alışkanlığıyla analiz edersek paranoyamızın altında eziliriz. Kaldı ki niyet okuma bir zandır; açığa çıkmadığı sürece gerçek dışıdır.

Kötü niyet okuyuculuğu iletişimsizlikten, ön yargıdan, karamsar bakıştan beslenir. Feride Hanım, sabahleyin iş yerine girdiğinde koridorda karşılaştığı müdiresi Nefise Hanım'ın selamına karşılık vermeden başını çevirip gittiğini görür. "Beni selamlamadı, beni yok mu sayıyor, hakkımda biri ona kötü bir laf mı taşıdı, bana bir kini mi oluştu?" düşüncelerini üretir. Gün boyu bu niyetleri zihninde çevirip yıkıcı duygular biriktirir.

Kendisine sorması gerekirdi: "Nefise Hanım'ın o karmaşada seni gördüğünden veya selamını almadığından emin misin? Seni görse bile selamını fark etmemiş olamaz mı? Başı ağrıyabilir, uykusuz kalabilir, gece eşiyle tartışmış olabilir, çocuğu hasta olabilir." Nihayet Feride Hanım, merakını gidermek üzere Nefise Hanım'ın odasına girer. Nefise Hanım kendisini görür görmez dönüp samimiyetle gülümseyerek "Aaa! Hoş geldin, gel konuşalım biraz" der. Feride Hanım yanıldığını anlar ama sinir sistemi epeyce yıprandıktan sonra…

İki çocuklu bir kadın, kocasının kendisini boşamayı kafaya koyduğu için evde hırçın ve kavgacı davrandığını varsayar. Böylece kendisini yıldırıp başından savacağını düşünür. Bu kaygı, gerçeği tahkik etmeden diri tutup tekrarladıkça büyür. Stres her geçen gün beynini biraz daha tahrip eder, depresyona girer, sonunda cinnet geçirir ve bıçağı kaptığı gibi kocasına saldırır. Başka bir olayda karşı dairede kocasından dayak yiyen kadının çığlıklarını duyan komşu kadın şöyle söylenir: "Kim bilir ne ettin de kocandan dayak yiyorsun?"

İncelemeden, zannederek niyet okumak; zihin tembelliğidir, iftiradır, zulümdür. Çaresiz değiliz. Zihnimizi karamsar niyet okuyuculuğuna karşı eğitebiliriz:

Düzeltme Taktikleri

1- Niyet okumaya dayalı olumsuzlukları yakalayabiliriz. Niyet okumaktan kaynaklanan can sıkıcı olumsuz düşüncelerimiz neler?

Bir olay yaşıyorsunuz, bir tutumla karşılaşıyorsunuz ve muhatabınızın ikiyüzlü olduğuna hükmediyorsunuz. Sizi kandırıp tuzağa çekmeye çalışıyor.

• **Niyet okuyucu iç konuşma örneği:** *Bu evi bana satarak beni kazıklamak istiyor; başarımı takdir ettiğini söylüyor ama aslında beni kıskanıyor; hakkımda iyi konuşarak aleyhinde konuşmamı engellemeye çalışıyor; sırlarımı öğrenip aleyhimde kullanmak için bana yakınlık gösteriyor; bana yaptığı bu iyiliğin karşılığında büyük bir şey isteyecek.*

2- Olumsuz niyet okumaları sorgulayabiliriz. Tahmin ettiğimiz niyetin doğruluğunu gösteren bir işaret var mı?

Olumsuz niyet analiz örneği:

• **Niyet:** *Amcam beni sevmez; düğünde akrabalara ayıp olmasın diye bilezik hediye etti.* **Analiz:** *Amca sevmediğini söyledi mi? Bunu ayıp olmasın diye yaptığını açıkladı mı? Düğüne hastalık gibi bir bahane uydurarak gelmeyebilirdi. Değersiz bilezik getirebilirdi. Geçmişte sevmediyse belki şimdi pişman, belki bu evliliğe gerçekten sevindi. Deliliniz var mı?*

3- Niyeti öğrenmeye ihtiyacımız olup olmadığını sorgulayabiliriz. O davranışın niyeti olumsuz bile olsa olumlu varsaysak ne kaybederiz?

Olumsuz niyeti önemsizleştirme örneği:

• **Niyet:** *Komşum yüzüme gülüyor ama eminim aleyhinde konuşuyor.* **Önemsizleştirme:** *Olsun. Kötü geçinseydi daha mı iyi olurdu? Selama selam, saygıya saygıyla karşılık verirseniz huzurunuz artar. Birbirinizin yüzüne bakacaksınız. Kız alıp vermiyor, işinize ortak seçmiyorsunuz. Özel dairemize girmemiş insanlarla medeni münasebetler kurabiliriz.*

4- Doğru niyet okuma becerimizi geliştirebiliriz. Vücut dilini ve söylenenleri dikkatle gözleyebilir, zan yerine daha sağlam analizlere dayanarak güvenilir çıkarımda bulunabiliriz.

İyi niyet / kötü niyet işaretleri:

• **İyi:** *Yüzünüze rahat bakabilir, mimiklerinden duygularını belli eder.* **Kötü:** *Gözlerini sık sık kaçırır. Yüzünde ya tek bir ifade* *vardır ya ifadesizdir veya sözünün anlamıyla yüzünün ifadesinde uyumsuzluk vardır.*

• İyi: Detay isterseniz çekinmeden açıklar, ayrıntılara rahat ve tutarlı cevaplar verir. Kötü: Detay istediğinizde giderek yalan uyduramaz ve gerilir. Konuyu değiştirmeye çalışır, başı ağrıyordur, sonra konuşmak istiyordur.

• İyi: Sıkıştırdığınızda samimiyetle izahını sürdürür. Kötü: İsterseniz başka delil getirir. Sıkıştırdığınızda "Bana güvenmiyor musun? Başkasını dinleme!" der veya sesini yükseltir.

• İyi: Karşı düşünceler söylediğinizde çekinmeden izah eder. Kötü: Karşı düşünceleri "boş ver onu, önemli değil, alakası yok" gibi geçiştirici cümlelerle dışlar.

4- Hayata Kötümser Bakma

Yenimahalle Mezarlığı'ndaki bir cenaze namazını yakınlarının yasları eşliğinde kıldıktan sonra dönerken koca mezarlığın bitişiğindeki bir eve gelin geldiğini gördüm. Davul çalıyor, yakınları sevinçle alkış tutuyordu. Aracımı durdurup görüş ufkuma sevinçle üzüntüyü eş zamanlı sunan şu hayatı ibretle izledim.

Bardağın yarısı boşsa yarısı da dolu demektir. Gerçekçiysek tüm bardağı, iyimsersek dolu tarafını, kötümsersek de boş tarafını görürüz. Bardağın boş tarafına odaklanmak kötümserliktir, olumsuzlukları abartmaktır. **Hayat bardağının sadece boş taraflarını gören zihin; huzursuzlukta takılıp kalır, enerjisini boşu boşuna bitirir.**

Kötümser kişi olumsuzluğu abartır, geneller ve neredeyse tüm hayatına yayıldığını düşünür. Bardağın boş tarafına o denli odaklanır ki ya dolu tarafı gözden kaçırır veya dolu tarafı küçümser. Uzayda toz küçüklüğünde kalan Ay'ın kendinden milyonlarca kat büyük yıldızlardan büyük görünmesinin sebebi budur.

Kötümser bir kişi sürekli şikâyet eder, sürekli haksızlıklardan dem vurur. Her yeni fikrin hep olumsuz yanlarını görür. Her olumlu görüşe olumsuz bir kulp takabilir, kendisinin de başkasının da başarabileceğine inanmaz, cesaretsizdir ve girişimden korkar. Kimse hakkında iyi bir şey söyleyemez. Başarmaya çalışanları küçümser, cesaretlerini kırar, her yeni çözüm önerisini imkânsız bulup reddeder. İç dünyası karanlık, çaresiz ve ümitsizdir.

Acaba olumsuzluklara odaklanarak kötümser bir bakış açışı geliştirmiş olabilir miyiz?

• **Kötümserlik abartılı bir üslupta kendini gösterir.** Şu örnekte seçilen kelimelerin verdiği dehşete bakınız: İlgilendiği bir genç, evlilik konusunda kararsız davranır ve günün birinde telefon mesajına cevap vermeyiverir. Genç kadın şu tepkiyi verir: "Feci üzgünüm, sanki dünya başıma yıkıldı da ben altında kaldım." Reddedildi mi belli değil; kaldı ki reddedilmek, depremin yıktığı bir binanın hatta kopan kıyametin altında ezilmeye benzetilebilir mi?

• **Kötümser; olumsuzluğun tamamen içine girer, onu yakından yaşar.** Onu hayalinde tekrarlayarak tahribatını arttırır: Bir örnekte kadın, kocasının kendisiyle ilgilenmeyişine odaklanır. Yalnızlığına odaklandıkça sinirleri gerilir, kocasının başkasıyla ilişkisi olabileceği şüphesini geliştirir. Doğal olarak çok mutsuz hisseder, aşırı acı çeker. Sonuç dehşet verici: Tek çocuklarını öldürüp intihar etmeyi düşünür.

Diğer örnekte bir anne, kızını banyoda sızan gazdan zehirlenmiş hâlde baygın bulur. Ürpertiyle yardım çağırır ve kızı kurtulur. Ancak kendisi yaşadığı sarsıntıdan kurtulamaz. Kızını gün boyu defalarca banyoda gördüğü baygın hâliyle canlandırır, hayalini tekrarlar. Anne şefkati her defasında ürpertisini tetikler; sonunda bunalıma girer ve hastaneye yatırılır.

• **Kötümser, bir olumsuzluğu bütün hayatına yayar.** Sorunu hayatının bütün yönlerine veya tüm geleceğine bulaştırır. Bir olumsuzluk yüzünden, her şeyinin olumsuz olduğunu ve gelecekte de olumsuz olacağına hükmeder. Sorun bir yönümüzle mi ilgilidir, tüm yönlerimizle mi? Sadece şu anla mı ilgilidir, tüm gelecekle mi? Bardağın yarısını boş görünce neden tümünün boş olduğuna hükmedelim?

İşte örnekler: "Sınavı kaybettim, kariyerim bitti! Mahvoldum." *Neden? Sınavı kaybetmek idam mı? Hayat devam etmiyor mu? Yaşamanın başka yolları yok mu?* "Eşimle kavga ettim, evliliğim çökecek, canıma kıyacağım." *Neden? Barışamaz mı-*

sın? Evlilik çökse bile hayatın evlilikten büyük değil mi? Ahiretin var, başka yığınlarca yönlerin var. "Annemi kaybettim; ben artık yaşayamam." *Neden? Anneye göbekten bağlı bebek değilsin. Herkes annesini kaybedecek. Niceler annesiz yaşıyor. Senin de ölüm zamanın gelecek, neden bu acele? Sabırla alışabilirsin.*

Kötümserlik, olumsuzluğu abartan bir komik aynadır. Zihnin dengesini bozar. Merceğini olumsuzluğa odaklar; olumsuzluğu abartır, geviş getirtir gibi zihinde saatlerce tekrarlatır durur. **İyimser, dert okyanusunda yüzebilirken kötümser, bir kaşık suda boğulur.**

Genç kız, selamı atlayarak "Herkes bana kötü davranıyor, yaşamaktan yoruldum." cümlesiyle başlıyor mektubuna. Ne anlarsınız? Sanki zincirlere bağlanmış da cani bir suçlu gibi sokaklarda süründürülüyor. Sorun neymiş?

Evde bir erkek kardeşi varmış. Aralarında bazen silgi-kalem, senin-benim eşyam kavgası yaşanıyormuş. Anne de baba da her defasında oğlanın tarafını tutuyormuş. Bu kadarcık bir sorundan idam fermanı çıkarmak maalesef zihnimizin zafiyetidir.

"Herkes bana kötü davranıyor" *"Mahalledeki herkes mi? İyi davranan tek bir arkadaşınız yok mu? Herkesin size kötü davranmasını nasıl başarabilirsiniz?"* "Öyle demek istememiştim!" *Ama bir sorununuzu genelleyerek kendi idam fermanınızı yazdınız.*

Yaşamaktan yorulmamızda kardeşimizin kayırılmasının etkisi yüzde on ise zihnimizin kötümserliğinin etkisi yüzde doksandır. Kardeşimiz ölse ardından ağlamayacak mıyız? Ya anne-babamız ölse üzülmeyecek miyiz? Kardeşinizle kavga edip barışabilirsiniz. Bunlar hayatın renkleridir. Ama kardeşiniz ve anne babanız dâhil herkes size her zaman kötü davranmıyor. Hatta aslında sizi çok seviyorlar. Üstelik siz de onları seviyorsunuz.

Altı arkadaş bir kayıkla denize açılmıştık. Bir dalga altımızdan geçti ve çalkalanmaya başladık. Alabora olmaktan korktum. "Aman sakin olalım, kimse dengesini bozmasın." diye seslendim. Çalkalanma azaldı, sakinleştik ve sahile çıktık.

Hayat ilerlerken bir olumsuzluk dalgası gelir. Ayrılık olur, iflas olur, işten ayrılma olur, hastalık çatar, ölüm çatar. Kötümser insanın, ciddi bir olumsuzluk dalgasında alabora olmaktan kurtulması zordur. Birçok kötümser insanın yolunda giden hayatı, bir olumsuzluk dalgasıyla birlikte bitmiştir.

Yüce Yaradan'ın cenneti kazansın diye yeryüzüne gönderdiği bir genç kızın hikâyesi: Babasız büyümesini büyük sorun edinir. Babasızlığı ayıp bir yetersizlik gibi algılar. Babasının kim olduğunun sorulmasından korkarak yaşar. Kadınlığını kavradığı yıllarda kara sevdaya tutulur. Krizler, ağlama nöbetleri, geçici körlük, kısmi felç birbirini izler. Ayrılırlar. Sonra da bir vefasıza taparcasına takılışına eseflenip kendisini suçlar. Kalan son enerjisini kullanarak üniversiteyi bitirdiğinde yaşama gücünü de yitirdiğini fark eder.

Bazıları kötümserliği özellikle seçer ve isterler. Kötümserlikten zevk alırlar. Acı biberden zevk almak gibi bir durum bu. Gözlerinden yaşlar akar ve yine de o acı biberi yer. **Yasla büyüyenin neşeden zevk alması zordur.** Belki de böyle kişileri harekete geçiren üzüntüdür. Belki de bunlar, sadece sorunlarda boğulurlarsa çözümle ilgilenen tiplerdir. Ancak böyle olması, kötümserliğin zihin enerjisini israf ettiği gerçeğini değiştirmiyor.

Allah saygısıyla ağlamak güzel! Ama dünya işlerinin aksaması yüzünden yasa boğulmak yanlıştır. **Üzüntü uzarsa aklı, sağlığı, cesareti, azmi, mücadele gücünü çökertir.** Kötümserlik akıllıca bir seçim değil. Öyleyse kötümserliğe karşı taktikler geliştirelim:

Kötümserlikten Kurtulma Taktikleri

1- Sorunlarımızı yazarak listeleyebiliriz: Hayatımızda canımızı sıkan, bizi kötümserliğe düşürebilecek sorunlarımız var mı? Her yaşın, rolün, cinsiyetin ayrı sorunları olabilir. Hangi sorunlarımızdan ciddi rahatsızlık duyuyoruz?

• **_Üzüntü üreten muhtemel sorunlar:_** Eşimin ilgisizliği, burnumun eğriliği, komşumun gürültüleri, babamın sertliği, kardeşimin alkol alması, çocuğumun hastalığı, derslerimin zayıflığı…

2- Sorunu, durum olarak yeniden tanımlayabiliriz: "Sorun" kötümser, "durum" iyimser tanımlamadır. Bardağın boş yanına, sorun yerine durum derseniz daha kolay baş edebilirsiniz. Sorun üzüntüye boğar; duruma ise duygusuz yaklaşabilirsiniz. Üzüntü, mücadele gücünün birinci düşmanıdır.

• _Eşimin ilgisizliği bir sorundur:_ Üzül, eseflen, kahret, öfkelen, küs, cezalandırmak iste… _Eşimin ilgisizliği bir durumdur:_ Gücümü tüketen bu durumu değiştirmek için neler yapabilirim?

• _Babamın sertliği bir sorundur:_ Küfrediyor. Nefret ediyorum. Düşmanca. Utanç verici. İğrenç, çirkin. _Babamın sertliği bir durumdur:_ Babamın canımı sıkan bu sert huyuyla baş edebilmem için nasıl hareket edebilirim?

3- Sorunu yumuşak anlamlı kelimelerle tanımlayabiliriz: Sorunu ne denli keskin tanımlarsak tahribatı o denli derin olur. Aşağıdaki örneklerden esinlenebilirsiniz:

• **_Sert:_** _Kocamla savaşıyoruz._ **_Yumuşak:_** _Kocamla aynı fikirde olamıyoruz._

• **_Sert:_** _Teyzem öldü._ **_Yumuşak:_** _Teyzemi ebediyete uğurladık._

• **_Sert:_** _Çocuk terbiyesiz._ **_Yumuşak:_** _Çocuk, saygısını gösteremiyor._

4- Sorunu duygusuzlaştırabiliriz: Kendinizi veya muhatabınızı kalpsiz ve duygusuz tanımlayabilirsiniz. _Komşum bana kötü davranıyor. Komşum bir robot, bir makine! Filan haylaz çocuklar, hepsi de birer robot. Patron bana bağırıp çağırıyor. Ben şu an duygusuzum, bir makineyim, bir ağacım, bir taşım._

5-Sorunun olumlu yanlarına odaklanabiliriz. Bu, bardağın boş yanına dolu yanıyla birlikte bakma taktiğidir. Böylece sorunun acısını azaltabiliriz:

Kötümseri iyimsere dönüştürme örnekleri:

• *Kötümser: Arkadaşımı öldü. Kimsesiz kaldım. Hayatının baharındaydı. İyimser: Arkadaşım sonsuzluğa göçtü. İnşallah cennette çok mutludur. Duamla onu destekliyorum. Hayattaki arkadaşlarıma tutunayım. Ahirette nasipse buluşuruz.*

• *Kötümser: Ayrıldık; dünyam çöktü. Bir daha böylesini bulamam. Asla sevemem. Rezil oldum. Aileme nasıl izah ederim? İyimser: Kucağımda çocuğumla mı ayrılsaydım? İyi ki vefasızlığını erkenden anladım. Suçlu değilim ki utanayım. Ailem sonunda beni anlar.*

Kötümser zihin, birbiri ardına birçok olumsuz düşünce üreterek acısını arttırır. Buna karşı iyimser bakışı derinleştirebilmek için düşünerek çokça iyimser fikirler bulabilmeliyiz. İyimser düşünceler arttıkça sorunun üzüntüsü azalır.

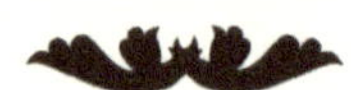

5- İyi Yönleri Kötüye Yorma

"Hayatın anlamını kaybettim, her şeyi kötü görüyorum." diye yazdı bir genç. Eşi, evladı, yemeyi, içmeyi, gülümsemeyi, gezmeyi, öğrenmeyi, oynamayı, her şeyi kötü görürsek hayata tutunabilir miyiz? İyiyi bile kötü görmek bütün huzur kapılarını kapatmaktır.

Huzur ve güven hissetmenin yolu hayatta her şeye rağmen bir şeylerin iyi gittiğini görmeye bağlıdır. Herkesin hayatında mutlaka bir iyi şey olabilir ve herkes de bir iyinin anlamını kötüleştirebilir. İyiyi iki biçimde kötüleştirebiliriz: a) İyiyi küçümseyebiliriz: "Bu sınavı kazanmamın ciddi bir önemi yok." b) İyiyi kötü görebiliriz: "Çocuk sahibi olmak istemiyorum."

Biliminden siyasetine kadar birçok alanda birinin iyi dediğine diğeri kötü diyebiliyor. Galileo, Dünya'nın Güneş çevresinde döndüğünü iddia ettiği için öldürüldü. Muhalefet İstanbul Boğaz Köprüsü'nün yapılmasına karşı çıktı. Biz de kişisel hayatımızda birçok iyi gelişmeye; bilgisizlik, kibir veya korku gibi nedenlerle karşı çıkabiliyoruz.

İyinin göreceli olduğunu anlıyoruz. Topluma göre iyi olan muhalif bireye kötü görünebilir. Bir grubun lehine olan diğer grubun aleyhine olabilir. Taşıma araçlarının üretilmesi hamalların hoşuna gitmeyebilir. İnternet haberciliğinin gelişmesinden gazeteler rahatsız olabilir. **Milletin bir kısmının davul zurnayla karşıladığı gelişme diğer kısmını üzebilir.**

İyiyi ve doğruyu sağlıklı bir çerçevede kavramamızı iki araçla geliştirebiliriz:

• İyiliği algılamanın birinci adımı imandır: "Hayat tamamen zalimce!" diyen bir inançsız gence, "Yokluktan varlığa çıkmanın bile tek başına ne büyük nimet olduğunu düşünmesini" önerdim. "İnandığınız tanrı, beni yaratırken bana mı sordu? Madem yarattı, neden cehenneme koyuyor?" karşılığını verdi. Bu cevaptan; cehennem yolunu seçene hayatın çirkinleştiğini, hayatı güzel gösteren cennet yolunun da kapandığını anladım.

Cennet yolunu baştan kapatana, "Yaradan sana göz, kulak, eşler, dostlar, imkânlar vererek şefkatini sunuyor." demeniz boşuna! Çünkü o zaman "Baba çocuklarına 'Ben sizi kör, sağır da yapabilirdim.' diyebilir mi? Dünyaya gönderdiyse ihtiyacını gidermek zorunda yoksa zalim olurdu." Karşılığını yetiştiriyor. Nankör bir taş kalbi ateşten başkası yumuşatamaz. **Maalesef inkârcı bir kalbe hayatı güzel gösterecek uyuşturucudan başka bir ilacımız yok.**

• İyiliği algılamanın ikinci adımı adalet ve basirettir. Şimdi çıkarımla çatışan şey, adaletle ve basiretle uyuşabilir. Herkes tam hakkını alabiliyorsa hakkım olmayanı kaybetmeyi kabullenmem gerekir. **Ebediyen iyi olan, çıkarımıza değil adalete uyandır.** Daha da doğrusu; Yüce Yaradan'ın ilkelerine uyan iyi, uymayan kötüdür. Bu felsefi tartışmayı burada bırakıp kendi kişisel iyi algımıza nasıl baktığımıza dönelim:

a) İyiyi nasıl küçümseyebiliriz? Bir Türk genci, Ukrayna'dan aldığı eşiyle sorun yaşamaya başlar. Gelin hanım, yaptığı hiçbir işi yeterince iyi göremez. Yemeğinin, ev düzeninin, hizmetlerinin yeterli olmadığını düşünür ve bu yüzden eşinden sık sık onay alma ihtiyacı hisseder. Gün gelir eşinin onaylamaları da inandırıcı gelmez ve ilişkileri tıkanır. Bilahare gelinin, çocukluğu boyunca annesinden azar işittiği ve hiçbir işini beğendiremediği anlaşılır.

Sınavda ilk ona girmiş, neden birinci gelmediğine esefleniyor. Bir kitap yazmış; neden en çok okunanlardan olmadı diye üzülüyor. Konferans veriyor; neden salon tam değil diye sıkılıyor. Başardığı değerli işlere çok büyük ölçeklerden bakarak başarısını küçültüyor. Gerilerde kalanlara, hapishanelere, hastanelere, kahvehanelere, mezarlıklara bakmıyor.

"Hiçbir değerimin olmayışına üzülüyorum." diye yazdı bir kadın. Kocası çalışıyormuş ve kendisinin açık öğretimi bitirmesine bile desteği yokmuş. Eğitim alamayışını büyük sorun yapmış. Okusaydı güzel olurdu ama okuyamamayı bunalım sebebi yapmaya ne hakkı var? Üniversiteyi bitirip diplomasını alırsa kıyamet günü daha değerli mi görülecek? Dört çocuğa annelik yapıyor, evi çekip çeviriyor ve en önemlisi Yüce Yaradan'a secde ediyor. Kulluk bilmeyen yeryüzü krallarından daha üstün bir saltanata kavuştuğunun farkında değil! Temiz bir evlat yetiştirmek kaç diploma kâğıdına eşit olur acaba? Kadının sorunu değersizlik değil; biraz kendi değerini küçümsemesi ve biraz da kocasının kendisini takdir edememesidir.

b) İyiyi nasıl kötü okuyabiliriz? İyi, olumlu, üstün, değerli olan bir durumu kötü veya yararlı olan bir durumu zararlı sanabiliriz. **İnsan zihni değişimin kötülük getirmesinden korkar.** İş yerimin ilk değiştirildiği gün sürgüne gittiğimi sanırken özgürlüğe uçtuğumu düşünememiştim. Yetişkin insan ölmek istemediği gibi, aklı olsa herhâlde bir bebek de doğmak istemezdi. Nereye gittiğini görmeyen, kötüye gitmekten korkar.

Bazen de insan; kafasını bir basit amaca odaklar, amacıyla çatıştığını sandığı başka birçok gelişmenin iyiliğini göremez olur. Çocuğu olmasını kötü görür; çünkü ayağına bağ olacağını düşünür. Kızı doğmasını kötü görür; çünkü oğul evladın daha iyi hizmet edeceğini varsayar. Evlenmeyi olumsuzlar; çünkü kariyerini bitirmesinden korkar.

• Bunların ne önemi var? Bir şeyleri iyi yaptığımı düşünerek iyi hissetmek zorunda mıyım? Olumsuzluk hissi içerisinde de iyi yaşayamaz mıyım? Bir sürü kötümser, öfkeli, savaşçı insan var çevremizde ve yaşıyorlar!

• Hayır, başarısız hissederek başarılı ve sağlıklı yaşayamayız. Savaşçı da kendince yıkıp dağıtmaya başarı anlamı vererek ayakta durur. Zihin, beden sağlığı ve sosyal başarı; kendimizi huzurlu, güvenli ve başarılı hissetmemize bağlıdır. Kendinizi işe yaramaz ve başarısız algılarsanız gerilirsiniz. Sorun çözülemezse stres büyür ve panik atak başlar. **Başarısızlık ve güvensizlik hissi; zihnin çalışma düzenini bozar ve kapasitesini küçültür, sosyal ilişkileri çökertir, insanı içine kapatarak enerjisini ve sonunda hayatını bitirir.**

İyiyi Kötüleştirmeyi Düzeltme Taktikleri

1- İyi yönlerin değerini keşfetmek: Hayatta iyi olarak bildiğimiz ancak bize yeterince tatmin vermeyen özelliklerimiz olabilir. Bu özellikleri tespit etmeli ve bunların algıladığımızdan daha değerli olduklarını gösteren bakış açılarını bulmalıyız. Tam memnuniyeti 100 düşündükten sonra, ilk ve son memnuniyeti puanlayarak duygudaki iyileşmeyi hissetmeliyiz. *Bu benim için neden düşündüğümden daha iyi olabilir?* Bu amaçla; iyiye daha yakından bakabilir, daha yetersiz durumlarla kıyaslayabiliriz.

Memnuniyet Puanını Arttırıcı İyiye Yorma:

• *Yetersiz sandığımız durum:* *Yirmi yıllık tecrübeme rağmen yönetime atanmadığım için üzgünüm.* ***50 puan.*** *|* ***Neden sandığımızdan iyi:*** *Evime ekmek götürebiliyorum. İşsizler de var. Yöneticilikte stres, kul hakkı, adaletsizlik tehlikesi var. Yönetici yalnızlaşıyor. Tecrübem biriksin, gelecek için ümitliyim. Huzur giderse makamın ne önemi kalır!* ***80 puan.***

Önemsiz sandığımız muhtemel değerli yönlerimiz olmalıdır. Şöyle bir hayatımıza göz atabiliriz. Çocuk, eş, aile, iş, sağlık, üretimlerimiz, ilişkilerimiz, eylemlerimiz... Küçüklü büyüklü yaptığımız işler... Keşke daha iyisi olsaydı dediğimiz, istediğimiz kadar iyi olmadığı için üzüldüğünüz yönlerimiz neler? İki örnek verdiğimiz bu liste sayfalarca uzayabilir.

2- Olumsuz sandığımız durumun iyi yönlerini keşfetmek: Bir durumun kötü olduğunu düşünüyorsunuz? Gerçekten kötü mü? Kötü bir olayın da iyi yönlerini bulabiliriz.

• Kötü sandığımız durum: İş yerim değişti; yeni işe alışmam ve tutunmam zorlaşacak. **30 puan | Neden sandığımızdan iyi:** *Eski işim rutinleşmişti, yenilik getiremiyordum. Bazı ilişkilerim bozulmuştu, tembelleşmiştim. Yeni ilişkiler geliştirme fırsatım var.* **40 puan**

Gerçeğe gözlerimizi kapatmıyoruz. Yaptığımızın adı polyanacılık değil, gerçekçiliktir. Bir durumu değersizleştirmek ve acısını çekmek bir tercihtir. Bir durumun değerini arttırarak onu zevkli veya en azından acısız hâle getirmek de bir tercihtir: "Fakirim! Kötü! İşsizim! Kötü!" Şartlarımızı kötü görerek ezilmek mi akıllıca, iyi yönlerine odaklanarak kötülük yükünü hafifletmek mi?

Kaymakam olma hayaliyle girdiğim üniversitenin ikinci senesinde kaymakamlık sınavına giremeyeceğimizi öğrendiğim anda şok yaşadım. Tekrar sınava girsem kazanabilir miydim? İki yılı kaybettikten sonra sınava tekrar girmek akıllıca mıydı? Kaymakamlık en iyi meslek miydi? Değer miydi duruma eseflenip üzüntü çekmeye?

Bir kazancım vardı elimde. İyi bir üniversitede başarıyla okuyordum. Bu değere odaklandım. Bu önemli işi yarım bırakmamalıydım. Yüce Yaradan bana bu yoldan da güzel fırsatlar verebilirdi. **Önemli olan diploma değil yetenekti, çalışmaktı, azimdi.** O pozitif yüklemenin desteğiyle okulu bitirdim ve pişman olmadım.

Her durum iyi ve kötü özelliklerin yoğrulduğu bir karmaşadır. İyisi fazla olana *iyi*, kötüsü fazla olana da *kötü* deriz. Ancak iyinin de kötünün de iyi ve kötü tarafları vardır.

Bir durumu algılama şeklimizi, ona odaklanma şeklimiz belirler. **Kötü tarafına odaklandığınız şeyi kötü, iyi tarafına odaklandığınızı da iyi görürsünüz.** Bir ameliyatın ölümcül bir hastalıktan kurtarması gibi, bazen bir kesilip biçilme, bir bela veya felaket, bizi muhteşem bir kurtuluşa da taşıyabilir. Dar düşünceden kurtulmak ve durumun dünya ve ahireti kapsayan geniş görüntüsüne bakabilmek, büyük bir zihinsel beceridir.

Gerilimi azaltmak, rahatlamak ve hatta olumlu hislerle güçlenebilmek için, olumsuz olaylarımızın içerisindeki olumlu yönleri alabildiğince keşfetmeye ihtiyacımız var. Bunu başarabildiğimiz ölçüde kaybetmenin, yenilmenin acısını azaltmış oluruz.

6- Ya Hep / Ya Hiç Katılığı

Hayata hep/hiç katılığından baktığımızda hayatımız çekilmez hâle gelir. Hep/hiç bakışı bir durumu ya mutlak iyi veya mutlak kötü gösterir. İyiye zerre kötüyü, kötüye zerre iyiyi konduramaz. Böyle bir zihnin gerçek dışı beklentileri sürekli kırılır; sürekli hayal kırıklığı yaşar, kırar, kırılır, yıkar, yıkılır. Pireye kızıp yorganı yakar.

Oysa yaratılmış hiç kimse ve hiçbir şey mutlak saf değildir. Hatasız kul yoktur. **Hiçbir iş mükemmel olamaz.** Kusursuz dost arayan dostsuz kalır. Dikensiz gül arayan bulamaz. **Bir hayat bütünüyle iyi veya bütünüyle kötü olmaz.** Yeryüzünde çok iyiye az kötü veya çok kötüye az iyi karışıktır. Siyahın beyazın yanında bir de gri vardır.

Savaşıyorsanız, yüz düşman askerinin bindiği bir gemiyi batırmak ister misiniz? Belki evet; ama ya aralarında esir edilen evladınız varsa? Peki ya yüz sevdiğiniz insanın bulunduğu bir gemiyi aralarına bir düşman askeri girdi diye batırır mısınız? Yüz iyiliğini gördüğümüz birini bir kötülüğü yüzünden terk etmek böyle bir şey.

Hep/hiç katılığıyla bakınca küçük bir noktadaki eksiklik zihnimizde bütüne yayılır. Bir soruna, parmağımızı gözümüze sokar gibi odaklandığımızda, parçada bütünü kaybederiz. İşte bazı diyaloglarımız:

-Ruh sağlığım yerinde olmadığından **HİÇBİR ŞEY** yapamıyorum. İlaç kullanıyorum; onlar da çok uyku hâli yapıyor. *-Hiç mi? Emin misiniz? Sizin sırf bana bu mektubu yazabilmeniz bile birçok şey yapabildiğinizin delili değil mi sizce?*

-Eşime tahammül edemiyorum ve boşanmak istiyorum. *-Neden?* -Çünkü bana **HİÇBİR ZAMAN** değer vermedi. *-Evlenirken de mi? Hiç mi size iyi davrandığı olmadı?*

-Eşimin ZERRE KADAR anlayışı yok. *-Nasıl bu kanıya vardınız?* -Çünkü sevgililer gününde başkaları eşlerine çiçek getirirken benimki hem eli boş geldi hem de bir şey demedi. *-Eşe anlayışlı davranmanın tek göstergesi o yabancı âdeti taklit etmek mi?*

Kendine bir rehber benimser: "O büyük rehber ASLA yalan veya yanlış söylemez, günah bile işlemez." diye inanır. Fikirlerini âdeta vahiy gibi kusursuz zanneder. Günün birinde rehberin bir küçük yanlışını görse ya o yanlışı doğrudur diye savunur veya rehbere inancı tümden sarsılır, dünyası yıkılır.

Beş yıllık çaycımız bir gün çayı geciktirdi; sinirlendik ve çay geldiğinde eleştirimizi yapıştırdık. **"İnsan böyledir; kırk yıl sırtında taşırsın, bir gün taşıyamazsan sana sırtını döner."** dedi. Gerçekten de bir an, bir günün kusuruyla beş yılın kusursuzluğunu görmez olmuştuk.

Hep/hiç yaklaşımının yığınlarca zararı olabilir: 1- Bir politikacı millete binlerce kötülük eder; sonra parlak bir iyilikle propaganda yapınca affediveririz, böylece kötülük sürer. 2- Birinden binlerce iyilik görürüz. Sonra sinirli, hasta, yorgun, kırgın veya öfkeli bir gününde bir kötülük gösterdiği için yüzüne patlar, ilişkimizi bitiririz. Bir dostu kaybederiz. 3- Katılığımız bize hayatı dar eder. Düzeltemeyeceğimiz eksikliklerle boğuşur dururuz.

Hep/Hiç Genellemesini Düzeltme Taktikleri

1- Mantığımıza "genel-özel, hep, hiç, tüm, bazı" kavramlarını dikkatle tanımlayalım. "Tüm/hep/hiç/kesin/asla" dairenin tamamını ifade eder: "Tümü/hepsi" sarıdır veya "hiç/asla/kesinlikle" sarı değildir. "Bazı/kimi/kısmen" siyah veya beyaz olmayan gri bölgeyi tanımlar: Dairenin "bir kısmı/yarısı/bazı bölgeleri" sarıdır.

Hayatın genel rengi ve vasfı "bazı"dır. Genellemelerin çoğu yanlıştır: "Kadınlar şöyledir, erkekler böyledir; Türkler, Kürtler, Fransızlar şöyle böyledir." tarzındaki BÜTÜN yargılar YANLIŞ-

TIR. İnsanlar iki gözlüdür deseniz bile mutlaka tek gözlü bir insan bulunur. Tüm/bazı ayırdının bilincine varabilmek için bolca örnek üzerinde düşünüp zihnimizi alıştırabiliriz. Maalesef bu konudaki mantık yetersizliğiyle çok sık karşılaşıyoruz.

2- Zihnimize sorundan uzaklaşmayı öğretelim: Bir durumun sorunlu tarafına gözümüze sokarcasına odaklanırsak sorunsuz taraflar görüşümüzün dışına çıkar. Ölçeği genişleterek daha geniş açıdan ve geniş zamandan baktığımızda bütünü görürüz.

Karnı aç olan, sadece açlığını düşünür. Susuz uyuyan rüyasında uyanıncaya kadar su içer. Sorunu çözmek gerekiyorsa üzerine iyice odaklanmak yararlıdır; ancak sorunda saplanıp kalmak zararlıdır. Eşyalarınız simetrik değilse olmayıversin. Yerde bir çöp varsa dünyanın sonu değil. Canınızı çok sıkan sorunlara değişik açılardan baktığınızda gördükleriniz değişiyor mu? Size üzücü davranan birisini tüm davranışlarıyla değerlendirin. İş yerinizdeki bir sorunu tüm özelliklerini masaya yatırarak anlamlandırın. **Birçok kötünün yanındaki birçok iyiyi göremezseniz doğru karar veremezsiniz.** Dahası, duygularınız durumun gereklerine uygun olmaz. Sorunu ya aşırı abartmış veya yok saymış olursunuz.

Dünya; uçaktan bakarsanız çok büyük, uzaydan bakarsanız çok küçüktür: "Evet benim yürüme engelim olabilir; ama iyi konuşabiliyorum. Ben müzik çalamıyorum ama resim çizebiliyorum. Benim bazen başım ağrıyor ama günümün genelinde rahatım."

3- Toptancı tanımladığımız sorunları bulalım: Zihnimizde yığınlarca olumsuz düşünce hayaleti gizlenerek kalbimize saldırır. Olumsuz düşünceyi bulmak bile büyük başarıdır. **Sinek kadar küçük de olsa tanımadığımız düşmanı yenemeyiz.**

Zihnimizin hangi soruna hep/hiç penceresinden baktığını bulması zordur. Çünkü insan bu mantıksızlığı bilinçli bir mantıkla yapmaz. Ağzından "Hiç iyi gün görmedim." yargısı çıkana sorsanız: "Hiç mi?" Geçmişini düşünür, şaşırır; "Hayır öyle demek istemedim." der.

Toptancı tutumlarımızı katılıklarımızdan anlayabiliriz. Neye aşırı üzülüyoruz? Ne bizi aşırı etkiliyor? Neye esneyemiyoruz? Katı tutumlarımızı bulur bulmaz yazalım.

• *Katı tutum örnekleri:* -*Hafızam* <u>*tamamen*</u> *çöktü. -Sınavı kaybettiğime göre,* <u>*hayatım mahvoldu*</u> *demektir. -Eşim* <u>*tamamen so-*</u> *rumsuz. -Çocuğum* <u>*tamamen*</u> *vefasız. -Kaynanam bana* <u>*tek bir iyilik*</u> *yapmadı. -*<u>*Kimse*</u> *beni anlamadı. -*<u>*Bir kez olsun*</u> *işlerim iyi gitmedi...*

Toptancı bakış, her olumsuzlukta çevremize çelik katılığında çarpmamızın sebebidir. Çatışma ve olumsuzlukları daha az hasarla atlatabilecek esnekliğe ihtiyacımız var.

4- Toptancılıkları sorgulayalım. Sorun ne kadar "hep" sorundur, ne kadar *hiç*tir veya *asla*dır. Geçmişimizden, aksini gösteren örnekleri yakalayıp not edelim. Toptancı yargıya 100 kötülük puanı verelim. Değerlendirmesini yaptıktan sonra ne kadar kötü hissettiğimizi yeniden puanlayalım. Puan düştükçe gri bölgeye girer; esnekliğimizi, dayanıklılığımızı arttırırız.

Katılığı sorgulayarak yumuşatmak:

• *Katılık: Hafızam tamamen çöktü.* **100 puan | Sorgu:** *Tamamen mi? Çocukluğundan hatırladıkların? Okul yılların? Eşini, çocuğunu tanıyor musun? Kendi adını biliyor musun? Belki çok stresten zihnin dağınık.* **50 puan**

• *Katılık: Sınavı kaybettim hayatım mahvoldu.* **100 puan | Sorgu:** *Yüzde seksen de kaybediyor; hayatları sönüyor mu? Başka ne yapabilirsin? Evini okul yapsan? Ticaret, sanat, hobiler, hayata tutunmanın sair bin türlü yolu.* **40 puan**

• *Katılık: Eşim tamamen sorumsuz.* **100 puan | Sorgu:** *Tamamen mi? Eve ekmek getiriyor mu? Ailesini saldırıdan korumaz mı? Gülüp oynadığınız zamanlar? Çocuğun babası, ortak etkinlikler, pişmanlıkları?* **60 puan**

B) HİPNOTİK TELKİNLERDEN KORUNMA

1- Zihnin İçeriden İşgali

Şuuraltımızın, fark ettirmeden içeriden gizlice ele geçirilip programlanmasına ve davranışlarımızın değiştirilmesine karşı bir tedbirimiz var mı? Bunun nasıl olabileceğini biliyor muyuz?

Truva atı denen yazılımlarla bireysel bilgisayarların nasıl ele geçirilebildiğini biliyorsunuzdur. Bilgisayarınıza bir dosya gönderirler, kabul ettiğiniz anda arkada çalışan gizli bir yazılım bilgisayarınızın kapılarını içeriden karşı tarafa açar. Böylece tüm yaptıklarınızı takip eder, bilgisayarınıza istediklerini yaptırırlar. Modern istihbarat kurumlarının çok profesyonel taktikleri vardır. İnternete giren her bilgisayara dünyanın her yerinden girebilirler.

Zihnimizin de benzer bir ele geçirilme yolu vardır. Bu yolu kullanan hipnoz, bu yüzden güvenilmez insanların elinde tehlikelidir. **Allah, hayatımızı bilinç ve istikrarla yönetelim diye bilincimizden bilinçaltımıza kolayca geçişi engelleyen koruyucu bir kapı koymuştur.** Çocukluktan çıkıp da sorumluluğa geçtiğimiz dönemde bu kapı güçlenir ve irademizi elimize almış oluruz. Böylece her telkin beynimizi programlayamaz. Duyduğumuzu eleştirir, tartar, doğru bulursak kabul ederiz. Kişiliğimizi bu sayede koruruz.

Ama ya bir telkin, bilincimizi atlatırsa? Ya hipnotik bir kanalla gizlice arka kapıdan girip çaktırmadan derin bilgilerimizi değiştirirse ve böylece köleleşirsek?

Bunun yığınlarca yolu var ve teknoloji yeni yollar geliştiriyor. En bilinen yöntem klasik hipnoz! Erikson hipnozu ise çaktırmadan normal sohbet ederken özel dil yapılarıyla derin bilince telkin bırakıyor. Ağlatıp, duygulandıran hatip de hipnoza soktuğu için, doğrudan derin bilince girerek beyni programlıyor. Sinema filmlerinde görüntü ve ses efektleri kullanılıyor. Burada zihnimizin hangi değerler adına etkilendiği önemlidir.

Şeytan popüler kültüre yüklediği ilahî ahlaka aykırı amaçlarını, modern teknoloji üzerinden insanlığa yaymaktadır. **İnsanlık, tarihi boyunca hiç bu denli yaygın biçimde köleleşmemiştir.** Kıyameti hızlandıran acayip bir tüketim çılgınlığı, cinsellik, bencillik, kibir, zevkçilik, ilgisizlik, sorumsuzluk, saygısızlık, Yüce Yaradan'ı inkâr, patlamış gitmiştir.

Zihni etkilenmiş bir okuyucu, durumunu tanımlıyor: "Hiç iradeli değilim. 45 yaşımda ve istediğim hâlde hâlâ ibadet edemiyorum. Ne zaman manevi ve hayırlı şeylere yönelsem sanki dehşetli bir güç beni durduruyor. Nasıl kurtulacağım?"

Bu kişinin beyni ve zihni sağlıklıysa onu Yüce Yaradan'a yönelmekten alıkoyan nedir? Zihnimiz bilinç kapısı aşılarak nasıl programlanıyor? Bir insanın yıllarca koruduğu kişiliğini, izlediği bir Amerikan filminden sonra değiştiren nedir? Nasıl oluyor da modern değerleri üfleyen bir rüzgâr, geçtiği yerleri devirip gidiyor? Çağlar boyunca öz değerleriyle yaşayan milletler nasıl oluyor da bu kadar hızlı değişip şekilden şekle giriyor?

Yıllar önce okuduğum "Kıyamet Alametleri" isimli bir kitapta; 80 yıl Allah'a kulluk eden bir yaşlının, deccal çıkınca deccala tapacağını okuduğumda ürpermiştim. Bu kadar kolay cayabilir mi insan imanından? İşte o deccal çağındayız. Kitleler, dalgalar hâlinde dönüşüyor.

İçeriden ele geçirilerek çarpıtılan zihnin; doğru ve makul adımlar atması, hayatını sağlıklı ve huzurlu yönetmesi zorlaşıyor. Ancak yine de beyni ele geçirilmiş bir devin durumuna düşmekten kurtulabiliriz!

2- Telkin Sembolleri

Şuuraltımızı içeriden gizlice ele geçirip kişiliğimizi yönlendirme yollarından birisi de görsel veya işitsel sembollerin telkinidir. Ay Yıldızlı bayrağımıza bakmak ve İstiklal Marşımızı okumak, yüreğimizde vatan sevgimizi neden canlandırıyor? Her sembol, kitaplar dolusu bilgi ve telkin taşır ve ona bakmak veya onu dinlemekle zihnimiz derinden programlanır. Bir haç işaretine, çıplak bir resme, herhangi bir örgütün sembolüne bakmak veya sembolik bir sesi dinlemek, boş ve etkisiz değildir.

Eşyalardan yayılan anlam iki yönlüdür. Bir yön; iyiliği veya Yüce Yaradan'ın sanatını gösterir, Yaradan'ın doğadaki ihtişamlı işlerini hissettirir. Bir kısmı ise şeytanın insana tasarlattığı kimi şekiller üzerinden yaydığı şeytani şirk veya şehvet telkinleridir. Allah'tan uzaklaştıran içerikleri telkin eden bu semboller üzerinden şeytan, yeryüzüne yayın yapar. Birçok huzursuz ev, bu tür eşyalarla dolu olduğundan habersizdir.

Yüce Yaradan, doğanın her boyutu ve tasarımıyla delillerini gösterir. Kar, yağmur, rüzgâr, şimşek, gök gürültüsü, yaz, kış, çiçek, böcek; her şey Yüce Yaradan'ın mektubudur. Doğanın doğallığına bakıp Yaradan'ı düşünen, her şekilde Yüce Yaradan'ı işaret eden metafizik bir yayın algılar. **"Müminler; ayaktayken, otururken ve yanları üzerine yatarken Allah'ı anarlar. Göklerin ve yerin yaratılışı üzerinde düşünürler. 'Rabbimiz! Bunu boş yere yaratmadın, seni eksikliklerden uzak tutarız. Bizi ateş azabından koru.' derler."** (Âl-i İmrân, 191)

Buna karşılık şeytan; zihinleri dünyevileştirip Allah'tan uzaklaştırmak amacıyla erotik mankenler, şehveti ve haram yaşantıyı özendiren resimler, heykeller, semboller ürettirir. Bunların evlere, meydanlara yerleştirilmesini ve medya üzerinden yayılmasını teşvik eder. Bu sembollere muhatap zihinler de gizlice kodlanır.

Örneğin şeytan; güç sembolü liderlerin büyük heykellerini yaptırarak Allah'tan başkasına saygıyı, boyun eğmeyi, şirki yayar. Çıplak vücut resim ve heykelleriyle zina telkini yayımlar. Çocuk oyuncak ve eşyalarını dahi şeytani amaçlara göre tasarlatır.

Yıl 2011, rüyadayım, yurdumuzu tuhaf bir savaş içerisinde görüyorum. Ankara'nın ıssız yollarında araçlar birbiri üzerine binmiş. Sokağa veya balkona çıkan, bir tür lazerle alnından vuruluyor. Fakat ölmüyor, ten rengi anında kararıyor. Bir emaneti, jet uçağımla İstanbul'a ulaştırıp evime dönüyorum. Evimde bir tombala torbası görüyorum. Kim getirdi deyip içini boşaltıyorum. Şekillendirilmiş küçük plastik veya tahta parçalar... Hilal, kubbe, minare, mezarlık başlığı gibi tasarlanmış maket eşyalar... Sembolleri karıştırırken arkalarında haç, çan, kilise kulesi, Noel baba kabartması gibi figürler resmedildiğini görüyorum. Şaşkınlıkla uyanıyorum. Bu rüyanın tabiri çok geçmeden kendini gösteriyor.

Ertesi sabah lavabomuzda, Kufi tarzında yazılmış Allah lafzını andıracak şekilde tasarlanan pis su gider kapağı dikkatimi çekiyor. Kapağın metal hatları "Allah" olarak okunabiliyor. Dehşetle topluyorum kapakları. Birkaç gün sonra, yeni aldığımız iki halının üzerinde besmelenin ilk üç harfinin işlendiğini fark ediyorum. Üzerine basmaktan ürperdiğim halıları iade ediyorum, üreticiyi uyarıyorum. Birkaç gün sonra evimizin kapı eşiğine bir komşunun özendirmesiyle fil maketi ve nazar boncuğu konduğunu görüyorum. Parçalayıp çöpe atıyorum.

Bir gün, küçük çocuğumu aynanın karşısında dakikalarca süslenirken fark ettim. Bu tutumu devam ederse paranoyaya dönecek ve belki çocuğun kişilik gelişimini bozacaktı. Çocuk, hele de küçücük yaşta böyle bir ilgi ve süslenme merakı geliştirirse ilerleyen yıllarında ağır bedel ödeyebilirdi. Sebebini araştırdım. Çocuk, süslü bir Barbie bebek çarşafında uyuyordu. Çocuğun yarı çıplak ve süslü Barbie bebekleri vardı. Hepsini sessizce toplayıp yok ettim ve çocuğun davranışı kendiliğinden bir haftada değişti.

Şeytan temsilcileri, neredeyse ergenliğe kadar beyinleri körpecik diye çocuklarımıza Allah'ı öğretmemizi engellediler. Ama kendileri, çocuklarımızın zihinlerini bebeklikten itibaren her türlü yolla kodladılar. Çoğu çizgi filmler, oyuncaklar, kıyafetler, okul çantaları, şeytanın şirkine hizmet ediyor. İlgilenmiyoruz ve büyüyünce asi çıkan çocuğumuza da ne olmuş diyoruz.

TBMM'nin koridorlarındaki çok sayıda mason sembolleri neden orada? Çok önemli bir kurum camiinin mihrabının üzerinde haç işareti gizliydi ve yıllarca huzurunda namaz kılındı. O işareti kaldırtmak bize nasip oldu. Bunlar bilinçsiz işler değil. Bizi alnımızdan vuran şeytan yayınlarından kişiliğimiz, ahlakımız, genetiğimiz etkileniyor.

Kardeşimin gümüş dükkânında sattıklarını inceliyor, şirk sembollerini ayıklatıp satıştan çıkartıyorum. "Fatma Anamızın Eli" dediği, üzerinde ayetler işlenen bir el sembolünü sattığını fark ettim. Dindarlar alıyormuş. Müslüman, bir sembolü şans getireceği inancıyla taşımanın şirk olduğunu nasıl unutur? Müslüman, Peygamberimizin (aleyhisselam), kızı Fatma Anamızın elinin maketini taşımayı büyüğüne saygı ve imanıyla nasıl bağdaştırabilir? Yahudilerin "Hameş Eli" dedikleri, Hinduların da inandıkları bu sembolü İslam'a da soktular. Üzüntü verici.

Şeytanın yayınlarının zihnimizi programlamasından nasıl korunabiliriz?

• Öncelikle zararlı olanlar; her türlü resim, şekil, sembol, heykel değildir. Üzerine maneviyat açısından olumsuz anlamlar yüklenen ve bir batıl inancın, fikrin, ideolojinin sembolü hâline gelenlerdir. Yoksa bireysel olarak eş dostun fotoğrafı, çoluk çocuğun resmi veya bahçesini süsleyen bir kaplumbağa maketi için bu iddiayı ileri süremeyiz.

• Evimizde ve büromuzda şeytan adına yayın yapan ne kadar sembol varsa söküp atmayı veya üzerini kapatmayı öneriyoruz. Bir genç kız, ünlü bir hocaya sormuştu bir vakit. "Justin Bieber'ın posterini asabilir miyim odama?" diye. O ve benzeri posterler; şehvet, cinsellik, dünyevilik, zevkçilik yayıyor. Allah'ı, secdeyi, ahireti telkin etmiyor. **Şeytan, yıkıcı sembol üzerinden zihnini ele geçirmeden önce onu yırt at, sil at, kaldır gitsin, sök.** Acıma!

• İkinci korunma; çevreye iyiliği, ahireti ve şeytandan kaçışı telkin eden semboller yerleştirmektir. Toptan resim karşıtlığını benimsemiyorum. Resmin hangi yayını yaptığına bak. O bir güvercin mi? Bir dağ, deniz, çiçek mi? Ona baktığında Yüce Yaradan'ın sanatını hatırlayabiliyorsan korkma!

• Ben şahsen bir adım daha attım. Çalışma mekânıma euzu besmele ve hamd ayetinin yazılı olduğu çıktılar koydum. Bilgisayarımın iç kapağına da yapıştırdım.

• Her fırsatta sığınacağımız en sağlam kale şudur: **"Eûzü billahi mineşşeytanirracîm.** *Kovulan şeytandan Allah'a sığınırım."*

• Varlığını ve geleceğini koruması gereken bütün bir topluma görev düşüyor. Belediye başkanları, şehir plancıları, sanatçılar, medeniyet tasarımcıları, herkes; ürettiğinin ve yerleştirdiğinin ne telkin ettiğinden sorumludur.

3- Filmler ve Hikâyeler

Şuuraltımızı hipnotik telkinlerle gizlice ele geçiren diğer araçlar; televizyon, sinema, hikâyeler ve romanlardır. Bu tür eserleri izlerken veya okurken kendimizi kaptırıyoruz, hipnotize oluyoruz; bütün senaryo, olduğu gibi ve eleştirilmeden şuuraltımıza yerleşiyor. Edindiğimiz inançlar da kısa süre içerisinde hayatımızı yönetmeye başlıyor. Bu yüzden ne tür filmleri izlediğimizin ve ne tür eserleri okuduğumuzun bilincinde olmamız çok önemlidir.

Bir senaryoyu okumanın veya izlemenin zihnimizi kodlaması şu şekildedir: Bir olayı hayal etmek ile yaşamak, beyinde aşağı yukarı aynı bölgeleri uyarıyor. **Yani** örneğin, **kumar oynamak ile kumar oynanmasını izlemek, beyinde aşağı yukarı aynı değişimi yapıyor.** Dehşet verici bir zafiyet!

Zihinler birbirlerini, "ayna nöron" denilen sinir hücreleri aracılığıyla karşılıklı kopyalayıp kavrarlar. İki kişi birlikte hareket ettikçe beyinlerimiz birbirini kopyalar. Bu sayede âdeta asker gibi özdeş, simetrik, uyumlu adımlar atarız. Çırak ustadan bu sayede öğrenir. İki kişi olduğumuz hâlde âdeta aynı kişiymiş gibi birbirimizi anlar, birbirimize uyarız. Sosyal düzen ve uyumu sağlamak amacıyla yaratılan bu sistem, aynı zamanda zihnimizin ele geçirilmesine de yol açabiliyor.

Zira zihin, karşısındaki insandan gördüğünü alır ve kendine kopyalar. O şoförlük mü yapıyor, resim mi çiziyor, kumar mı oynuyor; ne yaptığını izliyorsa ayna nöronlar bir suretini beyninde inşa ediyor. Demek oluyor ki zihne bir yaşantı göstererek zihin yeniden programlanabiliyor. Bu durum insanın zamanla arkadaşına benzemesinin de açıklamasıdır. **Gerçekten de üzüm üzüme baka baka kararır. İnsan ahbabından bellidir.**

Bu kadar korumasız mıyız? Gördüğümüz, duyduğumuz çevremizdeki her şey beynimize inşa oluyor ve zihnimizi ele geçiriyor mu? Evimize mi kapanacağız? Tabii ki hayır! Elbette iki noktaya dikkat ederek zihnimizi programlanmaktan kurtarma gücüne sahibiz:

a) Şuuraltını gizlice programlayan; olgular veya kavramlar değil, sahneler ve hikâyelerdir. **Tasvirli bir hikâyeyi izlemek, okumak, dinlemek veya hayal etmek, zihinde onu yaşamaya yakın bir etki üretir.** Bu açıdan örneğin hırsızlıktan söz etmek zihinde hırsızlığı inşa etmez. Ama hırsızlığın filmini izleyip hikâyesini veya masalını okumak, dinlemek ya da hayal etmek, inşa eder.

Roman veya film formunda her hikâye, zihinde bir algı inşa eder. Zihnin çalışma yönünü en etkili değiştiren araçlardan biri hikâyedir. İnanacağı veya inanmasa da hipnotik bilinçle algılayacağı bir hikâye; zihnin çalışma, anlama, algılama şeklini anında değiştirir.

Bir yabancı yazar, köpeğine kötü davranan babasının algısını değiştirmek için bir hikâye uydurur: Markette bir adam köpeğini görmüş, "Bu köpek on bin dolar eder, çok değerli ve zeki bir cins, sat bunu bana." demiş. Adama, "O benim arkadaşım, ben arkadaşımı satmam." cevabını vermiş. Hikâyeyi dinleyen babasının pis köpeği, artık sevimli kuçu kuçu oluvermiş.

b) Diğer nokta şu: Zihnimizi derin telkinlerle yapılandıran bu algı değiştiricilerine karşı bir savunma sistemi kurabiliriz. Bunun yolu harama ve Yaradan'ın yasaklarına karşı bir refleks geliştirmektir. **Otomatik olarak zihnin, Allah'ın yasaklarını çirkin görerek algı değiştirici filmin/hikâyenin hipnozundan çıkmasıdır.** Bu, imanın derinliğiyle ve kullukla gelişen bir reflekstir. Bunun yolu, kötülüğe "elimizle dilimizle karşı olmak, bunu yapamazsak kalbimizle karşı çıkmayı" bir kişilik olarak benimsemektir. Bu sayede zihnimiz programlanırken zihinsel virüs koruyucu alarm çalar. Kendimize gelince tövbe veya şeytandan Allah'a sığınma şeklinde tedbir alır, tehlikeden kurtuluruz.

Zihnimizi hikâye tasarımlarıyla değiştiren günümüzün en etkili ve en tehlikeli iki aracının sinema/televizyon eserleri ve roman/hikâye kitapları olduğunu söyleyebiliriz.

• Televizyon/sinema etkisi: Televizyon, hikâyeyi görüntü ve ses kanalı üzerinden zihne gönderip hipnotize etmesi nedeniyle çok etkili bir zihin değiştiricidir. Televizyon, saniyeler içinde hipnotize ettiği zihni içine çeker. Belgeseller, tartışma programları düşünme merkezini kullansa da filmler, diziler, derin bilinci neredeyse tamamen açar. **Bir filme kendinizi kaptırdığınız saniyelerde, bilincinizin kale kapılarını tamamen açıp kendinizi teslim edersiniz.** Özellikle filmin öfkeli, heyecanlı, şehvetli sahnelerinde zihin tamamen ele geçirilir.

Bilinç kontrolünüzü kaybettiğinizde içeri doluşan mesajları, ahlaksızlıkları, küfürleri; sorgulayamaz, eleştiremez, dışlayamazsınız. Zihnimiz, itiraz etmediğimiz her ilkeyi olduğu gibi alıp hayat ilkesi hâline getirmeye programlanmıştır.

Milletimize yığınlarca küfür kazandırıp ağzımızı bozmayı öğreten bir komedyenin filmini izliyorduk. Adam bir sahnede insanlığımıza, ahlakımıza küfrediyor ve biz de ailece kahkaha atıyorduk. Zihnim beni ansızın hipnozdan çıkardı. Ne yapıyorum ben? Şerefimin tek kaynağı olan dinimin alaya alınmasına kahkaha atıyorum?

1970'li yıllarda köyümüze elektrik geldi. Birkaç gün sonra bir akşam tüm mahalleli, televizyon alan komşunun evinde toplandık. Siyah beyaz yayın yapan o ekranı ilk gördüğümde aşırı etkilendim. Bir ara ekrana, bugüne göre muhafazakâr giyimli bir şarkıcı kadın çıktı. *Haramdır*, diye herkes bağırınca hemen televizyonu kapattılar.

Peki, o milletin çocukları olarak bizim şimdiki tepkimiz nasıl? Reytinglere bakılırsa bilmem ne dizisinde yengesiyle ahlak dışı eylem içeren sahneyi, milletin yarısı izlemiş. Nereden geliyor bu nikâhsız cinsellik patlaması diye soranların başka sebep aramasına gerek yok ki! Televizyon, yetişkin zihinleri kolayca bozuyorsa minik zihinlere ne etmez?

Televizyonun bir tek filmle zihinde yaptığı programlamayı bin vaazla değiştirmekte zorlanırsınız. Hipnozla geleni hipnozla götürmekten kolay bir yol yok. Cinsel sapmaları, entrika ve ihanetleri konu edinen dizi filmler, birer savaş timidir. Diziler, İzmir'i işgal eden Yunan'ın yakıp yıkmasından daha feci cinayetler işliyor ve biz de boynumuzu uzatıp kurban oluyoruz. **Savaşan cephelerin artık en muzaffer orduları medyalarıdır, sinemalarıdır.**

• **Hikâye/roman etkisi:** Kitaplar da hikâyeler üzerinden zihni inşa edebiliyor. Bilhassa roman gibi hipnotize eden eserleri okurken aman dikkat! Birçok kitapta gayrimeşru ilişkilerin sahneleri anlatılıyor ve okuyanların şuuraltı kodlanıyor.

Zihnimizi programlanmaktan nasıl koruyacağız? Kendi hesabıma konuşuyorum. Ben Amerikan filmi izlememek için kendimle mücadele ediyorum. İzleyecek olursam belli tahrip edici sahnelerde hipnozdan çıkıyor, gözlerimi çeviriyorum; tövbe ediyor, şeytandan Yüce Allah'a sığınarak zihnimdeki tahribatı tamir ediyorum. Çarpık mesajı algılarsam düzeltiyorum. Cinsel ve ahlaki entrika romanlarını okumadım, okumak istemem. **Kahkahada derin bilinç açıldığı için güldüren ahlak dışı fıkraları dinlemekten zihnimi koruyorum.**

Gözyaşı! Pek bilmediğimiz muhteşem bir faydası var gözyaşının. Yegâne zararsız zihin yıkayıcı! Pişmanlıktan ağlarken hipnozdasınız. Derin bilincinizdesiniz ve hıçkırarak dökülen o yaşlar, zihindeki günah kalıplarını birer birer parçalar. Yıllarca yapılan duygusuz dua çok işe yaramaz da bir kez gözyaşlarıyla yoğrulan yakarış, zihni yeniden yapılandırabilir.

4- Metafizik Dalgalar

Beynimize yıkıcı düşüncelerin yerleşmesi, sadece dış dünyadan gelmez. Sadece dışarıdan dinlediklerimiz, okuduklarımız, gördüklerimiz beynimizi biçimlendirmez.

Beynimiz, bir içgörü sistemiyle metafizik âlemlere de açılmaktadır. Tıpkı maddi beş duyumuz gibi, metafizik âlemleri algılayan beyin hücrelerimiz ve duyularımız vardır. Sahih rüyalarımız, önsezilerimiz, telepati ve içimize şeytandan veya meleklerden gelen telkinler, bu yapımız sayesinde gerçekleşir.

Melekler dualarıyla iyi insanlara bu iç gözlerden yardım ettikleri gibi, şeytanlar da günahkâr insanlara bu iç kanallardan kötülük telkin eder. Bu, **Ruhsal Zekâ** kitabımızda açıkladığımız metafizik iletişimdir. Yani bildiğimiz bu fiziki dünyanın maddi iletişimlerinin arkasında, manevi bir iyilik-kötülük iletişimi gizlidir.

Şuuraltımızı ilgimize göre, o boyuttaki iyiliğe de kötülüğe de açabiliriz. Çağımızın en büyük tehlikesi, günahların her yanı kuşatması yüzünden metafizik âlemden şuuraltımıza yoğun kötülük telkini akarak ahlakımızı bozmasıdır.

Metafizik iyilik telkininin yüce bir örneğini vermek isterim: Buz gibi donan bir aralık ayında Ankara'dan ayrıldık. Vardığımız şehirde gece yarısı uçağımızdan inerken çöl sıcağı yüzümüze çarptı. Ertesi sabah otelimize yerleşip eşimle birlikte heyecanla dışarı çıktık. Otobüse bindik, son durakta indik. İğne atsan yere düşmez diyebileceğiniz bir kalabalıkta emekleyerek ilerlerken sürpriz! Komşumuz yanı başımızda. Nasıl da buldu bizi o kalabalıkta. "Gelin, ben size yolu göstereyim fakat başınızı önünüzde tutun." dedi. Rehberliğine tabi olduk. Kalbimiz kütür kütür atıyor.

Bir yere geldik. "Durun, şimdi başınızı kaldırın." dedi. Başımızı kaldırdık. Nasıl çarpıldık! Nasıl hıçkırarak ağlıyoruz. Nasıl! Bütün hücrelerimizle titreye titreye! Gözlerimizden yağmur gibi ne kadar da çok yaşlar akıyor. Durmaksızın dakikalarca! Bir ömrün bütün gerilimi boşalıyor. Nedir bu duygu seli? Karşımızda Kâbe! Görünüşe göre sıradan bir yapı. **Hayatımın hiçbir zamanında Kâbe'nin karşısındaki kadar yürekten gözyaşları döküldüğüne tanıklık etmedim.** Neydi bunun sırrı? Kâbe'nin nuruydu bu! Zihnimiz şükür ki bu nura açıktı. Ramazan aylarının veya tarihi camilerin çevrelerinin şuuraltımızı maneviyata sevk etmesini sağlayan, manevi metafizik yayının yapısıdır.

Metafizik enerjinin yapısı, aksine günaha ve kötülüğe sürükleyici de olabilir. Karamsar insanların yanında, kimseyle kötülük konuşmasanız bile yüreğiniz boğulabilir. Hile, gasp, ahlaksızlık düşünen ve yapan insanların semtinde tüm o telkinler şuuraltınızda bir duygu olarak kendisini belli edebilir.

Bir vakit, dolara tapılan ülkenin New Yok ve Washington DC şehirlerinde bulundum. Her ortamı dolar gibi hissediyordum. Neredeyse bütün insanların kafası dolar parası gibi geliyordu hissime. Çokça zina edilen bir şehre veya şehrin haram eğlence sokağına uğrayan birinin haram şehvetinin kabarmasını sağlayan sebeplerden biri, o ortamın metafizik yayınıdır.

Üniversiteyi kazanıp Ankara'ya geldiğimde bir süre, Hacı Bayram semtinde maneviyatı yüksek bir ortamda kaldım. Dışarıya, alışveriş ihtiyacı dışında çıkmadım. Kur'an ve ibadetle meşgul oldum. Giderek artan büyük bir manevi lezzet hâli hissediyordum. Dünyevi kazanımlar kalbimden âdeta silindi. Birkaç ay sonra kaydolmak üzere üniversiteme gittim. Genç kızlarla erkeklerin sarmaş dolaş olduğu kampüs yollarına girince derhâl manevi lezzetlerim çöktü. Bir daha da o yüce duygu durumuna geri dönemedim.

İyi insanlar, kumarhanelerin veya gayrimeşru yerlerin yakınına yerleşiyor. Çok geçmeden benzeri kötülüklere dalabildiklerini görebiliyorsunuz. Takıldığımız ortamlarda olup bitenler, sadece beynimize değil tüm organlarımıza ve hatta derimize kaydoluyor. **"Ateşin karşısına vardıklarında kulakları, gözleri ve derileri, yaptıkları hakkında aleyhlerine tanıklık eder."** (Fussılet, 20) ayetini düşünün.

Kibirlenen şeytan, insana boyun eğmeyi reddetmesi yüzünden Allah tarafından kovuluncan şu sözlerle insana savaş açmıştır: **"İnsanlara önlerinden, arkalarından, sağlarından ve sollarından sokulacağım. Böylece Sen onların çoğunu şükredenlerden bulmayacaksın."** (A'râf, 17)

Şeytanların metafizik kötülük yayınlarına karşı çaresiz değiliz! Allah'ın Kitabı ve zikriyle ilgilenip Allah'tan koruma talep edenlere şeytan dokunamaz. Rabbimiz, bizi şeytandan koruyacak hususları şöyle açıklamıştır: **"İsraf içinde saçıp savuranlar şeytanların kardeşleridir." "Kim, Rahman'ın zikriyle ilgilenmekten uzaklaşırsa biz onun başına şeytanı sararız da onun ayrılmaz dostu olur." "Şeytanlar günahkâr, iftiracı, yalancı, sahtekârların üzerine iner."** (İsrâ, 27; Zuhruf, 36; Şuarâ, 222)

Demek oluyor ki bir insan saçıp savuruyorsa, Allah'ın Kitabıyla emirleriyle ilgisizse; günahlar, iftiralar, yalanlar içerisinde yaşıyorsa şeytanlar onu akbabalar gibi kuşatmıştır. Onu ebedî azaba düşürünceye kadar peşini bırakmayacak ve ona her türlü iğrençliği yaptırmak için gece gündüz çalışacaklardır.

Şeytan en etkili büyücüdür ve büyüler şeytan aracılığıyla yapılır. Ne var ki şeytan, Allah'a sığınan mümini büyüleyemez. Allah şeytana **"Bana kulluk eden kullarıma tesir edemezsin; sen ancak sana uyan azgınları etkileyebilirsin."** (Hicr, 42) buyurmuş ve bize şeytandan nasıl korunacağımızı bildirmiştir: **"Şeytandan sana bir telkin gelirse hemen Allah'a sığın."** (A'râf, 200)

Sonuç olarak; kendimizi olumlu metafizik alanlara, çevrelere yönlendirmeliyiz. Ahlaklı insanların yaşadığı mahallelere yaklaşmalı, iyiliklerin yaşandığı çevrelerde gezinmeliyiz. Buna karşın şeytanın telkin ettiği kötülüklerin yaşandığı ortamlardan, televizyon veya sinema eserlerinden veya sosyal çevrelerden kendimizi korumalıyız.

BÖLÜM 4

NEGATİF DUYGULARA HÂKİMİYET

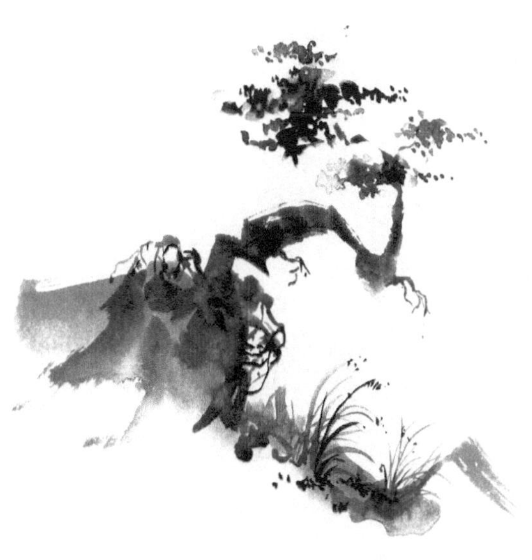

Şükrederim ki kendimden razı oluşumdan
mesudum, hoşnudum. Hatasız kul olmaz.

Giriş

Geçmiş hatıralardan ve gelecek öngörülerden kaynaklanan olumsuz duygulara takılıp bunalmak zorunda değiliz. **Geçmişinde güzel hatıralar bırakan ve geleceğe umutla bakan insan mutludur.** Fakat ya bunun tersi bir durum söz konusuysa? Ya utandığımız, öfkelendiğimiz veya üzüldüğümüz bir geçmişten geliyorsak veya geleceğe ümitsiz bakıyorsak? *Zihinsel Şifa* bize böylesi durumları bunalmadan düzeltebileceğimiz araçlar sunuyor.

Gelecekteki kötümser beklentilerden kaygı, korku duygusuna düşeriz. Geçmişteki adaletsizliklerden öfke, hatalarımızdan suçluluk, beğenmediğimiz işlerimizden değersizlik ve yalnızlığımızdan isteksizlik duygusu türetiriz. Geçmişin ve geleceğin olaylarının anlamlarını düzeltmeden hatırlamayı sürdürürsek hayatımız zehir olur. Bu tür yıkıcı duygulara saplanıp kalmanın sonucu; depresyon, bunalım ve beyin gücüne, ilişkilerine ve hayatına hâkimiyetini yitirmektir.

Duygular, bizi yaşanan durum hakkında bir şeyler yapmaya sürükleyen itici sinyallerdir. Birinin iyiliğini sevmenin amacı onunla yakınlaşıp kaynaşmaktır. Birinin zulmüne öfkelenmenin amacı o zulmü durdurmaktır. Bir günahımızdan suçluluk hissetmemizin amacı o günahı temizlemektir. Bir yaşantımızdan değersiz hissetmemizin amacı tembelliği bırakıp değerli işler yapmaya bizi zorlamasıdır. Gelecekteki bir şeyden kaygılanmanın amacı o kaygı sebebini giderecek çalışmalar yapmaktır. Bizim, hayatımızı basiretle yönetebilmek için bu duygulara çok ihtiyacımız var.

Duygu bizi içten içe yapılması gerekene sürükler, gerekeni yaparız ve kurtuluruz. Fakat ya biz bu sistemi bozuk çalıştırıyorsak? Hayatta iş başarmanın yolu yük taşımaktır. Sırtınıza yirmişer kilo alırsanız bir kamyon yükü bir kaç günde taşıyabilirsiniz. Ama bir kamyon yükün altına birden girerseniz altında ezilip ölmez misiniz?

Duyguların yükünü dağ gibi büyütüp altına nasıl giriyoruz? Onu çok sık tekrarlıyoruz; o olaya yaklaşıyoruz, elimizden ya bir şey gelmiyor veya üşenip, korkup gereğini yapmıyor veya kaçıyoruz. Giderek psikolojik yük birikiyor, beynimizi tahrip ede ede günün birinde çökertiyor.

Bu durumdan kurtulmak için önce durum tespiti yapmamız gerekiyor. Geçmişimizden ve geleceğimizden kaynaklanan stres sebeplerimiz var mı? Uzun uzun sessizliğe çekilip kendi iç seslerimizi dinlememiz gerekiyor. Beynimizde kendi kendimize neler konuşuyoruz? Geçmişimiz veya geleceğimiz hakkında kendimize can sıkıcı mahiyette neler söylüyoruz? Ya da ruh hâlimizi çökerken sürekli izlediğimiz yıkıcı haberler mi?

Tespitlerimizi iyi kavramak için not edelim: Canımızı sıkan olaylarımız nelerdir? Hangi olaylar hangi duyguları üretiyor? O duygulardan kurtulmak için o olayların anlamını nasıl değiştirebiliriz? Hatıralarımızı nasıl yeniden yapılandırabiliriz? Sorunu çözmek için fiilen yapabileceğimiz işler var mı?

Bunları ek tek ele alacağız. Kaygı, öfke, suçluluk, değersizlik, isteksizlik duygularını ve takıntıyı işleyeceğiz. Bunların nasıl üretildiğini keşfedeceğiz. Ardından bu duygulara hükmetmenin ve bunları gerekiyorsa sınırlamanın veya yok etmenin yollarını tek tek ele alacağız. Bununla ilgili egzersiz önerilerimiz olacak.

Fakat öncelikle şu husus unutulmamalıdır: Beynimizin beslenmesi zayıflayıp kimyası bozuldukça olumsuz duygular patlamaya başlar. Bu açıdan, *Zihinsel Şifa*'nın beyin kimyasının onarılması bölümündeki ilkeler her zaman birinci işimiz olmalıdır. Besini ve enerjisi yetersiz bir beyinde hiçbir psikolojik taktikle onarıcı iş yapamazsınız. Psikolojik yöntemlerden önce biyolojik olarak beynimizi güçlendirmemiz şarttır.

A) KAYGI, ÖFKE, SUÇLULUK

1- Kaygı (Korku)

Beynimizin sağ tarafı güncele ve geçmişe odaklıyken sol tarafı geleceğe odaklıdır. Edindiği bilgileri yoğurarak öngörüler üretir ve tedbir almamızın yolunu açar. Ne yaparsak neler olabileceğine dair bu öngörü sistemine hayati derecede muhtacız.

Sol beyin şu tarz senaryolar üretebilir: "Akciğer kanserine sen de yakalanabilirsin, sigarayı bırak. Çocuğunu uyuşturucuya alıştırabilirler; onu, şöyle uyar. Ekonomik kriz çıkacak, şu şekilde korun."

Sol tarafın ürettiği muhtemel senaryoların ne kadar sağlıklı ve güvenilir olduğunu beynin sağ tarafı güncelle ve geçmişle kıyaslayarak analiz eder. Böylece öngörüyü ne kadar ciddiye alıp neler yapılması gerektiğine karar veririz. Bazen sol beyin aşırı çalışır ve sağ beyin bilgilerinin eksik olması veya daha az çalışması nedeniyle makul dengeyi ayarlayamaz. Bu bazen beynimizin dengesiz beslenmesinden olabileceği gibi, bazen de gelecek komplolarını fazla düşünüp gerçekleri öğrenmeye az zaman ayırmamızdan da kaynaklanabilir. Böylece ya olmayan tehlikeyi var zannederiz veya yaklaşan tehlikeyi olduğundan büyük algılarız ve stres eşliğinde bir kaygı durumu ortaya çıkar.

Bize yol göstermesi gereken öngörülerin stresiyle gereğini yapıp tehlikelerden korunmak yerine, bu kaygılarda takılıp kalabiliriz: "Ekonomi çökerse, toplum karışırsa, savaş çıkarsa, aç veya susuz kalırsam. Deprem olursa. Kanser olursam, aklımı kaybedersem, çocuğum ölürse. Nişanım bozulursa, beni boşarsa, işten atılırsam, sınavı kaybedersem..."

Oysa elimizden geleni yaptıktan sonra rahatlamamız, duruma teslim olmamız, tevekkül etmemiz gerekir. Ancak olaylara hâkim olma hırsı, mükemmeliyetçilik, katılık, tevekkül zafiyeti veya zihinsel dengesizlik, kaygılarımızın büyümesine sebep olabilir. Birbiri ardına düşündükçe biriken kaygı stresi, savaş sistemini devreye sokar. Bu yolun sonu; panik, bunalım, depresyon ve cinnettir. Böyle bir gidişatı durmamız gerekiyor.

Sağlıklı zihin: a) Kaygılandırıcı varsayımların ihtimal olduğunun bilincindedir; abartılı korkmaz. b) Tedbirlerini aldığında gereğini yaptığını bilir, kaygı zihninden uzaklaşır.

Ancak sağlıksız zihin: a) Bu varsayımları mutlaka gerçekleşecekmiş gibi hissedip dehşete düşer. b) Ayrıca aldığı tedbirleri gözden kaçırır, sürekli aynı uyarıyı tekrarlar.

Başımızdan geçebilecek büyük bir üzücü olay, aşırı etkilendiğimiz bir felaket, zihnimizde kaygı başlatabilir. **Kaygıyı başından durduramazsak zamanla çok büyüyebilir.**

Kişi yemek yerken bir nohut gırtlağına kaçar; kıvranır, soluksuzluktan morarır ve canını zor kurtarır. Büyük bir korku yaşar. Artık zihni, her yemekte gırtlağına bir şey kaçabilir korkusuyla alarm hâlindedir. Aylarca rahat yemek yiyemez.

"Yılan saldırması" gibi bir deneyim herkeste korku üretebilir. Ancak bu korku herkeste de kalıcı ve zorlayıcı bir fobiye dönüşmez. Bir gece küçük kızımız, yatak odamızın kapısını çaldı ve "Sizinle uyumak istiyorum." dedi. Abisi ve ablasıyla birlikte bir canavar filmi izlemişler. Odasına çekilince de canavarın bir yerlerden gelebileceği hayaliyle ürküp bize sığınmak istedi. Birlikte uyuduk, korku unutuldu ve tekrarlanmadı. Bu korku yerleşseydi çocuk bir daha odasında tek başına uyuyamazdı.

Hatırlıyorum; ilkokula başlamadığım yıllardı. Bir teyze çığlıklar kopararak köy evinden dışarıya fırladı. Sorunu anlamak için merakla eve daldım. Dışarıdan "Kocaman sinek, evladım!" diye bağırdı teyze. Korktuğu, büyükçe bir karasinekti. Sineği kovdum ve teyze kurtuldu. Muhtemel ki geçmişte bir sinekten korkmuş ve bu korkuyu geleceğe uyarlamış. Şayet o sineğin eve girmesinden kaygılansaydım o teyze sinek yokken de huzursuz olurdu.

Kaygı mekânlara yayılır veya mekândan bağımsız hâle gelirse gittiğiniz her yerde gölgeniz gibi sizi izler. Onunla karşılaşabileceğiniz her ihtimalden uzak durursunuz.

Edindiğimiz korku, zihnimize fidan gibi ekilir ve tekrarlanarak beslenir. Ansızın üzerinize gelen büyük bir sivrisinekten ürktünüz. Durumu değerlendirip korkulacak bir durum olmadığını orada zihninize söylemeyi ihmal ettiniz. Zihniniz sivrisinekten korkulması kalıbını kavradı. Artık siz nerede sivrisinek görseniz zihin o korku bestesini çalacak, tekrarlanan korku fidanı da ağaca dönüşecektir. Büyüyen korku ağacı giderek daha çok enerji emecektir. Günün birinde de devrilmesi çok zorlaşacaktır. Kökenine inip düzeltmediğimiz her korku, ne kadar basit ve gülünç olursa olsun bilincimizi ele geçirir.

Kadının komşusunun çocuğu hastalanır ve ölür. Sol beyni ölümü kendi çocuğuna uyarlar. Uyarladığı filme bakınca ürker, filmi tekrarlayınca da ürküntüsü artar. Kendi çocuğu da ölecek endişesiyle gece gündüz gözyaşları döker, ıstıraplar çeker.

Bir insana sürekli yılan saldırmaz. Ama yılan saldırmasından korkanı, saldıran yılan hayali sürekli ısırabilir. Zihnimizde binlerce kez tekrarlanarak enerjimizi bitiren korkuların tümü de varsayımdır, hayaldir, varlıklarını zihnimizde gezinen kelimelerden alırlar. Nedir bunlar? Gerçekleşmesinden korktuğumuz ihtimalleri tarif eden kelimeler... Gerçekleşme ihtimallerine ilişkin bir hesaplama yaptık mı?

ABD'de yapılan bir çalışmaya göre korkuların %60'ı asla gerçekleşmeyecek şeylerden, %30'u yaşanan geçmiş olaylardan, %90'ı önemsiz şeylerden, %88'i sağlıkla ilgili düşük ihtimalli beklentilerden ibaretmiş. Toplumun %74'ü toplum önünde konuşmaktan, %68'i ölümden, %30'u örümcekten, %11'i karanlıktan, %10'u yükseklikten korkuyormuş.

İşte korkularımız: Asansörden, uçaktan, kitaptan, karanlıktan, yüksekten, acıdan, tozdan, selden, iğneden, dişçiden, yıkanmaktan, kusmaktan, cinsellikten, evlenmekten, hayaletten, köprüden, topluma konuşmaktan, eleştirilmekten, dokunulmaktan, kandan, yüzmekten... Yağmurdan, sorumluluktan, unutkanlıktan, zehirlenmekten, şişmanlamaktan, yaşlanmaktan, çirkinleşmekten, aynadan, kanserden, etten, cesetten, yabancılardan, mahkemelerden, polisten, cezalandırılmaktan, hastaneden, taşıttan, kukladan, aydan, denizden, sınavdan, kurbağadan, böcekten, yılandan, balıktan, arıdan, örümcekten, attan, köpekten, kediden, fareden, şimşekten, silahtan, kadından, erkekten korku geliştirebilir insan!

• Zihin, korkutucu ve sağlığımıza, varlığımıza zarar verici bir sahne hayal ediyor. Örneğin iş yerinin önünden geçerken camın ansızın kırılıp bir yerine saplanması ihtimalini canlandırıyor. Zihin, bu "karamsar, tehlikeli, zararlı, istenmeyen senaryoyu" gerçekleşmek üzereymiş gibi zannederek sıklıkla izliyor. Biriken stres tehdit algısını tetikliyor, savaş sistemi devreye giriyor. Böylece zihin, hayalî bir ihtimali çok muhtemel bir tehlike olarak kodluyor. Bu hayal, tekrarlandıkça alışkanlığa dönüşüyor ve bu alışkanlık, zihni tamamen çökertinceye kadar çalışıyor.

Mahallemizin çocukları olarak köy merkezindeki ilkokuldan döneceğimiz zaman hava kararmış olurdu. Oyun olsun diye birbirimizi, ağaçların Ay ışığında oluşan gölgeleriyle korkuturduk. Çok geçmeden gece evimizden bile çıkamaz olduk.

Her söylenene inanıyor; üstünkörü, delilsiz düşünüyorsak; hele de karamsarsak zihnimizi kaygı çöplüğüne dönüştürmemiz çok kolay olur! Giderek derinleşen kaygıları tamir edemezsek şuuraltını iyice ele geçirerek hayatımızı zehir edebilirler.

2- Kaygıyı Yönetme

Kaygıyı; kaynağını belirleyerek, gerekliliğini sorgulayarak, kaynağını ve kendisini küçülterek azaltabiliriz.

a) Kaygılarımızı Belirlemek

Canımızı sıkıp beynimizi tahrip eden sürekli stresin sebepleri, geleceğe dair kaygılar olabilir mi? Önce, başımıza gelebilecek nelerden kaygılandığımızı bulalım ve yazalım.

Sol beynimiz bize gelecekle ilgili hangi canımızı sıkan senaryoları söyleyip duruyor, farkına varalım. Kaygı üreten sorunun farkına varmak, görünmeden saldıran bir yılanı görünür kılmaktır. Düşmanınızı görürseniz kiminle savaşacağınızı bilirsiniz.

Gevşeyip iyice rahatladığınız yalnız, sessiz ve karanlık odanızda derin bilinciniz size, mantığınızın eleştirisinden korkmadan daha doğru bilgiler verir. Yanınızda kalem kâğıt olsun, iyice sakinleşin ve o çocuğa sevgiyle ve şefkatle sorun: "İçimdeki sevgili ben, gelecekten nelerin seni kaygılandırdığını bana lütfen söyler misin?" Tüm cevaplarını eleştirmeden dinleyin ve biraz sonra sadece yazılı not edin: "Sınavı kaybetmekten, hastalanmaktan, ölmekten, çirkinleşmekten, yaşlanmaktan, evlenememekten, sevilmemekten…"

İnsan karanlıktan korkar çünkü içinde, bilmedikleri gizlidir. Kaygının içeriğini, sebebini, gerçekleşme ihtimalini keşfetmek bile kaygının stresini yarıya indirir.

b) Kaygıların Ciddiyetini Belirlemek

Balkondan atlayınca uçacağını zanneden çocuk gibi kaygısız insan, her adımında bir çukura düşer. Gerçekçi kaygılarımız bizi geleceğe hazırlıyor ve tehlikelerden koruyor. Dolayısıyla zihnimizde tekrarlanan kaygıları tek tek bize faydalarına bakarak sorgulayalım. O kaygıya ihtiyacımız var mı?

Örneğin, karanlık bir sokaktan geçerken bir saldırıya uğramaktan kaygılandığımız için çevreye dikkat ediyoruz. Bu kaygı gerekli olabilir. Fakat ben evlenemiyorum diye kaygılanırsam bundan stresten başka ne kazanacağım? Elimde olmayan bir soruna tevekkül etmekten başka çarem mi var? Gerekli ve gereksiz kaygıları ayırt etmeliyiz.

- **Kaygımı ciddiye almalı mıyım?** Yapabileceğimiz hiçbir şey olmayan konularda kaygılanmanın bir anlamı yok. Allah'a teslim olmak tek doğru çaredir.

• *Kaygı: Gök taşı dünyaya çarparsa ölebiliriz. **Ciddiyeti:** Buna karşın yapabileceğimiz bir şey var mı? Allah'tan bela gelen herkesi kapsar. Tevekkül edeceğiz.*

• *Kaygı: Bir kör kurşuna kurban gidebilirim. **Ciddiyeti:** Balkondan bir kurşun gelir diye balkona çıkmayayım mı? Atış alanında değilim, silah sesleri gelmiyor. Bu kaygı anlamsız.*

- **Elimden bir şey gelir mi?** Bir kör kurşuna hedef olabiliriz, bir selin altında kalabiliriz. Kaygılarımız, tedbir alamayacağımız ve bir şey de yapamayacağımız türden mi? Sorgulayalım:

• *Kaygı: Aniden ölürsem engelli çocuğuma kim bakacak? **Ne yapabilirim:** Aniden öleceğimi nereden biliyorum? Çocuğun sahibi Allah, şimdi onu bana baktırıyorsa, ölürsem başkasına baktıramaz mı? Ölümcül bir hastalığım varsa şifa için elimden ne gelir? Devletin veya akrabaların durumumu bilmesi gerekiyorsa ne yapabilirim? Bunun dışındaki kaygının Allah'a güvensizlikten başka bir anlamı var mı?*

c) Kaygının Kaynağını Küçültmek

Buradaki teknik, mantıksal ve hipnotik bir sorgulamayla şuuraltımızı sorguladığımız kaygının gereksizliğe ikna etmektir.

Böcek fobisini düşünün... Isıracak diye mi korkuyor? Isırsa ne olacak? Sinek ısırığından ödü patlarcasına korkmak mantıklı mı? Korkan kişi de bilir ki değil! Ancak sorun, şuuraltının bu gerçeği kabul etmemesi... Kaygılandığı şeyden kaça kaça korkusunu yüzlerce kat büyütmesi...

Buradaki amacınız; sol beyninizin ürettiği kaygının ne kadar önemli olduğunu, sağ beyindeki yaşanmış gerçeklerle sorgulamak ve aslında, kaygı konusunun zihnin zannettiği kadar önemli olmadığını şuuraltına göstermektir.

On dakika içerisinde yeniden gevşediğiniz o sessiz odadasınız. Gözleriniz kapalı, kaygılarınızı tek tek ele alarak derin bilincinizle, dakikalarca konuşun. Verdiği her cevabın dayanağını sürekli "nedenlerini" sorarak ilerleyin:

-Söyle bana can dostum! Toplum karşısında konuşmaktan neden kaygılanıyorsun? *-Ayıplarım, eksikliklerim ortaya çıkar."* Hangi özelliklerinin ayıp veya eksik olduğunu düşünüyorsun? Ortaya ne çıkacak ve onların hangisi neden ve ne kadar eksik? İnsanların seni eksiksiz bilmesi neden ve ne kadar önemli? Öyle bilseler ne kaybedersin?

-Eleştirilirim. -Topluma konuşursan eleştirileceğini nasıl bilebilirsin? *-Tahmin ediyorum.* -Hangi konuşmada kaç kez eleştirildin? *-Hatırlamıyorum.* -Hiç yaşamadığın bir şeyi yaşayabileceğinden mi korkuyorsun? *-Evet.* -Akıllıca mı? *-(Cevapsız)*

-Tamam, sevgili dostum. Diyelim ki eleştirildin. Bunu neden istemezsin? *-Çünkü üzülürüm.* -Neden? *-(Zorlanır) Kırılırım.* -Neden? *-Kendimi küçümsenmiş hissederim.* -Eleştiri seni küçültür mü? *-Hayır, ama birinin gözünde küçük düşmek kötü!* -Saygısız insanların gözünde küçük düşmemek önemli mi? *-Değil, ama onlar önemli insanlar.* -Nereden biliyorsun, kalplerini mi okudun? Belki seni kıskanıyorlar. *-Yine de istemiyorum.* -Peki, fikirlerin bilinmezse daha saygın mı olacaksın? *-Hayır.* -Ne olacak? *-Bu kez de medeni cesaret yok diyebilirler.* -Yok olmak mı daha iyi, eleştirilmek mi? *-(Cevapsız)* -Eleştirilme üzüntüsüne dayanamaz mısın? *-Bilmiyorum, emin değilim.* -Varsayımdan korkup kendini kilitlemen akıllıca mı? *-Nasıl harekete geçeceğim?* -Derin nefes alıp, kaygıya rağmen ileri atılsan. Olan olsun diyerek... *-Yapabilir miyim?* -Ya hiç sorun olmaz ya da bir iki dakika bocalar ve sonra da dengelersin. Akar gidersin. *-(Hayal ediyor.)*

d) Kaygılandığınla Yüzleş

Kaygı duygusu, sürekli kaçışla giderek büyür. Minicik bir korku, ondan kaça kaça binlerce kat büyüyüp ölümden daha korkutucu hâle gelebilir. Kaygıyı tetikleyen düşünce size, "O şeyden kaç, korun!" diyor. "Böcek ısırabilir, korun. Kalp krizi geçirebilirsin, korun. Evine hırsız girebilir, korun." Fakat hem bu korkutmanın dayanağı yoktur ve hem de bu kaçma ve korunma talimatları bir türlü bitmez.

Kaçmak yerine, o kaygının hayalen başınıza gelmesine izin verin. Hipnotik gevşeme hâline girin. Gözlerinizi kapatın ve korktuğunuz şeyi hayalen yavaşça yaşamanıza izin verin:

Böcek ısırmasından mı kaygılanıyorsunuz. Böcek yavaşça yaklaşıyor ve neden korkuyorsanız onu size yapıyor. Çok mu korktunuz? Yüreğinizdeki korkuya 100 üzerinden bir puan verin. Sonra tekrar edin. Tekrar puan verin. Kaçmayın; göğüs göğse savaşır gibi, korktuğunuz şeyin yapacaklarına kendinizi hayalen teslim edin. Sonraki denemede kaygıya tekrar puan verin.

Korktuğunuz şeyle hayalen yüzleşmenin kaygılarınızı giderek küçülttüğünü göreceksiniz. Kediden korkuyorsanız yaklaşa yaklaşa sonunda dokunabilirsiniz. Bu süreci yavaşça yapmanız, şuuraltınızın tehlike olmadığına ikna olmasını kolaylaştırır. Minik aşamalarla ilerledikçe sorun olmadığını gören şuuraltı, sonraki adımı atacak ve uyumunuzu kolaylaştıracaktır.

e) Kaygının Kendisini Yok Etmek

Bu bölümün sonundaki son Takıntıyı Yönetme taktiğini, kaygıyı hipnotik olarak yok etmek amacıyla uygulayabilirsiniz.

3- Öfke (Kırgınlık)

Kendini suçlamanın sonucu suçluluk, utanç ve pişmanlıksa başkasını suçlamanın sonucu kırgınlık, dargınlık, öfke, kin ve intikam hisleridir. **Açlık, susuzluk, uykusuzluk, hastalık, yorgunluk, bedeni gerilime sokarak öfke üretebilir.** Biyolojik sorunumuzu düzelterek sebep olduğu öfkeyi dindirebiliriz. Geçmişte uğradığımız haksızlıkların ürettiği vicdan sızısından kaynaklanan öfkenin dindirilmesi ise azimli bir zihinsel çabaya bağlıdır.

Öfke, haksızlığa uğradığımızı düşünmekten doğan psikolojik gerilimdir. **Bizi öfkelendiren; haksızlığa uğramamız değildir, "haksızlığa uğradığımıza inanmamızdır."** Akıl hastası veya şizoit kişi öfke üretemez. Öfke, zihnin ve vicdanın ortak eseridir. Öfke; kin, intikam, kırgınlık, küskünlük, stres üretir. Öfke tetiklendikçe stres artar ve zamanla sinir sistemini tahrip eder, beyni bozup küçültür.

Baba, evde her akşam gürültü koparır. Yağı, tuzu bahane edip anneye hakaretler savurur; televizyonun karşısında alkol alır, sigara içer. Babaları sızıp kalıncaya kadar saatlerce üç küçük çocuk, evin sağındaki solundaki sandalyelerin kenarına, masanın altına sığınır. Anne köşesine çekilip sessizce gözyaşı döker. Ayrılsa çocuklarına bakamayacağını, kendini bile geçindiremeyeceğini düşünür.

Günün birinde baba çekip gider ve artık gelmez olur. Para da göndermez. Öğrenirler ki başka bir kadının evine taşınmıştır. İlk sıralar aile bir cenaze evi gibi yasa bürünür. Fakat onuru kırılan kadın, tabutunu parçalayıp çıkarcasına kendine gelir. Zamanında etkin kullanamadığı cesaretini toplar. Ev temizliği işine başlar, evde ürettiği hamur işlerini çocuklarına sattırır. Konu komşu da yardım eder ve üç çocuğu okutacak iş bulur, hayata tutunur.

Yıllar sonra öğrenirler ki baba hâlâ pejmürdedir; ikinci kadından da ayrılmıştır. Dilenmekte, sokaklarda sürünmektedir. Baba çocuklarına yanaşır, babalığını hatırlatarak yardım ister. Çocuklar hain babayı duyunca geçmişin acısı, öfkesi, kızgınlığı, kırgınlığı dirilir yüreklerinde... Babaya yardım ile babaya kızgınlık arasında kalakalırlar.

• Geçmişin haksızlığını geleceğe taşıyan şeye gelince... **Zihnin bir özelliği, bitirilmemiş işleri her fırsatta geri dönüp tamamlamak istemesidir.** Rahatlamak istiyorsak başlattığımız iş ya bitmeli veya ondan vazgeçilmelidir. Bitmemiş işimiz gündemde kalırsa enerjimizi tüketir. Ocakta yemeğimiz pişiyorsa aklımızın bir kısmı mutfakta kalır. Birisi bizi kurtardıysa zihnimizin bir kısmı ona vereceğimiz karşılığı düşünür.

Kötülük de bunun gibi, karşılıksız kalmışsa bitirilmemiştir. Aradan yıllar geçse de geçmişimizi içimizde taşırız. Açık hesapların ebedî azap karşısında kapatılacağı kıyamet gününe kadar her vicdan hesabıyla baş başadır. **Zalimin hesabı; pişmanlık, tövbe, af veya intikamla kapanır.**

Açık hesap, kapanamamış yaradır. Hatırlandıkça deşilir, kanar, acı çektirir. Sağlıklı bir zihne sahipseniz duygularınızı denetleyebilirsiniz. Ancak yorgunluk, dağınıklık, kötü beslenme ve uzun süren stres; beynin, duyguları hâkimiyet altında tutan öndeki (frontal) düşünme bölgesinin çalışmasını aksatır. Alttaki duygular kontrolsüz kalınca da yüzeye çıkıp davranışlarda patlamaya başlar.

Kadın evliliğinin ilk on yılında üç çocuğunu başarıyla yetiştirir. Eşinin işleri bozulunca kendisi de üzülür. İşler düzelmediğinden üzüntü birkaç yıl sürer, derinleşir. Kadının zihni stres altında zayıflar ve birden çocukluğunda yaşadığı bir tacizi hatırlar. Yaşadığından duyduğu tiksintiyi zihninden atmaya çalıştıkça hatıra güçlenerek geri gelir. Çirkinliği yapan akrabaya duyduğu kin büyür. Kadın yıllar öncesinin intikamını alamadığı için de eşine, çocuklarına saldırganlaşır.

• Hayatın gidişatı iyi seyrediyorsa geçmişin olumsuzluklarından kurtulmak kolaydır. Diyelim ki işler yolundadır. Sağlığınız iyidir. Çocuklarınız başarılıdır. Eşinizle mutlusunuz. İşinizden memnunsunuz. Kendinizi maddi ve manevi güvende hissediyorsunuz. Zihniniz geçmişe gidip "şöyle böyle yapsaydı" hesaplarına girmez. Ümit dolu bir geleceğe ilerlersiniz.

Ancak işleriniz aksar, düzeniniz bozulursa durum değişir. Ailenizde kavga mı var, geçinemiyor musunuz, işten mi atıldınız, hasta mı düştünüz? Zihniniz bir suçlu aramaya başlar. Sizi bu şekilde zayıf düşüren ve işlerinizi başarmanızı engelleyen kimdir?

Kadın yıllar sonra, arkadaşlarının hayata daha başarılı tutunduğunu düşünür. Geçmişini yoklar, okuyup iyi bir meslek edinmesine izin vermeyen babasını suçlar, kin biriktirir. Bir türlü uyuşamadığı kocasından ayrılır ve kayınvalidesini sorumlu tutar. Yalnızlık canına dokundukça ah eder; çektiğinden kayınvalidesini suçlar, lanetler, beddualar gönderir. Bazı kimseler de büyük felaketlerde kaderi ve Yüce Yaradan'ı suçlar, isyana düşer. Böylece geçmişten geleceğe kırgınlık, dargınlık ve kızgınlık akar.

Delikanlı; içine kapanık, öz güvensiz ve başarısız bir görüntü çizdiğini gözlemler. Birden, bu hâlinin suçlusunun kendisine yeterince sevgi göstermeyen ailesi olduğuna karar verir. Sorununun intikamını babasına eziyet ederek almaya kalkışır.

• Zihin başıboşluk kabul etmez. **Geleceğe yönelik idealler kazanmayan bilincin geçmişini deşip durmaktan başka işi olmaz. İdealsiz** miyiz? Hayatımızın gönülden adandığımız bir görevi yok mu? Zihnimizi, kalbimizi, düşünce ve duygularımızı tepeden tırnağı dolduran heyecanlı hobilerle ilgili değil miyiz? Kabuğumuza mı çekildik?

Geçmişin irdelemelerine düşmemiz kaçınılmazdır: "Rakip öğrenci beni aşağıladığında arkadaşlarım bana taraf çıkmadı. Annem hep abimi kayırdı. Ben hep arkadaşım için harcadım da o bir kere benim için harcamadı. Görümcem bir kere de yaptığımı beğenmedi. Yengemler beni birbirlerine çekiştirdi. Kimse beni anlamadı. Kimse beni sevmedi. Kimse beni övmedi. Ben yapayalnız büyüdüm."

Böyle düşünen zihnin yüzü kapkaranlık görünür. Neredeyse sinirden ağlayacak. Acı çekiyor. Savaşlar yaşıyor yüreğinde. Bu yol huzura çıkar mı?

• Kırılıp öfkelenmekle nasıl baş edeceğiz? Üç yolumuz var: a) Öfkeyi dışa taşırsak bağırıp çağıracağız, vurup kıracağız, ilişkimiz bitecek. **Kemik kırığı iyileşir de kalp kırıklığı yıllarca yerinde kalır.** Bazen kavgaya değer. Değecek mi diye iyi hesaplamak gerekir. b) Öfkeyi yutup içimize hapsetsek bu kez bomba yüreğimizde patlar. Sinirlerimizi tüketir, beynimizi bozar, ömrümüzü törpüleriz. c) Affedip kurtulmak istesek pişmanlık hissetmeyeni affetmek mümkün değil. d) Öyleyse kötülüklere, öfkelenmeden yaklaşamaz mıyız? Öfke taşını üretip gömecek yer aramaktansa öfkelenmesek olmaz mı?

• **Öfkelenmemek mümkün olamaz mı?** Acaba Peygamberimiz, Taif halkı tarafından taşlandığında "Allah'ım, onları affet, ne yaptıklarını bilmiyorlar." duasını nasıl bir bakış açısıyla yapmıştı? Biz, haksız yere kan revan içerisinde bırakılsaydık öfkelenmemeyi başarabilir miydik? Belki şöyle düşünerek olumsuz hatıraları öfke üretemez hâle dönüştürebiliriz:

-O zalim, cahildi, yaptığının farkında değildi. -Şehvetine esir düşmüştü. -Kibri aklını kör etmişti. -Vicdanını çalıştırıp empati yapabilseydi pişmanlık duyacaktı. -Hayatta herkes ettiğini bulur; o da buldu veya yakında bulacak. -En azından kıyamet günü ettiğine bin pişman olacak. -Yüce Hak, zerre hakkı yerde bırakmaz. -Bana gelince, suçlusu olmadığım kusura üzülmemin faydası yok. Rabbim beni mükâfatlandırır. Ben mazlumum ve O, acımı telafi eder. -Ya da boş ver! Allah'ın adaletine güveniyorum. Allah zalimin düşmanıdır. İntikamımı O alır. Ben ayağıma takılan bu tuzaktan kurtulup işime bakayım.

4- Öfkeyi Yönetme

Öfke üreten haksızlığı affedebilir, Allah'a havale edebilir, serinletebilir, bozabilir, hipnotik telkinle değiştirebiliriz:

a) Öfkeye İhtiyacımız Var mı?

Bazen bir caniyi durdurmak için öfke gerekebilir. Öfkesiz insan eşini, evladını, canını, malını, namusunu saldırıdan koruyamaz. Öfke, savaş enerjisidir. Ancak **küçük sorunlara büyük patlamak veya aşılabilir sorunlar için ölümüne savaşmak, akıllı işi değildir.** Öfkenin gerekliliğine karar vermek için bize ne kazandırdığını ve ne kaybettirdiğini düşünelim:

Nişanlı kızın amcası kırıcı konuşunca, oğlan tarafı darılıp nişanı bitirir. Kız, olayın sorumlusu gördüğü amcasına kin besler. Biriken kin, amcasından intikam arzusuna dönüşür; intikam alamayınca da intihara kalkışır. Bu öfke gerekli değildir. Fakat çocuğunu öldüresiye döven birine öfkeyle saldırıp çocuğu elinden kurtarmak, canına kastedenle öfkeyle savaşmak gerekli olabilir.

b) Öfkeyi Acilen Söndürebiliriz.

İçinizde patlamak üzere olan bir öfke birikimi mi var? Hemen iki bardak su için. Şeytandan Allah'a sığının. Dışarıya çıkıp çıplak ayakla toprakta yürüyün, koşun. Ani durumlarda boşluğu yumruklayarak enerjiyi yakın. Derin derin soluyun. Duş alın. Zihninizin öfke sebebi olaydan uzaklaşmasını sağlayacak şekilde konumunuzu değiştirin.

c) Suçluyu Allah'a Havale Edebiliriz.

Zalimle gerekli kavgayı yapamazsak öfke ateşi içimizde büyüyüp yüreğimizi yakacaktır. Eğer biz fiilen veya hukuken hakkımızı alamıyorsak yapılacak en iyi şey, kin ateşini içimizde yaşatıp yüreğimizi yakmak değil zulmün intikamını Allah'ın adaletine havale ederek rahatlamaktır.

Asla sahipsiz değiliz. İşten mi çıkarıldık? Bir iftiraya mı uğradık? Yaşadıklarımız bir kusurumuzun bedeli olabilir. **Bu yüzden her canımız yandığında ilk sığınmamız gereken Rabbimizdir ve ilk korkmamız gereken, zulmetme ihtimalimizdir.**

• **Allah'ın adaleti dünyada başlar:** Bilhassa mazluma yapılan zulmün dünyevi cezası gecikmez ve dünyada zalimi hızla çarpar. Bir örnek: Kadın, kocasının ikinci kadın isteğine razı olmaz. Ancak kocasının kurnazca zulmüne dayanamaz, evliliği bitirmeyi kabul eder. Ayrıldıktan sonra adam, istediği kadınla evlenir ve bu arada kendisi hakkında çevreye kötü dedikodular yayar.

Evinin tam karşısındaki apartmandan boş bulduğu daireyi kiralar. Huyu olmadığı hâlde yeni karısıyla balkonda kahkahalı kahvaltı sefaları başlatır. Kadın üzülüp ağlar ve kendisine psikolojik eziyet eden zalimi Allah'a havale eder. Birkaç ay sonra bir sabah balkon; kahvaltı yaptıkları sırada dördüncü kattan kopup zemine çakılır. Yargıya başvurmak zulmü dindirmiyorsa, atalım içinizdeki intikam hissini. Âlemlerin Rabbinin adaletine güvenelim. Öfke ile beynimizi çökertmek yerine zalimin başına gelecek olanı, geldi varsayalım.

• **Zalimin ahiretteki cezası korkunçtur:** Minicik haksızlıklara bile geçit vermeyen Allah, mazlumun kocaman hakkını yerde bırakır mı? Milyarlarca insanın diriltildiği o mahşer meydanına cehennem yaklaştırılır da zalimler dehşete düşer. Amel defterleri sol canipten suratlarına savrulur: **"İşte, al, oku kitabını da neler yaptığına bak! Bugün sana hesap sorucu olarak kendi nefsin yeter!"** Çığlıklar yükselir fırtınalı kalabalıklardan... **"Eyvah bize, bu defter nedir böyle! Küçük büyük bırakmamış, her yaptığımızı yazmış." "Ne olaydı da ölüm beni yok edebileydi."** Ardından o çok sarsıcı emir iner göklerden: **"Ey suçlular! Ayrılın bugün!"** Hayalen o meydana inip o zalimin tutuklandığını görürsünüz: **"Yakalayın onu! Bağlayın! Atın onu cehenneme."** (İsrâ, 14; Kehf, 49; Hâkka, 25-27; Yâsîn, 59) Adaletin hayalen de olsa gerçekleştiğini gören vicdanımız rahatlar; hatta öfkemiz acımaya döner.

d) Öfkeyi Serinletebiliriz.

Bazı durumlarda öfkeyi arttıran; tek taraflı, ön yargılı ve yanlı düşüncelerdir. Muhatabımızı daha iyi anladıkça biraz daha anlayışlı olabilir ve öfkemizi azaltabiliriz. Şöyle ki:

• **Empatik düşünebiliriz:** O haksızlığı bana neden yaptı? Kendini haklı sandığı sebepleri olabilir mi? Zalimi ne kadar aşağılar ve zulmüne ne kadar odaklanırsak öfkemiz o kadar kabarır. Ama hayata onun gözünden baktığımızda algımız değişmeye başlar.

"Beni reddetti çünkü o bir şerefsiz sahtekâr!" yerine şöyle tahminler yürütelim: -Çünkü beni beğenmedi. Ben de beğenmesem reddetmez miyim? -Çünkü ailesi şiddetle karşı çıktı. Beni de ailem zorlasa en azından etkilenmez miyim? -Çünkü sözünde durmaz bir ailede büyüdü. Öyle bir ailede büyüseydim, benzeri biçimde davranma ihtimalim artmaz mıydı? -Çünkü beyninde hasar var, hasta, dengeli düşünemiyor. Benim de beyin hasarım olsa benzerini yapmaz mıydım?

• **İlişkimizi duygusuzlaştırabiliriz:** Bazen dengesiz bir anne-babaya, eşe mahkûm kalabiliriz. **Acıdan kaçamayan, ancak duygusuzlaşarak rahatlayabilir.** Öfkeyi üreten düşünüş tarzını değiştirelim. Robot olsaydık öfkelenebilir miydik? Robotmuşuz gibi davranabilir veya insanları robot yerine koyabiliriz: "Babam bana kötü bağırıyor; ama ben bir robotum. Babam bana kötü bağırıyor, ama o bir robot." Bir şeytan size hakaret etse üzülür müsünüz? Aksine Yüce Rabbin düşmanını kızdırdığınız için sevinirsiniz.

O zalim kişi aslında bir papağan olsaydı! Kaynana, hiçbir işini beğenmediği geline "salak" deyip duruyor. Misafirlerine sırf kahkaha atsınlar diye göstermek bile isterdi papağanını. Öfkelenmezsiniz çünkü o papağan ne dediğini bilmiyor. Sizi öfkelendiren o kişinin akli dengesi veya kişiliği gelişmemiş olabilir. Hırçınlık eden muhterem anneciğiniz Alzheimer olabilir. Olumsuzluklarınızı çok önemsemek zorunda mısınız? İyi düşünün.

e) Öfkeyi Üreten Kurallarımızı Esnetebiliriz

Öfke, kuralımızın çiğnenmesinden de kaynaklanır. Ne kadar çok kuralımız var ve ne kadar katıysak o kadar çok kuralımız çiğnenecek ve o kadar öfkelenmiş olacağız. Kurallarımızı; bizi düzene, huzura, başarıya götürmeleri amacıyla oluştururuz: Kırmızı ışıkta geçme, kahvaltısız evden çıkma, anne-babana saygı duy.

Öyleyse sorgulayalım: Kurallarımız gereksiz, zararlı veya abartılı mı? Bir adam, iç giyim kıyafetlerini çekmecede ütülü bulmazsa eşine etmediği kötülük kalmıyormuş. Bir kadın da kocası çorabını koridora attığında kıyameti koparıyormuş. **Değer mi basit şeyler yüzünden birbirimize eziyet etmeye?**

f) Öfkeyi Hipnotik Boşaltma

Bilhassa geçmiş yıllarda yaşadığımız haksızlıklardan doğan öfkeler, şuuraltımızın derinlerindedir ve onları kolayca atamayız. Bilinçaltına ancak hipnotik bir bilinçle inebilirsek düzeltici telkinleri verebilir ve hayalen oradaki suçlulardan intikamımızı alarak öfkenin köklerini temizleyebiliriz. Aşağıdaki egzersizi iki-üç kere okuyarak öğrenip ardından uygulayabilirsiniz:

• Yalnız/sessiz bir odaya çekiliyorsunuz ve 10-20 dakika içinde gevşiyorsunuz. Bedeninizi oturduğunuz koltuğa tüm kaslarınızla bırakıyor, gözlerinizi kapatıyor, ayak parmaklarınızdan başınızın tepesine kadar tüm varlığınıza tek tek "gevşe, kendini bırak, rahatla" komutu veriyorsunuz. Bedeninizi orada unutup bembeyaz bulutların üzerine yükseliyorsunuz. Bulutları hamak gibi düşünüp gökyüzünde sağa sola salınıyorsunuz. Salınmayı durdurun. Öfkelendiğiniz kişinin önünüzdeki boşluğa gelip diz çökmesini bekleyin.

• İçinizdeki çocuğa sorun, o kişiye neden öfkeli? Olayları anlatsın. Ona ne yapmak istiyor? Affedebilir mi? Cezalandırmak mı istiyor? Affedebiliyorsa "Bütün geçmişim ve geleceğim boyunca seni affediyorum." desin. Muhatabının yalvararak özür dilediğini duysun. Affetme ve özür, karşılıklı ve defalarca hoparlörden tüm gökyüzüne yayılırcasına tekrarlansın. Muhatabın boyutunu küçültüp gökyüzünün öteki ucuna göndersin ve salınmaya dönsün. Test et, tekrar sor, hâlâ öfke duyuyor mu? Bunu tekrarlayabilir ve öfke geçmiyorsa affedemiyordur. Öyleyse haksızlık yapanı yeniden çağır.

• İçinizdeki öfkeli çocuğa sorun: Nasıl intikam almak isterdi? Nasıl rahatlayacaksa, nasıl razı olacaksa öyle intikam almasına izin verin. İçinizdeki çocuk ağzınızla bağırabilir, kollarınızla boşluğa ve zemine yumruk atabilir. Enerjisini tüketinceye, öfkesini boşaltıncaya, yeter deyinceye kadar saldırsın.

• Rahatladıysa düşmanının hayalî suretini iyice küçültüp uzaklaştırabilir ve bulutlarda salınmaya dönebilir. Biraz sonra tekrar düşmanı karşınıza getirip, öfkeyi test edin. Bu yol tekrarlansa da öfke hafiflemiyorsa zulmü ilahî adalete havale edebilirsiniz:

• Bu kez bulutların önünde diriliş meydanı canlansın. "Bu zalimden hakkımı istiyorum." diye bağırsın içinizdeki çocuk. Bunun üzerine zebaniler düşmanı yakalayıp ateşe sürüklesin. Düşmanın yalvarışını, çığlıklarını iyice işitin. Sürüklenerek ateşe atılıyor. Yanarak yok olamıyor. Sürekli yalvarıyor, af diliyor. İçinizdeki çocuk, düşmanının yanışını izlerken hangi zulümleriyle bunu çektiğini düşünsün. Yaşadığı zulümler öfke üretemez hâle gelinceye kadar o çığlıkları duysun.

• Düşmanı içinde bıraktığınız felaket sahnesini hayalinizde küçültüp gökyüzünün öteki ucuna uzaklaştırın. İçinizdeki çocukla kucaklaşın, konuşun: "Geçti, senin suçun değildi. Kimse ilahî adaletten kurtulamaz. Hepsi geçmişte yok olup gitti. Geleceğini özgür bırak." Teselli etmek için aklınıza gelen her türlü rahatlatıcı sözü söyleyebilirsiniz.

• İçinizdeki çocukla birleşin. Bulutlardan aşağıya, koltukta bekleyen bedeninize inin. Bedeninizin uzuvlarını tek tek kontrol edin. Yavaşça gözlerinizi açın. Yeni ve temiz bir sayfaya başlamanız nedeniyle şükredin. İhtiyaç duyarsanız bu uygulamayı tekrarlayabilir, farklı kişiler için de ayrı ayrı deneyebilirsiniz.

5- Suçluluk (Pişmanlık)

Yüce Yaradan'ın kötülükten korunmamız için kalbimize indirdiği suçluluk hissini yanlış yöneterek başımıza bela edebiliriz. Yakın anlamları ifade eden "utanç, suçluluk, pişmanlık" kusurumuzu düzeltmemize ve suçtan kaçınmamıza hizmet eder. Suçumuzu temizlemek yerine içerisine girip eseflenerek abarttığımızda sinir sistemimiz çöker, başarı yolculuğumuz durur.

Üç oğul bir kız yetiştirip evlendiren ve kocası ölünce de yalnız kalan yaşlı teyze hastalanır. Başka bir şehirde yaşayan kızı, gelinlerin annesine özenli bakmadığını düşünür. Bir ziyaretinde annesi, bir müddet kızında kalmak ister. Kızı "Olabilir!" der; fakat ihmal nedeniyle annesini evine almayı geciktirir. Aylar sonra da annesi vefat edince içinde ağır bir suçluluk hissi dirilir: "Ben ilgilenseydim belki ölmeyebilirdi." Düşüncesi içini kemirir. Suçluluğu üzerinden atamaz, sinirli ve kavgacı bir kişilik geliştirir, aile huzuru bozulur. Ertesi yıl durumu ağırlaşır, depresyon tedavisine başlar.

• **Suçluluk hissi, "yanlış, haksız, günah, ayıp, zalimce, bencilce, onursuzca" bir şey yaptığını düşünmekten doğar.** Suçluluk yaşayan kendini affedemez ve inançlıysa da Yüce Yaradan tarafından affedilmediğini düşünür.

• Her vicdanlı insan bir hata işlediğinde suçlu hisseder. Suçluluğun amacı bizi kusurlu, günah, onursuz davranışlardan uzak tutmaktır. **Suçluluk hissini doğru yönetmek sayesinde insan cinayetten, hırsızlıktan, tecavüzden tiksinir.** Böylesi davranışların içerisinde yaşayabileceği iğrenç utancı önceden algılayarak nefsinin, şeytanın veya şehvetin kötülüğe teşvikinden iradesini korur.

Acı verici bir içsel kınama sürecinin sonunda insan, ya bu ıstırabı duymamak için vicdanını öldürür ya bu ıstırabı sinir enerjisini bitirinceye kadar çeker de çeker ya da bu ıstırabın sebeplerine iner, ayıbını bulup düzeltir.

• Birinci gruptakiler, suçu tekrar tekrar işleyerek suçluluk hissini yitiren insanlardır. **Günahta ısrar etmeleri yüzünden kalpleri mühürlenmiş, en önemli insaniyet pusulası olan vicdanları ellerinden alınmıştır.** Ayrıca akıl hastaları, ciddi psikolojik kusurlular, şiddet içinde yetişen çocuklar ve madde bağımlılarının da yeterince vicdan kazanamadıklarını vurgulayalım. Vicdansız kişiler; öldürmekten, fuhuştan, hırsızlıktan, aşağılanmaktan utanamaz. Bunlar, kişisel zevkleri uğrunda topluma ağır acılar yaşatır. Sonları, genç yaşta mezarlık, hastane veya hapishane olur. Vicdansız kişilerden, özgürlüklerini kısıtlamaktan başka bir kurtuluş yoktur.

• İkinci gruptakiler, utançlarının ıstırabıyla boğuşup durur. Suç, kınayıcı bir iç ses olarak vicdanlarında sürekli yankılanır. O; bir iç eleştiri, iç aşağılama, bir iç suçlamadır: "Yazıklar olsun sana! Bir evladına sahip çıkamadın. Şehvetine tapan bir onursuzsun sen. İlgilenmediğin için annen öldü." "Sen şu temiz kişiyle evliliğe layık değilsin. Çünkü kendini kirlettin. Senin bu tertemiz insanlar arasında yerin yok. Sen kullandırdın kendini. Sen hırsızlık yaptın. Sen bir dolandırıcısın." Bu içsel suçlamalarla her gün yerin dibine batarlar.

Bu kişiler; mükemmeliyetçi, güvensiz, affedemeyen, kuralcı ve katı kişilikleri yüzünden, suçluluğa sımsıkı yapışır. Normal bir insan pişmanlığının ıstırabından güvenle kurtulabilirken bu tipler, kişiliklerinin katılığının zorlamasıyla utançlarında takılıp kalır.

• Üçüncü gruptakilerse suçluluk hissinden yararlanıp durumlarını düzeltir ve ıstıraplarından kurtulmayı başarırlar.

İlahî ahlak anlayışından uzak olan batıl bakış açısı, suçluluktan kurtarmak için türlü taktikler önerir: -Suçunuzu güvendiğiniz biriyle paylaşın. -Geçmişi boş verin, bırakın geçmişte kalsın. -Kusursuz olamayacağınıza göre, durumu oluruna bırakın. -Hayatınızı yaşamaya bakın. -Hatalarınızdan bir şeyler öğrendiğinizi düşünün. -Kendinizi affedin. -Yakında çıkacak olursa hafıza silici haplar kullanın.

Bu batıl aklın yolunu tutan kişinin sonu nereye varacak? Kusuruna başkasını tanık tutacak. Ayıpları bilinince de "Battı balık yan gider; artık utanacak, gizleyecek bir şey kalmadı; bu işi milletin huzurunda da yapabilirim." diyecek. Aynı kusuru tekrarlamakla geçip gidecek. Eskiden zerresi yüz kızartan ayıpların tonlarcası sokağa başka türlü nasıl taşabilir ki?

Oysa Yüce Yaradan'ın indirdiği suçluluk hissinin amacı bizi ayıptan uzaklaştırarak tertemiz tutmaktır. Sildirmediğimiz her ayıp eninde sonunda zerresine kadar çıkacak karşımıza. Milyarlarca insanın diriltilip toplanacağı kıyamet gününde suçlu kimseye kitabı verilir. Ardından da **"Oku (yaptıklarını yazan) kitabını! Bugün hesap sorucu olarak sana nefsin yeter!"** (İsrâ, 14) denilir. Dolayısıyla suçluluktan kusurumuzu tövbeyle kökten temizlemekten başka kalıcı bir kurtuluş çaremiz yoktur.

Bize ulaşan yazışmalarda, sarsıcı suçluluk hissinin daha çok cinsel kusurlarda yaşandığını görüyoruz. Bilhassa eş cinsel veya nikâhsız ilişkiler, sonradan en ağır pişmanlık üreten davranışlar olarak dikkat çekiyor. Bu davranışları bu denli ağırlaştıran, -büyük günah olmalarının yanı sıra, -insan onurunu şiddetle incitmeleri ve toplum tarafından da tiksintiyle dışlanmalarıdır.

Bazen de pişmanlık, yaşanan mahrumiyete paralel olarak sonradan gelişir. Örneğin karı koca, eften püften meseleler yüzünden tartışıp dururlar. Küçük sorunları büyütür, küçük anlaşmazlıklar üzerinde büyük kavgalar yaşarlar. Çözüme gelince de birbirlerine karşı kibirlenir, konuşmaz, birbirlerine boyun eğmezler. Sonunda aile gider elden; çocuklar dağılır; itibar, geçim, huzur kaybolur.

Kadın geriye dönüp düşünmeye başlar: "Şöyle mi yapsaydım? Burada fazla mı ileri gittim? Şurada alttan alamaz mıydım?" Yalnız yaşamanın acısı yıllar sonra kavgalı evliliğin acısını aşar. Kadın; aşırı pişmanlığı yüzünden ağır bir bunalıma girer, canını hedef alır. Kadının yanlış bile yapsa yaşadıklarına böyle yaklaşarak geleceğine kıyması doğru değildir.

Suçluluk hissinden bir iyilik türetmek isteyen insan, doğruluk pusulası olan vicdanını sağlam tutar. Kurtuluşu, Yüce Yaradan'ın emrettiği ilahî ahlak çerçevesinde şöyle inşa ederiz:

• Neden suçlu hissettiğini bilmiyorsa o, hatıralarında gizli bir hayalete dönüşmüş demektir. Açık veya gizli küçük veya büyük kusur işleyebilir veya yıllar öncesinin kusurlarını unutabiliriz. Bilinç hatırlayamasa da derin bilinç bilir. Dolayısıyla hafızayı sorgulayarak kusurlarımızı hatırlamaya çalışabiliriz.

• **İşlemediğimiz bir suçun utancını yaşamak da kendimize zulümdür.** Kendimizi suçladığımız durumun sorumlusu gerçekten biz miyiz? Emin miyiz? Yüce Allah'ın, adaleti ve yarattığı vicdan kimseyi başkasının kusurundan veya kendisinin sebep olmadığından sorumlu tutmaz.

• Bir suçumuz mevcutsa suçluluk hissimizle yüzleşiriz. **Pişmanlık üzüntüsü, kalbimizi temizlemek için ilahî canipten gönderilen cerrahi bir ameliyattır.** Başımızı merhametli Rahman'ın huzurunda yerlere eğmeli, günahımıza utanabildiğimiz için içtenlikle şükredebilmeliyiz.

• Günaha eseflenip durmak yerine günahı temizlemekle ilgileniriz. Suçumuzun şiddetine göre yoğun duygularla tövbe eder; gözyaşlarımızla bağışlanma dileriz. İçimizde "Lanet sana, ayıp sana!" sözleri yerine, "Hata ettim, beni bağışla Rabbim!" yakarışını işitiriz. Yüce Rabbin rahmetinden ümidimizi diri tutarız. Günahtan ölümüne uzak durmaya ant içer, uzak durur ve gönülden bağışlanma dilersek çok geçmez Yaradan kalbimizi utanma hissinden kurtarır. Suçun kul hakkı kısmı varsa onu da ödeyerek temizlemeye, helalleşmeye çalışırız.

6- Suçluluğu Yönetme

Suçluluğu şu adımlarla yönetebiliriz: a) Gerçekten suçlu muyum? Abartıyor muyum? b) Suçluysam bile, üzüntümü azaltamaz mıyım? c) Suçluluk takıntımdan nasıl kurtulurum?

a) Gerçekten Suçlu muyum?

• Kendimi nelerle suçladığımı yazarak işe başlarım: Mesela birine iftira attım. Borç isteyen arkadaşıma yalan söyledim. Çocuklarımı yeterli ilgi gösteremeden büyüttüm. Arabam yolun ortasındaki taşa çarpıp yoldan çıktı. Gıybet yaptım. Söz taşıdım.

• Suç sandığım şey, gerçek bir suç mu? Bunların hangisinde, neden suçluyum? Kim suç olduğunu söylüyor? Dinimiz mi? Türkiye yasaları mı? Almanya yasaları mı? Töre mi? Kendi kurallarım mı? Vicdan benimsediği pusulaya göre çalışır. **Kıyamet günü utanmayacağımız bir davranışımız nedeniyle suçluluk hissetmemiz ne kadar mantıklı?**

Vicdanımda, Yüce Yaradan'ın yasakladığı ile yasaların suç saydığını bir tutmam. Devletin yasası zinayı serbest sayabilir. Ben, Yaradan'ın zinayı en büyük suçlar arasında saymasına itibar ederim.

• O suçun sorumlusu ben miyim? Bir suçun sorumlusu olabilmem için onun faili ben olmalıyım ve onu, "kazara veya mecburiyetten" değil "kasten veya görev ihmalimle" yapmalıyım.

Bir suçun faili olabilmem için onu bizzat elim veya dilimle yapmam veya başkasına yaptırmam gerekir. O tetiği ben mi çektim veya çeken kişiyi ben mi teşvik ettim? O küfrü ben mi söyledim veya söylettim? Fırtınanın bahçedeki ağacımı komşumun evine devirmesinin sorumlusu değilim.

Bir baba, sel akıntısında sıkışan iki çocuğunu birden kurtarmaya çırpınırken gücünü yitirir. Birini kurtarabilmek için diğerini bırakmak zorunda kalır. Bıraktığı için sürükleyen selde boğulan çocuğunu kaybetmenin vicdan azabına düşer. Oysa o suçlu değil çünkü başka çaresi yoktu.

Kızına harçlık veremediği için canına kıyan Çorumlu baba, kendisini haksız yere suçladı. Çünkü parasını gayrimeşru yollarda yemedi, fakirdi, mecburdu; kastı ve ihmali yoktu. Ama düzenli bakımını "ihmal ettiği" için freni patlayan kamyonuyla iki kişiyi ezen şoför, katildir.

• **Suç olduğunu bilerek mi yaptım?** "Faiz alıp vermenin haram olduğunu bilmiyordum. Faiz beni batırınca araştırırken öğrendim." Öğrenme şansınız olmadıysa üzülmeyin. Öğrenince düzeltiyorsunuz. Yüce Yaradan insana zina, cinayet gibi büyük günahların suç olduğunu vicdanen hissettirdiği için bunları yapanlar her şartta günahkârdır. Ama sair gıybet, dedikodu, faiz, içki gibi günahların haramlığını öğrenmemişse mazur sayılır. Öğrenince düzeltir. **Devlet, bilmeden işlediğimiz bir yasa ihlaline cezayı yapıştırır; ama Allah, bilmeden işlediğimiz kusurumuzu bağışlar.**

b) **Suçluysam Üzüntümü Nasıl Azaltabilirim?**

Diyelim ki canımı sıkan gerçek hatalarım önümde ve şimdi bunların üzüntüsünü azaltmak istiyorum.

• **Suç geçmişte mi kaldı, devam ediyor mu?** Eğer suç geçmişte kalmışsa, tekrarlamıyorsak kötülük geçmişte kalmıştır. Şimdi kendimizi suçlama değil, tövbe etme, bir daha işlememeye azmetme ve kul hakkı ise helalleşme zamanıdır.

• **Suçluluk hissini azaltmak yararlı mıdır?** O suçu işlemeyi sürdürüyor mu? Hırsızlık yapıyor da kalbini suçluluk hissine kapatıyorsa hırsızlıktan kurtulamaz ki. Ancak suçundan yürekten tövbe edebilmiş ve tekrarlamaktan kurtulabilmişse suçluluğu sürdürmesi gerekmez. Öyleyse karar verilecek: Bu suçluluk hissine ihtiyacım var mı? Beni günahtan, kötülükten alıkoyuyor mu? Yoksa beni bunalıma mı sürüklüyor? Suçluluk insanı bunalıma sürüklerse o zaman isyan, cinnet, inkâr gibi başka belalar ortaya çıkar.

Allah herkese kurtuluş kapısını açık tutar. **"De ki: Ey kendilerine karşı aşırı giden kullarım. Allah'ın rahmetinden ümidinizi kesmeyin. Allah (tövbe edilen) bütün günahları bağışlayıcıdır."** (Zümer; 53) Tövbe kapısı açıktır ama daveti ciddiye almayana kapatılabilir. **"Allah cahillikle kötülük işleyen ve hemen ardından tövbe edenlerin tövbesinin kabul eder."** (Nisâ, 17)

• **"Yapmalıydım." yerine "Yapsaydım iyi olurdu." ifadesi üzüntüyü azaltır:** Çocuklarımla ilgilenmeliydim: *Çocuklarımla ilgilenseydim iyi olurdu.* Kardeşime gerçeği söylemeliydim. *Kardeşime gerçeği söyleseydim iyi olurdu.*

• **"Yalancının tekiyim!" genellemesi yerine "Bir yalan söyledim." sınırlaması üzüntüyü azaltır.** Bütün varlığımızı tek bir kusurumuzla etiketlediğimizde kusurumuzu olduğundan büyük hissederiz: Annemi ilgisiz bıraktığım için kaybettim. *Tek kusurum ilgimin eksikliği; annemi hastalığı nedeniyle uğurladık.* Arabamın kusurlarını gizleyerek sattım; sahtekârım. *Hayır, sadece bu olayda gerçeği gizledim.*

• **Şartlarımın kurbanı olduğumu düşünürsem üzüntüm azalır:** Kaybettiğim babama saygılı bir evlat olamadığım için üzgünüm. Şartlarım beni zorladı, çünkü: •Saygısız ilişkiler içinde büyümüştüm, cahildim. •Babam da insanlara çok kırıcı davranırdı. •Biraz da saygısız arkadaş çevreme uydum.

• **Durumumu telafi etmeye çalıştığımı düşünürsem de üzüntüm azalır:** •Babama saygısızlıklarım nedeniyle tövbe ettim, inşallah affedilirim. • Babam için dualar ediyorum.

c) Suçsuzluk Takıntısını Terk Edelim:

Kimse sütten çıkmış ak kaşık değil ki! Hatasız kul mu var? Kusursuzluk saplantısı suçluluk hissini çekilmez kılıyor.

• **Kendimize küfürler söylersek kusursuzluk saplantımız azalır:** Bazı sokak çocukları top koşuştururken birbirlerinin analarında ırz namus bırakmazlar. Küfürbaz çocukların "ayıp, saygınlık, edep" algısı gelişmez. Suç makineleri böyle yetişir. Bu bölümü yazarken sosyal medyada kendine aşağılayıcı bir isim yakıştıran biriyle karşılaştım. Tahmin ettiğim gibi sayfasında da aşağı bir üslup hâkimdi. Hayalimde "Edepsiz, namussuz, sahtekâr, adi!" küfürlerini dinlesem bir miktar kusurlu olmayı kabullenmeye başlarım. Siyasiler gibi sıklıkla suçlanırsanız suçlanmaya gülüp geçmeyi öğrenirsiniz.

• Çok suç işleyen hiç suçlu hissedemez; pişman da olamaz; çünkü vicdanı ölmüştür. Yakalanıp götürülürken kameramanlara "Yakışıklı görünüyor muyum?" diye soran katilin ruh hâlini düşünün. Vicdansız kimseleri ancak hapis durdurabilir.

• Suçluluk hissi takıntı hâline gelmişse ilgisiz bırakın gitsin: Kitaptaki takıntı çözümlerine bakın. İlgisiz bırakınca zihinden uzaklaşan düşünce, eşliğindeki duyguyla silinip gider. "Anneme ilgisiz kaldım." deyip duran o cümle kafadan gidebilir. İlgilenmeyin. Atmaya çalışmayın. Gündeminizle ilgilenin yeter.

d) Kendimizi Sömürtmeyelim:

Hatalarımızı bilen fırsatçı ve ahlaksız insanlar sırlarımızı şantaj olarak kullanıp biz sömürmeye kalkışabilirler. Evli bir kadınla sosyal medyada ayıplı konuşmalar yapar, resimlerini alırlar. Ardından da kadının adresini tespit edip yaptıklarını ailesine açıklamakla tehdit ederler. Hesaplarına para öderse susacaklarını söylerler. Kadın parayı öder, ardından yeni istekler gelir. Kadın bütün parasını da onurunu da bu korku belasına kurban eder.

Bir kusuru en az hasarla atlatmanın yolu, onun üzerinden şantaj yapılmasına izin vermemek ve daha büyük bedel ödemeden sonuçlarıyla yüzleşmektir.

• Ayıbınızın açıklanması tehdidiyle başka ayıba çağrılmayı kesinlikle reddedin. • Kusurunuzu kabul edin ve susun. • Tehditte inat ederse direnin, değişmeyin. • Öfkelenirse sükûnetinizi koruyun. Başınızdan savma ihtimalini böylece daha fazla arttırırsınız.

B) DEĞERSİZLİK, İSTEKSİZLİK, TAKINTI

1- Değersizlik (Güvensizlik)

Güvercinler güvercinlerle, kelebekler kelebeklerle uçmak ister. Hayatımızı kişisel değer algımıza göre yönetiriz. Değersizliğimize inanıyorsak ya aşağı davranışları tercih eder veya değerliymişiz gibi bir zorlamanın içerisine gireriz. Suç, değersizliği benimsemenin eseridir. **Değersizlik algısı korkak, güvensiz, çekingen davranışları tetikler ve stres üretir.**

Ailesiyle ilişkilerinde gayet emin ve güvenli. Çünkü ailesini kaybetme korkusu yok. Ama yabancılara karşı aşırı ezik ve yumuşak davranan bir genç! Çevresi kalbini kırıyor, eziyor; birisinin alaycılığını öbürü sürdürüyor. Ezilmekten bitap düşmüş. Kendini ortaya koyamıyor. "Bana böyle davranamazsın!" diyemiyor. Çünkü dışlanırsa yalnız kalacağından korkuyor.

Gaziantep'te bir yaşlı kadının alkolik kocasıyla boğuşarak büyüttükleri tek kızları, bir delikanlıya takılıp evden kaçar. Evlendiği gencin döven, söven, sevgisiz ve sorumsuz bir tip olduğunu anlayınca bebeğini alıp yalnız yaşayan annesinin evine döner.

-Aileni bu şekilde terk etmenin onlara saygısızlık olduğunu düşünmedin mi? *-Evet ama onlardan saygı görmedim ki.* -En azından kaçtığın o küfürbaz kabadayıyı seçmemen gerektiğini düşünmedin mi? *-Önemsemedim çünkü babamdan gördüğümden daha kötü görünmüyordu. Düzelebilir veya baş edebilirim diye düşündüm.*

Değerlilik, kendini kabullenme ve dışarıya çekinmeden ifade edebilmedir. Öz değere üç biçimde yaklaşabiliriz.

• Maddi veya manevi kaynaklarla tatmin edici bir öz değer inşa edebiliriz. "Değerliyim çünkü zenginim, itibarlıyım; şana, şöhrete, zenginliğe, eve, arabaya, sahibim."

Öz değerimizi daha güvenli biçimde manevi unsurlarla inşa edebiliriz. "Değerliyim çünkü eğitime, yeteneklere, güzel ahlaka, Yüce Yaradan'a yakınlığa sahibim." diyebilen insan, öz değerli hisseder.

Maddi değer ölçütleri maddi rekabetçiliği, bireyciliği tetikler. Üstelik toplumun çoğu da sınırlı maddi değerlere yeterince ulaşamaz. Bu yüzden toplumlar, Hindistan'ın kast sistemindeki gibi zenginlerden fakirlere doğru sınıflara ayrılır.

Manevi değer ölçütlerininse sınırı yoktur. Her çalışan zengin olamaz; ama zihin sahibi herkes âlim olabilir. Herkes şöhrete kavuşamaz ama herkes Yüce Yaradan'a yaklaşabilir. Dolayısıyla maneviyatı esas alan herkes değerli hissedebilir.

Maddi veya manevi öz değer yükseldiğinde hayata güven, saygı, cesaretle bakarız. Korkulacak bir durum yoktur. Yürüyüşümüz kendinden emin, ses tonumuz toktur. Olduğumuz gibi görünmekten çekinmeyiz. Medeni cesaretle eleştiririz. Gelen eleştiriyi anlayışla, gerilmeden göğüsleriz. Kimse bizi beğenmese de sorun hissetmeyiz. Her soruna en başından karşı koyabildiğimiz için sorunu büyümeden durdururuz.

Üniversitede bazı bilge hocalar, bitpazarından çıkmış gibi giyinirdi. Bir arkadaş, bir profesörün boş salonunda sadece bir kanepe gördüğünü söylediğinde şaşırdım. Bizim süslü vitrinlerimiz, pahalı avizelerimiz, bir miktar öz değersiz olduğumuza işaret ediyor olamaz mı? O hocaların gösterişi küçümsemesi kariyerlerinden gelen yüksek öz değerden doğamaz mı?

• Öz değerimizi düşük görebiliriz. Dış telkin, gözlem veya akıl yürütme etkisiyle yetersizliğimize inanırsak kendimizi değersiz tanımlarız: "Değerim düşük çünkü fakirim, eğitimsizim, yalnızım, arabam yok, aksağın tekiyim, ailem itibarsız." İzmir'de yaz tatili için bir ev kiralayayım dedim. Ev sahibesi kadın, akrabalarının hangi makamlarda neler başardığını beş dakikada sayarak zihnimde saygınlığını inşa etmek istedi.

Bir insan neden değerli görünmeye özellikle çabalar? Çünkü aslında değerinden şüphe içindedir. Öz değersizin değerli görünme saplantısı zulme dönüşebilir: Evinde ekmeği eksiktir, o pahalı marka giyer. Borçlanır, gösterişli düğün yapar.

Değersizlik düşüncesi derin bilincimizde yıllar içerisinde inşa olur: Örneğin çocuk, ailesinde aşağılanır ve zekâsı, öğrenme becerisi küçümsenir. Kendisi yanlış yapar utanır. Bir işe girişir başaramaz. Yaşadıklarının toplamından türeyen değersizlik hissi içinde bir güvensizlik inşa eder. Bu güvensizlikten de sürekli kendisini eleştiren iç sesler türer: "Ben değersizim, yetersizim. Beğenilmeyip küçümsenebilir, alaya alınabilirim." Bu iç eleştirilere karşı kendisini katı bir savunmanın içerisine alır.

Değersizlik zannı bir dizi zararı tetikler: Bir yandan kendisini sınırlar, yasaklar, korkutur: "Ben değersizsem tehdit altındayımdır. Yanlışımın fark edilmemesi ve eleştirilmemek için geri çekilmeliyim. Beğenilmemekten korunmak için göze batmamalıyım." türü düşüncelerle sabah akşam stres çeker.

Diğer yandan dışarıdan gelen eleştirileri sarsıcı bir tepkiyle karşılar. Çünkü eleştirinin gerçekten de kusurlarını ortaya çıkarabileceğinden korkar. Her eleştiriyi küçümseme olarak algılar; gücünü yitirir; yaşama azmi, güveni çöker. Kendisini becerisizlik, akılsızlık, zavallılıkla suçlar. Bu hâliyle geleceğin yükünü taşıyamayacağı zannıyla umutsuzluğa kapılır.

Öz değersizlik ilişkileri de zehirler. **Düşük öz değer ortamına güvensizlik ve korku hükmeder.** Gerçeği dürüstçe ve doğrudan söyleyemez. Kaybetmeyi göze alamaz. Eleştiriyi, dışlanmayı, suçlanmayı taşıyamaz. Susmaya, yalana ve yanıltmaya yönelir.

Arkadaşı uyuşturucuya çağırır; dışlanma korkusuyla kabul eder. Kocasının zulmünden rahatsızdır; ancak azarlanmayı göğüsleyemediği için sesini çıkaramaz. Bütün itirazları içinde kalır, kimseye "hayır" diyemez. Bu acizlik, ağır bir basınç üretir.

Sert ve baskın tavırlarıyla tanınan bir müdürün kız kardeşinin intiharı nedeniyle taziyeye gittim. Nasıl olduğunu sordum. Kız kardeşi melek gibi bilinirmiş çevresinde. Kimsenin bir dediğini asla iki etmezmiş. Muhtemeldir ki sert aile, kadının benliğini ezmiş. Kadın da kimseyi kırmamak için herkese hoş görünmeye kendini zorlamış. Gerilime dayanamayınca da canına kıymış.

• **Öz değersizlik düşüncesini zihnimizden silip atabiliriz.** Değer hissiyle ilişkimizi bitirebiliriz. Tezek gibi bir hiç olmaktan bile çekinmemeyi seçebiliriz! Ancak böyle bir boş vermişliğin en muhtemel sonucu miskince bir sokak serseriliğidir.

Yaşadığım şehrin en kalabalık sokağında bir erkek gördüm. Beline kadar inen kirli saçları, kurumuş çamur külçesi gibi görünüyordu. Yukarısı çıplak ve pantolonu pislik içerisindeydi. Ortalıkta çekinmeden dolaşması, hâlinden utanmadığını gösteriyordu. Fakat bu hale düşmek, onurlu insana yakışmaz.

Hepimizi birden değersizlikten kurtarıp aynı yüksek değerlere taşıyacak en ulaşılabilir formül Yüce Kitabımıza aittir: **"Allah indinde en değerliniz, Allah'a en çok boyun eğeninizdir."** (Hucurât, 13) Gerçek değer, Yüce Yaradan nezdindeki manevi değerdir; yani iman ve ahlaktır.

Herkes devlet reisi olamaz, herkes holding kuramaz. Herkes şöhret kazanamaz. Ancak herkes, Yüce Yaradan'a yaklaşabilir. Herkes Yaradan'ın sevgisine, emirlerine ve emrettiği ilahî ahlaka tutunabilir. Maddi değerlilik alanı sınırlıyken manevi değerlilik alanı sınırsızdır. Üstelik değerini maddiyatta arayan rekabet eder, kıskanır, kibirlenir. Oysa değerini Yaradan'a yakınlıkta bulanın yarışıp kıskanacağı kimse yoktur.

2- Değersizliği Yönetme

Kendimizi zenginler, zekiler, bilgeler, ünlüler, güçlülerle kıyaslayarak değersizliğimize hükmetmek, geleceğimizi sınırlamaktır. Çünkü değersizlik bizi değerli roller edinmekten korkutur; ümidimizi, gayretimizi kırar ve bizi içimize kapatır. Kimseye kendimizi ispatlamak zorunda değiliz. Kendimizi Allah'ın yarattığı bir sanat şaheseri olarak değerli bilmeye ve o değere uygun yeteneklerin ardından koşmaya ihtiyacımız var.

Şiddet görmüş, onaylanmamış, kimsesiz büyümüş veya bir kusurunu kafaya takmış bir insan, değersizlik inancı geliştirebilir. Değersizlik hissi sosyal fobiye dönüşünce kişi; ayıplanmaktan, azarlanmaktan, suçlanmaktan, aşağılanmaktan, bilhassa eleştirilmekten korkarak toplumdan çekinir.

Geçen yıllarımızın şuuraltımızda gizlenen çocuğunu artık değerli olduğuna ikna edebilmek için sabırla çabalamak gerekiyor. Şuuraltının ikna edilmesi için ona yeterli delili yeterince tekrarlayarak verebilmeliyiz. Bu amaçla değersizlik inancını doğuran sebepleri bulmalı, hâlimizden razı olmayı benimsemeli ve eleştiriye tahammül gücümüzü geliştirmeliyiz.

a) Öz Değerlendirmemizi Analiz Etmek

• **Değersizlik hissinin çok eski kaynaklarına ulaşmak için haftalarca çalışabiliriz.** Ağlarken, gülerken bilinçaltı açıktır. Bilhassa duyguluyken sorun: "İçimdeki çocuk, neden çekiniyorsun?" Beklemediğiniz sıralarda cevaplar bilinç üstüne taşacaktır. Yakalayıp not edin: -Kendimi değersiz hissediyorum ve yanlış bir şey yapmaktan korkuyorum. -Annem-babam beni istemediler. -Abimi/ablamı benden değerli gördüler. -Ders notlarım düşüktü. -Ailemiz kavgalıydı. -Burnumu çirkin algılıyorum. -Sesimi beğenmiyorum.

• **Her bir değersizlik algısıyla uzun uzun konuşalım.** O şey değerimi neden düşürsün? *-Burnunu çirkin algılaman seni neden üzüyor? -*Yüzümün güzel olmasını istiyorum. *-Buna ne ihtiyacın var (Neden)? -*Böylece kendimi sevebilirim ve başkası da benden hoşlanabilir. *-Bunlara ne ihtiyacın var? -*Arkadaşlarım artardı ve kendimden de zevk duyardım. *-Emin misin çoğalacaklarına? Ya kıskananlar veya senin için savaşanlar olursa? Ya güzelliğini başına bela ederlerse? Ya umduğunu bulamazsan?* -Sanmıyorum. *-Peki çevrendeki kaç burundan hoşlanmıyorsun? Onlar yalnız ve kimsesiz mi?*

b) Kendimizden Razı Olmak

Düşük değerleri benimsemek bizi alt düzey davranışlara, suça iter. Kendimizi değersiz etiketleyip gizlemeye çalışmak bizi korkaklıkta, ikiyüzlülükte boğar. Kendimizden razı olmak ise durumumuzu anlayıp kendimizi çekinmeden geliştirmemizi sağlar.

"Ben değersizim" deyip yankesicilik gibi yüz kızartıcı suçları keyifle işlemek, değer düşüklüğünü benimsemektir. Zafiyetlerini, eksikliklerini bilip üzülmeden düzeltmeye çabalamak, kendinden razı olmaktır. Zafiyetler nedeniyle kendini sınırlamak, aşağılamak, kibirlenmek, gizlenmek, utanmak ve ayıplanmak ise kendisiyle boğuşmaktır.

Değersizlikten güvenle çıkışın yolu kendinden razı olarak, kendini olduğu gibi kabul ederek yola çıkmaktır. Değerliymiş gibi rol yapmaktan uzak durup kendini olduğu gibi kabullenmektir. Kendini kabullenmek, Yüce Yaradan'ın takdirine razı olmaktır. Kozasında kelebeğe dönüşmeye çalışan bir tırtıl gibi, üzülerek değil hâlinden razı olarak değerini geliştirir. Bilir ki tohum, ağacından değersiz değildir; çünkü büyük ağaç küçük tohumdan doğmuştur. Tohum ağacın özetidir. Maddi ölçütler açısından hakiki değersizlik yoktur, durumlar vardır. Maddi başarı yoktur, başarının maddi aşamaları vardır. Başarı, her aşamanın farklı güzelliklerinin toplamından ibarettir. Mütevazı kul şöyle düşünür:

"Kusurlarımı kabul ediyorum. **Huzurunda aciz olduğum Aziz Rabbim beni temizlerse temizlenirim. Bana güç verirse güçlü olurum.** Beni onurlandırırsa onurum olur. Rabbim beynimi çalıştırmazsa bilemem, çökertirse çökerim. Rabbimi kaybedersem karanlıkta kaybolurum."

Tevazu özde değerden, kibir ise özde değersizliktendir. Kibirli kişinin derin bilinci, özünü değersiz bilir. Durumunu gizlemek için maskeler takar. **Büyük insana hayranlık duyarsınız ama büyüklük taslayandan tiksinirsiniz.**

Değerli görünmek zorunda mıyım? Beni övmeleri, beğenmeleri veya aralarına kabul etmeleri neden şart olsun? Meşhur ve saygın mı olmalıyım? Bu amaçla kılık kıyafet maskeleri takınıp kazanımlarımı pazarlamalı mıyım? Kibrin yaptırdığı budur.

İnsan Allah'a ne kadar yaklaşırsa değersizlik hissinden o kadar uzaklaşır. Hiçbir iş yapamasa bile sırf Allah ile olan bağı onu paha biçilmez kılar. Bu bakış, hayatındaki en küçük şeyi bile çok değerli gösterir. O, Allah'ın huzurunda boyun eğdikçe Allah da onu yükseltir. O fakirmiş, yetimmiş, cahilmiş, çobanmış! Hiç önemi yoktur. Allah'ı bulana, dünya eğlencesi incik boncuk gibi görünür. Zihnimizde kendimizden razı olmayı şu şekilde inşa edebiliriz:

• Gözlerinizi kapatıp solunuza, hâlinden razı olmayan sizin; sağınıza ise razı olan kendinizin hayalini yerleştirin. Bir sağa, bir sola bakarak eş zamanlı şekilde bebeklikten bugüne büyüyüşünüzü ve şartlarınızın değişimini izleyin. Soldakinin hâline itirazını ve gergin görünümünü kısaca algılayın. Sağınızdaki suretinize başınızı çevirip uzun uzun izleyin. Soldakiyle aynı şartları yaşayan kişi! Fakat çok rahat, emin ve yüzünüze candan gülümsüyor. Sağınızdaki güvenli kopyanızla göz göze gelin. Neşesi duruşundan belli! İçi kıpır kıpır!

Kendi kendine konuşuyor: "Ben buyum. Eksik olabilirim; ama onurluyum. (Üzüldüğünüz neyse) Unutkanlığıma, kekemeliğime, sinirli annemin küfürbazlığına razıyım. Burnumun iriliğine, bitpazarından giyinmeme, bedensel engelime razıyım. **Kendimden razı oluşumdan mesudum, hoşnudum. Hatasız kul olmaz.** Başkasının övgüsüne ihtiyacım yok. Rabbimin rızası bana yeter!"

Hâline razı olan sağdaki kendinizi dakikalarca dinleyin. Sesindeki neşenin titreşimi doğan Güneşin ışığı gibi büyüsün. Sağa yaklaşın, o güvenli ışığın içine girin. Sağdaki kişinin vücudunu giyinin. Heyecanınız sizi ağlatırsa ağlayın, güldürürse gülün. Duygunun dalgası çarpsın kalbinize. Tekrar tekrar girin o bedene, çıkın... Tekrar girin, gözlerinizi kapatıp içinde yaşayın biraz, hayali izleyin. Gözlerinizi açın. Gözlerinizi kapayıp oradan sola çıkmadıkça artık orada kalacağınız aklınızda bulunsun. Öz eleştiriden her yorulduğunuzda sağ yanınızı hatırlayın.

c) Eleştiriyle Baş Etmek

Değersizlik duygusuna düştüğümüzde içten ve dıştan gelebilecek eleştirilere alıngan davranırız. Bir yandan kendimizi iç konuşmalarımızla eleştiri bombardımanına tutarız; diğer yandan da dıştan gelen eleştiriyi hakaret gibi algılayarak tepki koyarız. Şu halde:

• **Öz eleştirimizi dönüştürebiliriz:** "Eğri yürüyorsun, iki kelimeyi bir araya getiremiyorsun. Mantıklı bir cevap yapıştıramadın. Okuyorsun kafan basmıyor. İradesizin tekisin." Tarzında iç sesler duyuyor olabilir misiniz? Kusurumuzu kendimizi suçlayarak düzeltemeyiz. Öz eleştirileri "Nasıl düzgün yürüyebilirim? İrademi nasıl geliştirebilirim?" türünden sorular yoluyla yararlı hâle dönüştürebiliriz.

• **Öz eleştiriden uzaklaşabiliriz:** Öz eleştiri saplantısı daha çok, işsiz güçsüz, idealsiz, gevşek ve tembel bir zihinsel yaşantının ürünüdür. Birbiri ardına yararlı işler içerisinde koşuşturan zihin boş işlere ayıracak enerji bulamaz. **İşlerimize odaklanırsak zihin, suçlayıcı iç ses üretme fırsatı bulamaz.**

• Dış eleştiriyi yumuşatabiliriz: Öz değersiz kişi, dış eleştiriye de kişilerden daha sert tepki gösterir. Çünkü güvensizdir. Yetersizliğine inanan derin bilinci, eleştirinin kusurunu ortaya çıkarmasından korkar. Saniyeler içerisinde öfkelenir.

Eleştiriye üç tür tepkimiz olabilir: i-Haklısın, çok kötüyüm. ii-Haksızsın, çok kötüsün. iii-Belki bu eleştiriden bir şey öğrenebilirim. Bu üçüncü öz güvenli yolu detaylandıralım:

• Eleştireni yargılamadan soru sorarak neyi eleştirdiğini anlamaya çalışın. O: Yaptıklarınıza kırıldım. Siz: Sizi kırmış mıyım? Tam olarak hangi yaptığıma, neden kırıldığınızı öğrenebilir miyim? O: İnsanlara iyi davranmıyorsunuz. Siz: Belli ki olumsuz algıladığınız bir tavrım olmuş. Neyi yanlış yaptığımı anlayabilir miyim?

• Silahsızlandırın: Eleştirene saldırıp "Asıl sen sorumsuzsun!" dersek kırgınlık artar. Eleştireni kaybederiz. Eleştiriyi kısmen kabul ederek veya kabul edermiş gibi görünerek muhatabı silahsızlandırabiliriz. **Eleştirene "Haklısınız!" dediğimiz anda yelkenlerini indirir.** Sinirler hemen yatışır, dostluğa kapı aralanır:

"Siz-Galiba doğru söylüyorsunuz. / Aynı fikirdeyim. / Bu sıralar kafam çok dağınık, maalesef haklısınız."

Suçlamayı kabul etmeden eleştirenin bakış açısını ifade edebilirsiniz: "Size beceriksiz göründüğüm için üzgünüm. / Müşteri hizmetlerimizin sizi tatmin edememesine üzüldüm. / Tarafınızdan eksik algılandığım için üzgünüm."

• Müzakere edin: Çatışmayı kişiden konulara kaydırırsınız. "O kişiyle anlaşamadığınıza" değil "o düşüncede" anlaşamadığınıza odaklanarak muhatabın öz saygısını koruyabilirsiniz: "Zevkler ve renkler tartışılmaz derler ya. Siz de öyle düşünmekte haklısınız. Farklı düşüncenize saygı duyuyorum."

• Eleştireni susturma taktiği kullanabiliriz: Eleştirenin kötü niyetinden eminsek, dikkatini niyetine yönlendirebiliriz: O: Hep saçmalıyorsun. Siz: Bu sözünüz çok ilginç. Bunu neden söylediniz?

Şayet seminerde sizi bozguna uğratmak için uzun, uygunsuz konuşmalar geliyorsa kısaca dinleyip şöyle cevaplayabilirsiniz: "Yorumunuza teşekkürler. Önemli konulara değindiniz. Bu konudaki bilgilerinizi derinleştirirseniz, yararlı noktalara ulaşabilirsiniz. Dilerseniz sunumumun sonunda gelip görüşlerinizi bana anlatabilirsiniz."

3- İsteksizlik (Tembellik)

İsteksizlik, değersizliğin üvey kardeşidir. Değersiz kişi isteğe sahiptir ama kendine güvenemediği için gizlenmektedir. Buna karşın isteksizin amaçları, idealleri, ümitleri, beklentileri sönmüştür. Duygusuzdur. Tembelliğin içinde uyuşmuştur. Şartlara yenilmeyi kabul etmiştir; yılmış, cesaretsiz, çaresiz bir atmosfere girmiştir. Buz gibi soğukta motoru donmuş araba gibidir.

Çabayı boşuna, anlamsız, işe yaramaz görmek; hareketsizliğe, yavaşlığa, yatağa, yalnızlığa çekilmektir. İsteksizlik, biyolojik veya psikolojik sebeplerden kaynaklanır. Psikolojik sebep, ya korku veya karamsarlıktır.

Bazen tek bir şeyin isteğinde, eğlencesinde, oyalanmacasında takılıp kalmaktır. Bütün ömrünü yatarak, bir bilgisayar oyununu oynayarak, bir meşguliyete kapılarak geçirebilir. Hayatının türlü alanlarına yönelik görevlerini umursamaz veya onlardan kaçar.

Örneğin büyük ideallerle kitap okurken bilgisayar bağımlısı hâline gelir. Sevmediği, tiksindiği hâlde bilgisayarın karşısına kilitlenir ve yabancı bazı müzik sanatçılarının konserlerine kendini her gün saatlerce kaptırıp gider. Takıldığı bu eylemin dışına çıkamaz. Film izlemeye başlar; film bağımlısı olur ve artık gece gündüz film izlemekten başka bir şey yapmaya karşı büyük bir isteksizlik geliştirir.

Üniversite sınavı için ders çalışırken zihninin konuları kavrayamadığını fark eder. Tekrar tekrar denedikçe işe yaramaz. Bu şekilde üniversite kazanamayacağını, hayata tutunamayacağını düşünür. Zihninde "Ben ne yapacağım, nasıl başaracağım, kavrayamıyorum." sözlerini tekrarlar. Bunalıma girer, eylemsizlikte kilitlenir.

• **İsteksizlik, dengesiz yaşantı ve hastalıkların zihin enerjisini bitirmesinden kaynaklanabilir.** Aşırı şeker, fazla kilolar, işlenmiş gıdalarla dengesiz beslenme, susuzluk, oksijensizlik, uykusuzluk veya kimi hastalıklar beyni enerjisiz bıraktığında yavaşlık ve tembellik başlar. **Bazen de hırslı çalışıp yıpranarak beyni erkenden tüketebiliriz.** Beyin kimyasının dengesi, genetik veya hastalık nedenleriyle bozulabilir.

Enerjisi tükendiğinde beyin, zihni uyarır. Dinlenmeye ve enerji biriktirmeye çekiliriz. Yorulunca uyuruz, acıkınca beslenriz, su içeriz. Yaşantımızı düzelttiğimizde aşılamamış bir hastalık yoksa enerjimiz genellikle geri gelir.

• **İsteksizlik zihnimizin bizi korkutmasından da kaynaklanabilir:** "Bunu yaparsam başarısız olurum, acı çekerim, ayıplanırım. Boşuna! İşe yaramaz! Zor! İş çok büyük! İmkânsız!" Sormak lazım: Başaramayacağının delili yeterli mi? Başaramayacaksan bile elinden geleni yapman gerekmez mi? **Başaramayacağımızı anlayınca çocuğumuzu kurtarma çabasından vazgeçer miyiz?** Nerede kahramanlık!

• **İsteksizliğin üçüncü sebebi, depresyonun beyni yavaşlatmasıdır:** Yani beyin motoru paslanmış veya yağı azalmıştır. Depresyon sadece düşünce ve duyguyu bozmakla kalmaz, bedenin motor faaliyet merkezlerini de yıpratır. Düşünce de davranış da yavaşlar. Depresif kimse hayattan lezzet alamaz. İşine, eşine, çocuklarına, arkadaşlarına, doğaya, çevreye ilgisini yitirir. Yavaşlar, durur, donar. Çevresine kırılır, hayata küser, kaybolup gitmek ister; odasına, kabuğuna ve yatağına çekilir. Konuşmaktan, yürüyüşten, alışverişten rahatsız olur.

Depresif kişinin, kitabın diğer bölümlerinde anlatıldığı gibi düşüncelerini değiştiremediğimizde doğrudan davranışlarını değiştirmeyi deneyebiliriz. Zihnin düşünce bölümü olumlu duyguyu ve davranışı tetikleyemeyecek kadar zayıfladıysa kendimizi harekete zorlayabiliriz. Bu, kontak anahtarıyla çalışmayan aracınızı, yokuş aşağı yürütüp çalıştırmanıza benzer. Zevk vermese de yapmalıdır. Sokağa çıkmalı, hareket etmelidir. **Hareket zihni canlandırır; duygu ve düşünceler gecikmeden geri gelir.**

Vietnam'da, belden aşağısı felçli yaşlı bir kadın uzun süre hastanede yatar. Savaş başlar, hastaneye kolu bacağı kopmuş yaralı askerleri doldururlar. Çevrede en sağlam kişi o yaşlı kadındır. Ona yattığı yerden telefona bakma görevi verirler. Kadın kendisini feci bir mücadelenin ortasında bulur. Bir gün hastane bombalanır, durumun daha da ağırlaştığı sırada bakarlar ki yatalak kadın yürümeye başlamış. Yaralılar için koşturuyor. Kolay şartlarda başaramadığımız şeyi bazen şartların zorlamasıyla başarabiliriz.

Barış zamanında kımıldamayan, savaş zamanında koşmaz mı? Uykusuna kıyamayanı deprem dışarıya fırlatmaz mı? **Bazen Yüce Yaradan, tembelliğe düşeni yerinden fırlatacak bir ağır tokatla kurtarır.** Tokadın tesiriyle karamsarlığını unutur, harekete geçer.

Kurbağayı kaynar su dolu tepsiye atarlar. Kurbağa can havliyle zıplayıp kendisini tepsiden dışarıya atar. Başka bir sefer kurbağayı ılık su dolu tepsiye koyarlar. Tepsiyi çok hafiften ısıtırlar. Isıdan hoşlanan kurbağa gevşer, kendisini suya bırakır. Giderek su ısınır ve kurbağa gevşemeye devam eder. Fakat ısınan su acıtmaya başlar. İyice gevşeyen kurbağa zıplamak ister ama mecali kalmaz. Su kaynar ve kurbağa haşlanır.

İnsanın kötülüğe de tembelliğe de düşmesi böylesine yavaş bir süreçtir. Ansızın çarpan kötülüğün acısından zıplayıp kurtulabiliriz. **Ama yavaşça yoğunlaşan kötülüğe alışıyoruz ve sonumuz, kaçamadan haşlanmak oluyor.**

Kendisini harekete zorlamayan kişi tarlalarında çalışmayı çok seven şu yaşlı teyzenin sonuna düşebilir: Teyze bahçede düşüp kalçasını kırar. Aylar süren tedaviyle iyileşir. Yeniden yürümeye sıra geldiğinde eklemlerinin kireçlendiği anlaşılır. Yürüyebilmesi için kültür-fizik, egzersiz yapması gerektiği halde bu çabayı gösterecek ölçüde motive olamaz. Evinde oturmakta ısrar etmesinin sonunda, kalan ömrünü yatarak geçirmeye mahkûm olur.

Hareket ve beraberindeki sosyal ilişkiler, beyni canlı tutmak açısından son derece önemlidir. Beynin en çok sayıda merkezini harekete geçiren zihin etkinliğinin hikâye anlatmak olduğunu öğrenmiş miydiniz? **Bol bol hikâye anlatın, zihniniz fırtına gibi çalışsın.** İlişkilerinizde insanlara hatıralarınızı anlattığınızda görsel, işitsel, dokunsal tüm hafıza alanınızı, beyninizi, konuşma merkezinizi, duygularınızı çalıştırıyorsunuz.

Oxford Üniversitesi araştırmacıları, sosyal insanların beyinlerindeki altı bölgenin ilişkilerinin karmaşıklığı oranında büyüdüğünü belirlemiş. **Beynin sosyalleşmede kullanılan bölgeleri büyüyor, kullanılmayan bölgeleri küçülüyormuş.**

Evcil kedi öleceğini anladığı zaman aileden kaçar; köşelere, dolaplara gizlenir. **İnsanın da hayatındaki bir olumsuzluğa küsüp kabuğuna çekilmesi böylesi bir idam fermanını andırır.** Annesini, eşini veya evladını yitirir; iflas eder, işten atılır, hayata küser. Üzüntüsü savunma sistemini çökertir, hastalıklar patlar. Âdeta örümcek ağına düşmüş bir kelebektir ve örümcek onu rahat yemek için sımsıkı sarıp sarmalamaktadır. Beyni de bedeni de hareket gücü de düşünce kabiliyeti de zayıflar. Bu bir tür yavaş çekim intihardır.

İsteyerek veya istemeyerek harekete geçmemiz, yapacak işler bulup yapmamız lazım. Kalbimizin merkezinde bir biz varız ve bir de bizi cennetine çağıran Yüce Sahibimiz vardır.

Bir tembellik tuzağına düştüysek oradan çıkamayacak duruma düşmeden bir an önce kurtulmamız gerekir. Ya kendimizi zorlamamız veya birisi tarafından zorlanmamız gerekir. Bazen de Yüce Yaradan bir can yakıcı bela göndererek yerinden kımıldamayan kulunu kurtarır.

4- İsteksizliği Yönetme

Bizi hayatın canlılığından koparıp içimize kapatma eğilimindeki isteksizliğin zihinsel sebeplerini: a) "başaramam" telkinini etkisizleştirerek, b) zevkli işler listesi yaparak, c) yap şunu emrine ve d) yapmanın yararına ve ertelemenin zararına odaklanarak, e) yapabildiğini hayal ederek f) yapılacak işe teslimiyetle girişerek çözebilirsiniz.

a) "Başaramam!" Telkinini Etkisizleştirmek:

"Başaramam" telkini korkutur, frenler, durdurur, vazgeçirir. Sırf başarabilirim telkiniyle sahnede Pavarotti gibi de şarkı söyleyemem. Yeteneğin yıllar içerisinde biriken adımları ve ödenen bedelinin her biri, ayrı bir "yapma-başarma" fiilidir. "Başarmak" yürüdüğümüz merdivenin bir üst basamağına adım atmaktır. Hangi adımı atamıyorsunuz? Her günün ve her anın ayrı bir adımı vardır. Bugün yarının adımlarından sorumlu değiliz ve bugün yarının adımlarını atamayız. Öğrenme merdivenine tırmanırken kitap okuyamıyor, özet çıkaramıyor, araştıramıyor muyuz? Bunu irdeleyelim. Neden?

Başaramam zannının çürütülmesi:

• Başaramam çünkü: *Eklemlerim hasarlı, yeniden yürümeyi başaramam, boşuna uğraşmaya değmez, yorgunum, şartlarım uygunsuz.* **Aksine ya başarabilirsem:** Çırpınmadan nasıl anlayabilirim? Ya gösterdiğim çabadan çok daha fazlasını denersem? Ya inadına yılmazsam! Filancalar nasıl başardı? Felçten bile kalkanlar var. Azim ve sabırla bir yığın işin üstesinden gelebilmiştim. Dinlen ve yap, zor şartlarda da çalışmak mümkün. Sen işini böl, bugünün işine giriş, bırak sonucu sorgulamayı ve sadece yap.

Başaramam zannının önemsizleştirilmesi:

• *Savaşamam, çünkü silahım güçsüz, donanımım yetersiz. Teslim olayım.* **Yine de denemeliyim:** Düşman öldürmeye kararlı. Yenilsem bile sonu şehitlik değil mi? Korkak ölmek mi, şehit olup cennete uçmak mı üstün? Beni, milletimi, neslimi hangi seçimim onurlandırır? Sen işini böl, bugünün işine giriş, bırak sonucu sorgulamayı ve sadece yap.

b) Zevkli İşler Listesiyle Cesaretlenmek

Modern kültür içimizde yayıldıkça bireyselleşiyor, yalnızlaşıyoruz. Bu da geçmişin keyifli birlikteliklerinden bizi koparıyor. Bireyler; yalnız takılmak, hayatı kendi başlarına yaşamak durumunda kalıyor. Facebook, twitter, bilgisayar oyunları yalnızlığımızı gideriyor gibi görünüyor. Gerçekte bu bir oyalamacadır. **Beynimizi canlandıran ve bizi hayata bağlayan bilgisayar ekranı değil, hayatın kendisidir:** İnsandır, sokaktır, ilişkiler ve eylemlerdir. Ne yapalım?

Yalnız yaşayan emekli bir dostuma günlerinin nasıl geçtiğini sordum. Her gün öğleye doğru şehir merkezine inip büyük camide namaz kılıyormuş. Bir kafede arkadaşlarıyla sohbet ettikten sonra spor olsun diye yürüyerek eve dönüyormuş. Yalnızlaşmaktan kurtulamasak bile eylemsizliğe düşmemeliyiz. Tek başına da kalsa insanın hayatını anlamlandıracak etkinlikler bulup zevklenmesi mümkündür. Bilhassa ölümsüzlüğe hazırlanan inançlı bir insanın, Allah rızası için çevresine iyilik saçmak varken içine kapanmasının haklı gerekçesi olamaz.

Bir siyasetçimiz Japonya ziyaretinde yaşlı insanların parkları süpürdüğünü görünce anlamını sorar. Şehrin parklarını gönüllü emeklilerin ücretsiz temizlediğini, yılda bir aralarından kurayla belirlenen birine bir törenle sembolik bir hediye verildiğini söylerler. Emekliler de hayattan kopmuyor, toplumlarına hizmet ediyor, bu sayede de sağlıklarını ve morallerini yüksek tutuyorlar. Bir şeyler yapmak isteyene ne engel olabilir?

Öyleyse yapılacak listesi yazın. Karşısına 100 üzerinden alacağınız tahmini zevki yazın. Sonra da o işi yaptığınızda aldığınız zevki puanlayın. Puanınız yükseldiğini gördükçe teşvik olursunuz.

Yaptıklarımızın tahmini ve yaşanan zevkleri:

- Alışverişe çıkmak | **Tahmin 40; yaşanan 70 puan**

- Tarih, kültür, sanat mekânlarını gezmek | **Tahmin 50; yaşanan 80 puan**

- Spor veya kültür etkinliğini izlemek | **Tahmin 60; yaşanan 90 puan**

- Kitap okumak, | **Tahmin 30; yaşanan 50 puan**

- Şiir yazmak, resim çizmek| **Tahmin 20; yaşanan 40 puan**

c) "Yap şunu! Yap!" Emrini Kullanmak

Zihin kendine emri; kesin, sert ve tekrarlı verdiğinde emre itaat eder. **Zayıf da olsa bir emri sürekli vermek, merceğin ışıktan ateş yakması gibi bir güç üretir.**

Düşünce bir konudan uzaklaşırsa davranış da o konudan uzaklaşır. İnadına "Bunu yap!" diyen zihin, inadına onu "yaptırır." Emrin sesini zihinde abartıp tekrarlamak enerjisini arttırır. İçinizde gümbür gümbür bağırsın emir: **"Şu işi hemen şimdi yap! Yataktan kalk! Şimdi kalk. Besmele çek! Fırla. Şimdi.** Derin nefes al ve yap! Sadece yapmayı düşün! Sadece yaptığını gör. Kalk, fırla, hemen." Komutu tekrarlayın. Sesinin şiddeti yükselsin ve kaynağı kulağınıza kadar yaklaşsın.

Muhalif ses, belki aynı yoğunlukta itiraz eder: "Yapma! Değiştir konuyu. Rahat ol! Yararı yok. Boşuna. Gereksiz. Yat sen. Böyle daha iyisin! Boş ver onu. Boşuna tükenme!" Davranışlarımız hangi tarafın sesine odaklandığımıza göre değişir. Hangi komutları ve gerekçelerini daha çok dinlersek ona uygun davranırız.

d) Yarara ve Zarara Odaklanmak:

Çocuk, çevresini taklit ederek ve macera duygusuyla davranır. Ancak yetişkin insan bir davranışı ne kadar yararlı görürse onu yapma arzusunu o kadar güçlü hisseder. Yetişkini harekete geçiren en güçlü amil, yapmanın yararı ve yapmamanın zararıdır.

İhmal ettiğimiz davranışın zararını ve yaparsak yararını iyi biliyor muyuz? Biliyorsak hissediyor muyuz? Ne kadar hayatımızın içinden ve bilinçli biliyoruz? Yüzbinlerin akciğer kanserinden öldüğünü bilen bir arkadaş sigara içmeyi sürdürdü. Ta ki günde bir paket içen öz babasını akciğer kanserinden kaybedene kadar! **Gözlerimizin önünde yaşanan belaya, başımıza gelinceye kadar inanmıyoruz.** Ahiret var mesela. Ama kaçımız, yaşanacakların büyüklüğünün bilincindeyiz?

Diş Fırçalamaya Yarar Zarar Teşviki:

• *Fırçalamazsam zararı:* Ağız sağlığı, beyin ve beden sağlığını etkiliyor. En çok mikrop tırnaklarda ve ağızda toplanıyor. Erkenden damakla veya dişsiz çenelerle yaşamak bana yakışır mı? Ağız, göze ilk batan yerdir ve diş kiri, hem ağzı kokutup eşi dostu rahatsız eder hem de insanı sevimsizleştirir.

• *Fırçalarsam yararı: Dişlerimi temizleyerek savunma sistemimi koruyabilirim. Temiz diş saygınlıktır, öz güvendir. Dişlerimi çürütüp cıvalı dolgularla yaşayarak beynimi bozmaktan, dişlerimi temizleyerek korunabilirim. Diş temizliği bir ibadettir aynı zamanda ve Yüce Yaradan, dişlerini temizleyen kullarını daha çok sever.*

e) Yapabildiğini Hayal Etmek:

Hipnozcu, kişiye talimatlarını birbiri ardına yükler: "Göz kapakların ağırlaşıyor, gözlerini açamıyorsun. Kolların gevşiyor, parmaklarını kımıldatamıyorsun" der. Komutlara uyum sağlayan gözler gerçekten açılamaz, parmaklar gerçekten kımıldayamaz. Böylesi hipnozları gün boyunca kendimize yaparak hayatımızı yönettiğimizin bilincinde miyiz?

Zihin, fiilen yaşayacağı geleceği önce hayalinde prova eder. Provasını ne kadar çok tekrarlarsa davranışları düşündüğünü o denli etkili yapar. Zihin ya bir şeyi yapmayı değil de yapmamayı hayal ediyorsa?

Hayalinde uçağa binemiyor. Dizlerinin bağı çözülüyor korkudan. Hayalinde darıldığı kişiyle barışamıyor. Hayalimizde yapamadığımızı fiilen de yapamayız. Yapamama korkusunu kırmak için iki çalışma yapabiliriz: Geçmişte varsa yapabildiğimiz sahneleri bulup hatırlamak ve sık sık canlandırmak. Yapabildiğimiz yeni sahneler hayal etmek.

Barışamam Düşüncesinin Kırılması Örneği:

• *Geçmişte barıştın:* *Lisede filan arkadaşınla darılmış, sonra barışmıştınız. Kardeşinle şöyle kavga etmiş, birbirinizi affetmiştiniz. Annen sana şöyle kırılmış, sonra affetmişti.* | ***Gelecekte barışabilirsin:*** Hayalen o arkadaşınıza yaklaşıyorsunuz. O da barışmaya yaklaştığınızı hissediyor. Tebessümünüze tebessüm ediyor. Sarılıp barışıyorsunuz.

f) Eyleme Teslimiyetle Atılmak

Hiçbir düşünce taktiği duygularımızı harekete geçiremediyse son çare, dişimizi sıkıp kendimizi sokağa, eyleme, davranışa atmaktır. **Bir şeyi yapmak için ondan zevk almamız şart değildir.** Bazen zevksiz, zorlanarak ve hatta tiksinerek başlarsınız ve zevk arkadan gelir.

Şifasını umduğum nice tiksindirici kocakarı ilaçlarını içtiğimi bilirim. İğrenç! Ama burnumu kapatır, nefesimi tutar, ağzıma aldığım gibi yutardım. Okumak zevksiz mi? Yazmak keyifsiz mi? Temizlik hoş değil mi? **İşin zevkini boş ver! Yapılacaksa yap, zevki arkadan gelir.**

Boğaz Köprüsü'ne çıkıp bırakıyor kendisini denize. Bileklerini kesip canına kıyıyor. Zevkli bir şey mi?

Modern hayatın zevkçilik saplantısı yüzünden biz de zevk peşinden koşarak bir süre sonra zevklenme becerimizi çökertmiş olabiliriz. **Sonuçta zevk, diğer bütün değerler gibi bize Yüce Ya-**

radan'ın emanet ettiği sınırlı bir sermayedir. Onu hor kullanıp hızlı tükettiysek kendimizi imha mı edelim? Elbette değil.

Bütün zevksizliğine rağmen işe koyulalım. Eyleme atılalım. Zevksizliğine rağmen çalışırsak bu tutum, Yüce Yaradan'a sunduğumuz bir tövbe ve pişmanlık ifadesi anlamına gelir. Bize hayırlı işlerimizi ödüllendirmek için bağışlanan zevki bitirdiysek zevksiz de olsa hayırlı işleri yapmayı sürdürürsek ne olur? Yüce Yaradan, zevklerimizi kuruyan köklerinden bir süre sonra yeniden diriltir.

Pek çok acı dolu iş yapıyoruz. Bazen sosyal baskıyla bazen de sonundaki zevkin umuduyla zorluğa sabrediyoruz. Mecburen zorluk çekmek kolay da bizi, gönüllü zorluk çekmek zorluyor. Nice feci işlere mecbur kalınca katlanıyoruz da basit zorluklara gönüllü katlanamayacak mıyız? Kavradık ki tembelleşerek kabir sessizliğine yaklaşıyor, beynimizi ve bedenimizi bitiriyoruz. Öyleyse sabah olunca evde harekete geçemiyorsak fırlayıp çıkalım evimizden. Güneşin ışığı, sokağın sıcağı, soğuğu, gürültüsü, hareketi bizi bir şeyler yapmaya zorlayacaktır. Kırılan cesaretimizi, tükenen enerjimizi gecikmeden geri getirecektir.

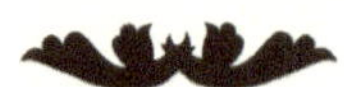

5- Takıntı (OKB)

Takıntı; rahatsız edici bir iç konuşmanın, videonun veya talimatın hafızada birbiri ardına canlanması suretiyle sürekli stres üretmesidir. Halkın vesvese, evham; tıbbın, obsesif kompülsif bozukluk (okb) dediği takıntıyla Türkiye'de tahminen 2, dünyada 150 milyon insan mücadele ediyor.

Takıntı şöyle çalışır: a) Zihinde can sıkıcı takıntı kalıbı tekrarlanır. b) Kişi can sıkıcı düşünceyi uzaklaştırmak ister. c) Fakat düşünce yoğunlaşarak tekrarlanır. d) Tekrarlamanın sebep olduğu stres giderek artar.

Normal bir zihin, bir konuyu son bıraktığı yerde işaretleyip kapatarak diğer konuya geçer. Tarağınızı en son bıraktığınız yeri bilirsiniz. Akrabanızı en son gördüğünüz hâliyle hatırlarsınız. Fakat takıntılı çalışan beyinde bu sistem yeterince sağlıklı çalışmaz. Bir şeyi son bıraktığı yeri, bir işi son yaptığı durumu, etkin işaretleyemez. Yaptığı işi yapmamış olabileceğini zannedebilir.

Temizlik, bir şeyi sürekli kontrol etme, bir hastalığı olduğunu düşünme; abdestini, namazını geçersiz sanma; ölümden, kıyametten, büyüden, cinsel sapmadan, birine kötülük yapmaktan korkma; çöp biriktirme, iş yapamama türünden yığınlarca takıntı türeyebiliyor. Zihin bu iç sesleri ve emirleri takılmış plak gibi sürekli tekrarlarsa gelişen sürekli stres, beynin pilini bitirebilir. Takıntı farklı biçimlerde yaşanabilir:

• **Takıntı, olumsuz etiketleme olabilir:** "Sen; cinsi sapıksın, geri zekâlısın, mehdisin, ilahsın..." *-Bu düşünceler benliğimi aşağılıyor, iğrenç miyim ben? Dinimden mi çıktım? Feci günah, ayıp, aşağılayıcı...* -Gidin zihnimden! Başka konuyu düşüneyim. Tövbe. Yine geliyor, lanet olası, atamıyorum.

• **Takıntı, işlerle ilgili olabilir:** — *Arabamın kapısı açık kaldı! Ya hırsız çalarsa!* Gider, kilitleyip eve döner. —*Kapısı açık, ya hırsız çalarsa!* Yine kilitler. —*Ya hırsız çalarsa...* Emri tekrar tekrar yapar ve bir türlü emin olamaz.

• **Takıntı, kaygılarla ilgili olabilir:** —*Ya ansızın ölürsem.* —Yapacak bir şey yok. —*Ya ölürsem!* —Çaresiz! Kaygı mekândan bağımsız, kaçınabileceği bir eylem yok.

• **Takıntı, beyin kimyasından kaynaklanabilir:** Sağlıklı bir beyin, konudan konuya geçerken önceki konuyu nerede bıraktığını kaydeder ve hatırlayınca son bıraktığı yerde bulur. Ancak takıntılı beyin, konuyu bırakıp başka konuya geçemez ve konuyu sürekli hatırlar. Genetik sorunlar, beyin kimyasının bozulması, sürekli stres, bu duruma sebep olabilir. Takıntının beyinden kaynaklandığı; yorgunluk, susuzluk, uykusuzluk, aşırı stres gibi hâllerde artmasından anlaşılır.

Temizlik takıntısını düşünün. Ellerini yıkarken hafızasından yıkama dosyalarını açıyor zihin. *Lavabo, musluk, sabun, yıkama, havlu, düzenleme, çıkış...* Ellerini yıkayıp lavabodan çıkacak. Fakat temizleme işini zihninde bitiremediği için beyni konuyu kapatamıyor.

Yıkanmaya girdiğinde yarım günü banyoda geçiyor. Yara bere oluyor yıkanmaktan. Tuvaleti, bazen üç saat sürüyor. Saatlerini, enerjisini bu şekilde harcamaktan bunalıyor.

• **Takıntı, düşünceden kaynaklanabilir:** Sağlıklı işleyen zihninizde, kazandığınız kaygılandırıcı bir senaryoyu uzaklaştırmak istersiniz. Siz uzaklaştırmaya çalıştıkça o güçlenerek geri gelir ve atmaya ne kadar çok çalışırsanız o kadar zihninize yapışır.

Örneğin komşunun kalp kriziyle aniden ölümüne tanıklık edersiniz. Derin duygulanmışsanız o manzara şuuraltına işler ve o sırada, "ya ben de kalp krizi geçirirsem" diye bir düşünce doğabilir. O anda o düşüncenin temelsizliğini düşünüp boş vermek yerine, korkarak zihinden uzaklaştırmaya çalışırsınız. Düşünce tekrar gelir ve siz atmaya çalıştıkça güçlenir. Sonunda hiç atamayacağınız bir kaygı takıntısı olur. Sürekli kaygı, stres, savaş moduna geçiş, panik atak derken depresyona kadar varır.

6- Takıntıyı Yönetme

Takıntılı durumdan; beyin kimyasını onararak, soruna veya sorunun duygusuna kayıtsız kalarak, sorunun yapısını bozarak, takıntının talimatına direnerek ve kaygıdan kaygılanmamayı şuuraltına öğreterek kurtulabiliriz:

a) Beyin Kimyasını Onarmak

Takıntı; beyin kimyasından kaynaklanıyorsa beyin kimyasının onarılması bölümündeki taktiklerle sorun hızla düzelebilir. Rahat uyudukça ve gerekli suyu, yağları, proteinleri ve mineralleri dengeli aldıkça takıntı azalır ve kaybolur. Zihin kaynaklı takıntı ise aşağıdaki taktiklerle giderilebilir:

b) Soruna Kayıtsızlık

Önce rahatsız eden takıntının farkına varmalıyız. Neyi takıntı hâline getirdik? Tekrarlanan rahatsız edici şey: Bir iç konuşma mı? Bir film veya hatıra mı? Bir komut mu?

Örneğin hayalinizde sınavı kaybettiğinizi canlandırıyorsunuz; bu yüzden sınavı hatırlamak sizi sınav stresine sokuyor. Zihniniz size "Sen mehdisin" deyip duruyor, rahatsız oluyorsunuz.

Takıntıyı sorun hâline getiren iki boyut var: Birisi hayalde canlanan şeyin rahatsız edici olması, diğeri de o şeyin sürekli canlanması, bir türlü gitmemesi... Takıntının bu ikinci unsuruna bakalım. Niye gitmiyor? Çünkü onu atmaya çalışıyorsunuz.

O giderilebilecek bir sorun mu? Mesela bir suçluluk duygusu mu? Onu gerçek hayatta gidermek için yapılacak bir şey varsa yapalım. Yoksa zihnimizde tekrarlanmasından kurtulmamız lazım. Fakat unutmaya çalışarak bir şeyi unutamazsınız. Bir şeyden uzaklaşmanın tek yolu onu önemsememektir. Çünkü beyin önemsediğimiz her şeye özellikle dikkat eder.

Öyleyse **bir takıntı kalıbını** önemsememeyi nasıl başaracağız? Hayalinizde sınavı kaybetmeyi mi görüyorsunuz? Sorun yok. Mehdi misiniz? Önemli değil. Kendinize küfür mü ediyorsunuz, olabilir.

O rahatsız edici kalıp zihninize gelince onu şöyle hissedin: "Seni anladım, seninle sorunum yok!" Sonra ona kayıtsız kalın. Gelsin, bağırıp çağırsın. Boş verin. "Bu benim kendi sözüm değil, zihnimde türüyor." deyin. Siz atmaya çalışmadıkça her gün biraz daha az gelir. Bugün bin kez geliyorsa yarın dokuz yüz elli kez gelir ve günler sonra ilgi görmediği yere uğramaz.

c) Sorunun Duygusuna Kayıtsızlık

Takıntının strese sebep olan asıl tarafı, sürekli hatırlanması değil hatırlanan şeyin içeriğinin can sıkıcı olmasıdır. Yoksa bizim bir başarımızı veya sevindirici yönümüzü takıntı derecesinde sıklıkla hatırlamamız, bizi güçlendirir ve sorun oluşturmaz.

Öyleyse takıntının olumsuz duygu üreten içerik yönüne bakalım: "Ben mehdiyim, ben tanrıyım, ben eş cinselim" türünden düşünceler veya küfürler rahatsız ediyor. Neden? İstemediğimiz bu düşüncelerin bize ait olabileceğini; bunlarla günaha, kötülüğe girebileceğimizi zannediyoruz. Bu zannı ortadan kaldırsak bu takıntılı düşünce stres üretmeyecek. O zaman da onu zihinden atmaya çalışmayacağımız için bir süre sonra kendiliğinden gidecek.

İçimden kendime "Sen pisliğin tekisin!" diyen bir cümle duymak beni pisletir mi? Dinimle ilgili bir küfrün zihnimden geçmesi dinime zarar verir mi? Hayır! Bunları şeytan zihnimize söyleyebilir veya duyduğumuz sözleri zihin, istemsiz tekrarlayabilir.

Pisliğin hayali pisletmez. Onaylamadığımız küfür bize ait değildir. Şeytandan Allah'a sığınalım ve o rahatsız edici şeylerin günah veya kötülük olmadığını bilelim. Eğer o şeyden kötülük görmeyeceğimizi kabul edebilirsek takıntılı düşünce hızla gerileyerek unutulur.

d) Sorunun Yapısını Bozmak

Stres üreten takıntılı sözün veya filmin kendisini bozabiliriz. O, nöronlara kayıtlı bir içeriktir. Bir videoyu bozar gibi yapısı üzerinde duyusal olarak çalışabiliriz:

Örneğin "Sen mehdisin." diye tekrarlayan cümleyi, böğüren bir ineğin sesine dönüştürebilir; çevresine kahkaha, davul, zil sesi ekleyebilirsiniz. Bunu bir süre tekrarladığınızda artık o ses yerine böğürme, davul, zil duymaya başlarsınız ve bu da stres üretmez. Ya da böcek korkusu yaşayan; ısırmaya çalışan böceği hayalinde kelebeğe dönüştürebilir, boyayabilir, ona dans ettirip şarkı söyletebilir. Hayal gücünüz sınırsızdır; yeter ki onu etkin kullanın.

e) Zihni Başka konuya Kaydırmak

Takıntının gitmesini isteyen zihin, boş durumdaysa takıntıdan kurtulması daha zor olacaktır. Fakat zihin yoğun şekilde işler, görevler, çalışmalarla ilgiliyse takıntıya kendini tekrarlayacak alan kalmayacaktır.

Dolayısıyla takıntıyı atmaya çalışmadan ve takıntıya kayıtsız kalarak zihnimizi başka konulara yönlendirebiliriz. Örneğin zikre odaklanabilir, kitap okuyabilir, müzik dinleyebilir, birisiyle sohbet edebilirsiniz. Zihninizi dolduracağınız başka faaliyetler, takıntı kalıbını zihninizden hızla uzaklaştıracaktır. İşten işe koşan, öğrenen ve öğrendiklerini düşünen zihinde takıntı kalıbı tutunamaz.

f) Takıntının Talimatına Direnmek

Takıntı, tekrarlayan bir iç ses değil de hayatımıza dair bir komut olabilir. Temizlik takıntısı gibi, "Yaptığın olmadı, yeniden yap! Sorun var, tedbir al!" diyen bir kalıpla boğuşabiliriz. Kapılarınızı kilitlediniz ama o; defalarca *hırsız gelebilir, kapı açık kalmış olabilir* deyip duruyor.

Zihin, gerçek ile zan arasındaki ayrımı netleştirmekte zorlanıyor. Zihniniz, "Aracının lastiği patladı, sağa çek!" der; "Tamam!" der, çekersiniz. Ama "Aracının lastikleri patlayacak, sağa çek!" diyen bir zihinle araba sürebilir misiniz? Her defasında aynı şeyi söyleyecek ve size arabanızı kullandırmayacak. Tek çare takıntılı komutları, emirlerine karşı koyarak etkisizleştirmektir.

Takıntılı talimatın ürettiği stresin en şiddetli noktası 100 puan olsun. Emre karşı koyup bekledikçe gerilim azalacaktır. Direnin dakika tutun ve gerilimin azalmasına puan verin. Tekrar gelince tekrar puanlayın. Gelecek sefere gerilim daha düşük puanla başlar ve baskı giderek söner.

Takıntı talimatına direnerek gerilimi azaltmak:

• Birinci takıntı seansı:

- *Ellerin temizlenmedi, korkunç kirlisin. Tekrar yıka.* | **Hayır! 100 Puan**

- (2 dakika, yıkamayıp dayanıyorsunuz) *Yıka diyorum.* | **Hayır! 80 Puan**

- (5 dakika hâlâ yıkamıyorsunuz, korkunuz azaldı.) *Israr ediyorum.* |**Hayır! 50 Puan**

- (8 dakika kalbiniz sakinleşmiş. Ölümcül değilmiş.) *Yıka artık!* |**Hayır! 30 Puan**

- (15 dakika, unuttunuz, zihin başka konuya geçti, seansı atlattınız.) |**Hayır! 0 Puan**

• İkinci takıntı seansı:

- (60 dakika sonra: *Ellerin temizlenmedi, korkunç kirlisin. Tekrar yıka.* | **Hayır! 90 Puan**

- (2 dakika, yıkamayıp dayanıyorsunuz) *Yıka diyorum.* | **Hayır! 70 Puan**

- (5 dakika hâlâ yıkamıyorsunuz, korkunuz azaldı.) *Israr ediyorum.* |**Hayır! 30 Puan**

- Her yeni seansa daha düşük gerilimle başlıyorsunuz ve talimatlar zamanla duruyor.

g) Takıntının Duygusunu Yok Etmek

Bu kısımdaki tekniği kaygı duygusu için de kullanabiliriz. En baş edilmesi zor durum, mekândan bağımsız korkuların takıntıya dönüşmesidir. Açık alan korkusu (agorafobi) yaşayan, şehre çıkamaz ama evinde güvende hisseder. Lakin ölüm korkusunu takıntı yapanın kaçabileceği bir yer yoktur. Bu tür durumlarda en akıllıca çare, o olumsuz duygunun kendisinden kurtulmak olabilir.

Zihnin, kaygı duygusunun kendisinden kurtulması da mümkündür. Korkunun bir geni var ve korku geni yok edilen farelerin kedilerden kaçmadığı görülmüş. Gelecekte, korku ilaçla yok edilebilecekmiş. Yabancılar; acı duymayan, korku geni devre dışı askerler yetiştirmeye çalışıyormuş. Çok tehlikeli. **Kaygı ve korkuyu Yüce Yaradan, hayatımızı korumak için genetiğimize yerleştirdi.**

Kaygının sebeplerini bulup çözemiyorsak kaygı duygusunun doğrudan kendisini acı verici olmaktan çıkarabiliriz. Bu, hipnoz altında ameliyat acısının duyulmamasına benziyor. Beyin, bazı duyulara sağırlaştırılabilir. Kaygıdan kaygılanmamayı, şu egzersizi tekrarlayarak şuuraltına işleyebiliriz:

• **Hazırlan:** Uygun bir odaya geçin. Gürültü yok, rahatsız edilmeyeceğiniz bir yerdesiniz. Kapınızı, telefonunuzu kapatın. Rahat bir koltuğa oturuyorsunuz veya uzanıyorsunuz. Gözlerinizi kapatıyorsunuz. Burnunuzdan birkaç kez derin nefes alıyor, tutuyor, yavaşça ağzınızdan veriyorsunuz. Derin solumayı üç beş dakika sürdürürken tüm uzuvlarınızı gevşetiyorsunuz. Ayak parmaklarınızdan bacak, karın, gövde, kol, el, boyun, yüz kaslarınıza kadar bütün bedeninizi rahat bırakıyorsunuz. Ne kadar gevşeyebilirseniz talimatlarınız derin bilincinize o kadar kolay iner.

• **Kaygı duygusunu tanımla:** Bedeninizde gezinin... Katı kas, kemik, bacaklardan; kollara ve kafanın içine kadar et, damar, kemik ve iç organlarınıza geçin. Şimdi sizi rahatsız eden duyguyu arayın. Sakin. Bekleyin ve iyi anlayın: "Korku, endişe, kaygı!" O duygu bedeninizin neresinde duruyor? *Bir* yerinde mi *her* yerinde mi? İç gözünüzle duyguya bir dakika bakın. Bir rengi, boyutu, hareketi var mı? Ona isim vermek isteseniz ne derdiniz? O neye benziyor?

"Ağır, ince, kalın, basınç, ateş, su, titreşim, kırmızı, lahana, havuç." Kendisini hangi nesne gibi algılatıyor? Bekleyin. Mantığı karıştırmayın, hislerinizi izleyin. O lahana mı? Bulduysanız ona o adı verin. Onu sessizce izleyin. Sanki o mu gerçekten? Diyelim ki adına lahana olarak karar verdiniz...

• **Kaygı duygusunu benimse:** O duyguyla zihninizden konuşun. "Hey, merhaba lahana! Seni sevgiyle selamlıyorum." Karşılık vermesini bekleyin, devam edin: "Seninle barışığım. Sorun yok. Benimle olmandan hoşnudum. Senden razıyım. Seni benimsiyorum. Seninle birlikte yaşamaya hazırım. Bir deniz dalgası gibi içimden geçebilirsin! İhtiyacın kadar kalabilir ve gidip yeniden gelebilirsin. Ben iyiyim böyle." Bunları tekrarlayarak söylerken size cevap verirse anlayın. Her şartta kendisine dost olun.

• **Gerçek hayatta yüzleş:** Artık o duygu geldiğinde kaçmak yok. Bırakın kaygı dalgası gelsin ve size işinizi yaparken çarpsın, geçsin. Her ne yapıyorsanız; mücadelesiz, olacaklara teslim olarak yürüyün. Cesaretiniz ve sükûnetiniz hızla gelişecektir.

BÖLÜM 5

DENGESİZLERLE İLİŞKİLERİ YÖNETME

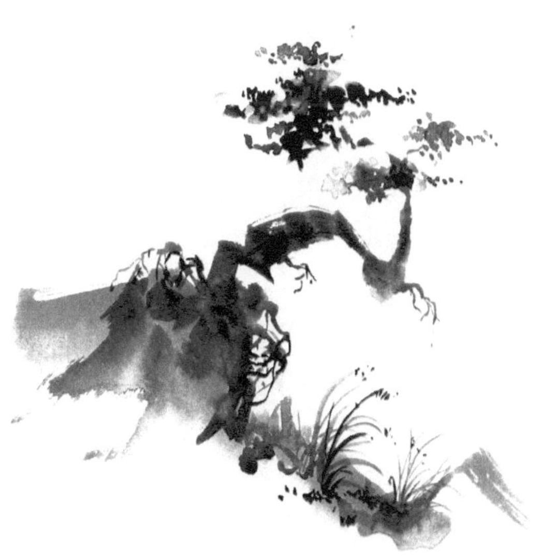

Dengesiz kişiyle yaşamak işkencedir: Sözü ters anlar, ters söyler; bencil, zorba veya ikiyüzlü davranır.

Giriş

Hayatımızdaki birinci stres sebebi insandır; çünkü sosyal insanız ve en çok insanlarla iletişim içerisinde oluyoruz. Ailenizdeki bir kedi ile bunalmazsınız ama ailenizde psikolojisi dengesiz birisi varsa hayatınızı size zehir edip beyninizin pilini bitirebilir. Yabancı bir dengesizden, uzak durarak kurtulabilirsiniz. Ama hayatınızda mecburen bulunan birisinden kaçamıyorsunuz. *Zihinsel Şifa* bu bölümde, dengesizin stresinden kurtulmanın kaçmak dışındaki yollarını ele alıyor.

İnsanları; dengeli, dengesiz ve psikopat olarak üçe gruplayabiliriz. Düzgün yolda araç kullanmak kolaydır ama çukurlu ve taşlı yolda acıtıcı, bataklıkta ise batırıcıdır. Dengeli kişi adildir, sosyal zekâsı yüksektir. Psikopat, zihnini ya çok çarpık kullanır veya beyni hasarlıdır. **Dengesizin ise genelde beyni yeterlidir. Ama zihni çarpık veya yıkıcı kurallarla çalışır; gerçeği, komik aynalar gibi tersyüz eder.** Akıllılıkla ahmaklık arasında gidip gelerek çevresine sürekli çarpar, vampir gibi enerji emer, asalak gibi sömürür, can sıkar, acı üretir.

Ailemizden biri dengesiz olabilir ya da bir güzelliğinden, zekâsından, yeteneklerinden, saygısından, övgüsünden veya gücünden etkilenerek dengesizi hayatımıza alabiliriz.

Davranış dengesizliği, beynin hasar görmesinden kaynaklanabilir. Uykusuzluk, susuzluk, hareketsizlik, dengesiz beslenme, madde bağımlılığı veya sürekli stres, beyin kimyasını bozar ve bazı bölgelerini devre dışı bırakırsa davranış dengesi bozulur. Dengesizlik, zihni yöneten kişisel inanç kurallarının yıkıcı içeriklerinden de kaynaklanır. Zararlı düşünce alışkanlıkları edinerek dengesiz tutum alışkanlıkları geliştirebiliriz.

Örneğin çocuğun büyüdüğü ailenin babası, aşağılamadan konuşmaz. Anne-babanın kavgalarını izleyerek büyüyen çocuk şiddet filmleri izler. Sonunda ortaya çıkan zorba çocuk, öğretmenine bile saldırır.

Dengesiz insan; sözü tersinden anlar, kendisini tersinden ifade eder ve bencilce, zorbaca, ikiyüzlüce davranabilir. Sadece kendi kurallarına göre yaşar. Kusurunu kabullenmez, başkasına yükler, isteği hemen gerçekleşmezse hırçınlığa veya şiddete başvurur.

Atalar, "Can çıkar, huy çıkmaz." demişler. Dengesiz huy beyin hasarından doğuyorsa tamiri, beyni tamir etmek kadar zor ve zaman alıcıdır. Bir dereceden sonra da imkânsızdır. Dengesizlik, zihnimizi virüslü çalıştıran inanç ve kurallarımızdan kaynaklanıyorsa azimli ve sabırlı eğitim ve çabalarla olumsuz alışkanlıklarımızı değiştirebiliriz.

Dengeli/dengesiz ilişkileri yönetmek, kurtla kuzu arasındaki ilişkiyi yönetmeye benzeyebilir. Bir insan için yararlı işleyen kural, öbür insan için zarar verebilir. Biz veya muhatabımız dengesiz huylar edinmiş olabiliriz. Şartlarımızın üreteceği zihinsel hasar bizi dengesizliğe sürükleyebilir. Sorunu tanımak, sorunu yönetmenin ilk adımıdır.

Dengesizliği, ağır zihinsel kusurları kapsayan psikopatlıktan ayırt edelim. Psikopatın vicdanı gelişmemiştir. Suçluluk bilmez, şiddet kullanır; yalancı, düzenbaz, kurnaz, tuzakçı, uyumsuz davranır. Hırsızlık, cinayet, yaralama, cinsel sapma, kumarbazlık tarzı davranışlar, psikopatlarda daha çok görülür.

Dengesizleri, "zorba, sahtekâr, şehvet düşkünü, gösterişçi, cimri, içten pazarlıkçı, mükemmeliyetçi, şüpheci" şeklinde tanımladık. Özelliklerini; temel ihtiyaçları, avlama taktikleri, bunaltma biçimleri ve kendileriyle baş etme yöntemleri açısından inceledik.

A) DENGESİZLER VE ÖZELLİKLERİ

1- Zorba

Dengeli insan isteklerine; tatlı dille, bedelini ödeyerek, pazarlık ve karşılıklı rızayla ulaşır. Zorba ise bağırır, fiziksel veya sözel şiddet kullanır, korkutup sindirir ve istediğini zorla elde eder. Hepimiz haksızlık altında öfke patlamaları yaşayabiliriz. **Zorba, haksız olduğu hâlde ve her fırsatta zor kullanmayı alışkanlığa dönüştüren kişidir.**

Zorba, sadece kişisel arzularının karşılanmasına odaklıdır. Çevresini, tek taraflı olarak ve zorbalıkla kendisine hizmet ettirir. Herkes belasından çekinir. Beyin kimyası onu öfkeli, heyecanlı ve çılgın davranışlara sürükler.

Bir zorbayla evliliğe beş yıl dayanan bir kadının, iki çocuğu olur. Her anlaşmazlıkta şiddete başvuran kocası, kendisini defalarca darp eder. Ailede yemeğin tuzundan havlunun yerine kadar yığınlarca mesele bağrışma konusu olur. Kadın da kocası gibi çalışmakta, eve yorgun gelmekte; çocukların ihtiyaçlarını, evin temizliğini, yemeği ve ütüyü tek başına halletmektedir. Kadın çabalarken kocası; televizyon karşısında yattığı yerden yemek, çay, meyve servisi bekler. "Sen de yardım etsen." itirazına, "Yapacaksın, sen kadınlık görmemişsin." tepkisini verir. Kadın boşanma davası açar ve aileler, türlü iftiralarla birbirine girer.

• Zorbayı; terör örgütlerinde, sokak eylemlerinde, mahalle kavgalarında, aile içi boğuşmalarda bulursunuz. Çok sık güç kullandığı için gücünü epeyce geliştirmiştir. Silah veya en azından bıçak taşıma eğilimindedir. Yan baktınız diye sizi bıçaklayabilir. **Zorba aslında korkaktır. Kendisinden güçsüz gördüklerini**

ezerken kendisinden güçlü gördüklerine eğilip bükülür. Zorba, güçlü görünümünden korkan insanların emirlerine itaat edebildiğini görür. Küfürle tehditle iş bitirir.

• Bir zorba hayatınıza, kendisini güçlü bir sığınak gibi göstererek girer. Zayıf, yetim, fakir, yalnız birisiyseniz gücüne ihtiyaç duyacağınız zorbanın avı olabilirsiniz. **Zorbanın başka hiçbir kötü huyu olmayabilir, diğer yönleriyle tertemiz göründüğü hâlde sinirlerine hükmedemez.** Küçük bir gerilimden patlar, küfürler savurur, pişman olur, yine tekrarlar.

Bir bayan yardım istiyor: "Hocam, internetten tanıdığım genç tanışmaya gelirken otobüste kavga ettiği birini bıçakladığı için karakola götürülmüş. Onu çıkarmama yardım edin!" *Hayatı kendisine zehir edecek zorba bağıra çağıra geliyor ve umurunda değil!*

• Zorba; isteklerini yapsın diye sıklıkla korkuttuğu avına hayatını zehir eder, kanını kurutur, enerjisini tüketir. Nezaket bilmez; emredici, aşağılayıcı konuşur. Avını, tek taraflı hizmet eden köle gibi görür ve asla da avının hizmetlerine karşılık vermez.

• Eğer bir zorbayı ezecek gücünüz varsa o zaten bunu bilir ve size bulaşmaz. Yanlışlıkla bulaşır da dayağı yerse çevrenizden hemen kaybolur, kurtulursunuz. Bir zorbadan kurtulmanın yolu, ya onu hayatına almamak veya zorbalığını fark ettiğinizde en küçük zorbalığına hayatının en şiddetli karşılığını vererek onu korkutmaktır. **Zorba, şiddetin işe yaradığını görürse yok edinceye kadar avını sömürecektir.**

Zorbayı hayatınızdan atamıyorsanız nasıl baş edebilirsiniz? Onlarla öfke oyununa girmeyeceksiniz. Ağız dalaşı, karşılıklı bağrışma işe yaramaz. **Tek çareniz vardır; korkmamak, korkunun aklınızı başınızdan almasına izin vermemek, sakin olmak.** Sanki bir robotun sesini duyuyorsunuz. Duygularınızı değil, aklınızı dinliyorsunuz. "Sakin ol!" deyin kendinize, sükûnetle dinleyin. "-Benden ne istiyorsun?" diye sorun. Sizden bir şey istiyorsa, istemediğiniz şeye "-Hayır!" cevabı verin ve sakinliğinizi koruyun.

2- Sahtekâr

Sahtekâr; profesyonel bir kurnazdır, tuzak kurucudur, dolandırıcıdır. Bir biçimde şirinlik ederek avının kalbini çalar ve sonra da gizlice onu sömürür. Kendi başına alnının teriyle kazanıp hayata tutunamaz. **Başkasının sırtından geçinmeyi, işlerini başkasına yaptırmayı, bir yaşama yolu olarak benimsemiştir.** Borç takar, çürük mal satar, türlü taktiklerle kurbanını kendisine hizmet ettirir.

Bir sahtekârın avladığı kadının hikâyesi şöyle: Kadın, iki yıllık evli ve kocasını çok ama çok seviyor. İki yılın söndüremediği bu aşırı sevgiye dikkat edin. Kocası; çok sorumsuz, çok ilgisiz ve aşırı rahat davranır. Kadına göre; hiçbir kötü huyu yok, çok temiz bir insan ve son derece sevimli, saygılı, sevecen ancak inanılmaz sorumsuz. Ne ders çalışır ne işe girer ne de evin işleriyle ilgilenir.

Ailenin tüm yükünü tek başına omuzlayan kadın evi düzenlemese ev çöplüğe döner. Evin geçimi, alışveriş, temizlik, faturalar; her şey kadının işidir. Erkek ne yapar? Karısından para alır, gezer gelir, yer içer, oturup televizyon izler. Bütün bu yükü aşkı uğruna omuzlayan kadın, hiç bitmeyecek diye düşünüp giderek boğulmaya başlar. Bunalım baş gösterir, maneviyatı çöker ve depresyona düştüğünü anlar.

• **"Bir sahtekârı kim hayatına dâhil eder ki!" demeyin. Zira o, kusursuz bir iletişimcidir.** Dünyanın en sevimli gülümsemesi onun yüzündedir. Öyle tatlı, sevgi dolu, güven verici konuşur ki öylesine güçlü ilişkileri olan, hayatta önemli bir statü kazanmanıza katkı sağlayacak bir insanı kaybetmek istemezsiniz.

• Fakat sahtekâr bir kere dişlerini avının etine geçirdi mi artık acı gerçekler belirmeye başlar. Hani vaatler? Hani sen zengin bir ailenin çocuğuydun? Hani dayın bakandı? Hani şöyle bir eğitim almıştın?

Bir yandan kurbanın vericiliği, hizmeti, fedakârlığı devam ederken diğer yandan sahtekârın yalanları açığa çıkmaya başlar. Kurban bir yalanı sineye çeker, daha büyüğü gelir. Onu kabullenmek zorunda kalınca daha büyüğü gelir. Sahtekârın hayal gücü inanılmaz ikna edicidir. **Kurban hep kanmayı ve bir gün düzelir ümidiyle tek taraflı hizmetini sürdürmeyi seçer.** Ta ki bütün gücünü yitirip çökene kadar! Artık hizmet edecek takati, sömürülecek kanı kalmamıştır. Günün birinde sahtekâr uçmuştur, artık yoktur. Muhtemelen sömürebileceği bir başka avın peşine düşmüştür.

Sahtekâr, evli olduğu hâlde bekârlığına inandırıp kurbanına beşinci nikâhını kıyabilir. Kurbanının ceplerini boşaltır, eve hırsız girdiğine inandırabilir. Hiç girmediği işten atıldığına ikna edebilir. Çalıştığı iş yerinin patronuyla evlenen bir kadının hikâyesini hatırlayanlarımız olabilir. Kadın, zengin ve güçlü patronuyla evliliğin mutluluğu içerisinde yüzerken günün birinde kocasının aslında evli ve çocuklu bulunduğunu fark eder. Lakin şoku bununla kalmaz; aslında patronun bir işçisinin kimliğini kullandığını, yani resmen aslında başkasıyla evlendiğini öğrenir.

• **Bir sahtekârdan korunmanın yolu, dediklerine değil yaptıklarına bakmaktır.** Bir kişinin bir yalanına tanıklık ederseniz onun güvenilmezliğini aklınızda tutmalı, her önerisini tahkik etmelisiniz. Her şeyi net konuşmalı, anlaşıyorsanız yazmalı veya yazdığınızın satır aralarını iyi okumalısınız. Her söze kanan, imzaladığı anlaşmayı hiç okumayan, genellikle kaybeder.

Sahtekâr kurbanını ikna etmek için satış taktikleri kullanır. "Herkes bunu yapıyor, ben çok iyi biliyorum, bana güvenmiyor musun, fırsatı kaçırma, bu son şansın, en iyisi bu" der, ısrar eder. Birisi size satış taktikleriyle baskı uyguluyorsa iyi düşünün, araştırın, danışmadan karar vermeyin. Yoksa hayal kırıklığı yaşayabilirsiniz.

3- Şehvet Düşkünü

Sağlıklı şehvet; ilahî emirler, vicdan ve sosyal kurallar çerçevesinde meşru ve helal yollarla karşı cinse talip olmaktır. **Şehvet düşkünlüğü, şehvetine ilkesizce tapıcılıktır.** Şehveti hayatın odağı yapmak ve tatmini için helal, meşru, yasal sınırları reddetmektir.

Şehvet tapıcılığı; cinsel sapmalarda ve günü birlik ilişkilerde yaşanabildiği gibi, evlilik içerisindeki ihanetlerde de kendini gösterir. Şehvet düşkününün huzurlu bir evliliğe tutunması mümkün değildir.

Evli kadın, birkaç yıl sonra kocasının tutumundan şüphelenir. Dedektif tutar ve kocasını bir Rus kadınla yakalatır. Yetişkin üç çocukları vardır ve aralarındaki karı-koca ilişkisi bitmiş vaziyettedir. Bu ihanetten etkilenen kadın, boşanmak ister; kocası, kadını intihar etmekle tehdit eder. Tövbe edip zinayı terk etmesini ister, bunu da kabul etmez. Kadın, sorunu kocasının ailesine de yalnız bırakırlar korkusuyla konu-komşuya da anlatamaz. Çocukları, babalarının sorumsuzluğundan sinir krizleri geçirir. Oğlu, babasının zalimliğinden Allah'ı suçlar ve inancını yitirir. Her yönden sıkışan kadın, depresyon haplarıyla yaşamaya çalışır. Şehvet tapıcılığının bir aileyi içine düşüreceği bela aşağı yukarı böyledir.

Bu kimseler, maalesef şehvetlerinin esaretine düşmüş; orada boğulmaya hazırlanan kimselerdir. Bu kişileri; fuhuş hanelerde, nikâhsız ilişkilerde, uyuşturucu kullanımında veya bazı bu türden tatminlere odaklanan sosyal yapıların içerisinde görürsünüz.

• Bir şehvet düşkünü, insana çekici gelebilir mi? **Şehvet düşkünü kişi, cinsel açlık çeken herkesi enerjisinin içerisine çeker.** Çünkü bakışından yürüyüşüne kadar her hâlinden şehvet fışkırır.

Bir şehvet düşkünüyle arkadaşlık tam da "hayatını yaşa, nerede akşam, orada sabah, vur patlasın, çal oynasın." türünden bir ilişkidir. Hayatı eğlencedir, heyecandır, gençlik başkaldırısıdır. Hiçbir korkusu yoktur, hiçbir kural tanımaz. Bir yerlerden yürütülen paralar, gayrimeşru yerlerde ve içkinin, uyuşturucunun, müziğin eşliğinde harcanır. Amerikan veya eski Türk filmlerindeki gece hayatı, tam olarak bir şehvet düşkünlüğü hayatıdır.

• Bir şehvet düşkünüyle yaşamak keyifli mi? Şehvet düşkünüyle ilişkinin başı, şehvetin zevkiyle; sonu ise kullanılıp kirletilerek atılmanın acısıyla doludur. Vefayı, onuru, geleceği ve ahirette vereceği hesabı önemsemeyen sorumsuz zihinde şehvet düşkünlüğü, kalbe korkunç görünmeyebilir.

Şu var ki şehvet düşkünlüğü uzun süre beslenemez. **Çünkü şehvet, zihnin zevklerini en hızlı tüketen tehlikelerdendir.** Zevk rezervleri tükendiğinde geride tam bir zevksizlik kalır. Tam bir duygusuzluk ve bunalım dönemi başlar.

Şehvet düşkünü; ele geçirdiği avını örümcek gibi sömürür, kullanır, keyfini bitirir, çabucak bıkar ve başka bir av arar. Başlangıçta avını iyi eğlendirir, gezdirip tozdurur, uçurur; ardından da işin tüm maddi-manevi bedelini avına yükleyerek kaybolur. Yok olur ortalıktan. Avın bir daha hayata tutunması olağanüstü zordur. Umutları sönmüştür. İtibarı bitirilmiştir. Yalnızdır ve artık dürüstçe sosyalleşemez. Av, bunalım bataklığında yavaş yavaş ölmektedir.

• Bir şehvet tapıcısından korunmanın yolu her zaman, aklı/basireti önde tutmaktır. Çağırdığı eğlence meşru mu? Aylar, yıllar sonraki sonucuna bakın. Onunla uyuşturucu almanın, ilişkiye girmenin bedeli ne olacak? Kaybedilecek onur, para, statü düşünülsün. Şehvet düşkünü sadece şehvetini düşünür ve bu düşünce aklını yok eder. **Bir şehvet tapıcısından mutlaka uzak durulmalıdır.** Evlenildiyse de bitmeyen ihanetleriyle boğuşmak yerine derhâl boşanıp ilişki bitirilmelidir.

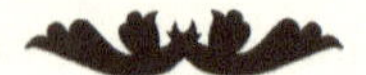

4- Gösterişçi

Gösterişçi tutum, şişirilmiş veya aşırı ezilmiş egodan kaynaklanabilir. Egosu aşırı abartılarak yetiştirilen kibirli insan, kendisini çok büyük ve başkalarını çok küçük görür. Bu algısının onaylanması için de sürekli övülmesi gerekir.

Egosu ezik gösterişçi ise öz saygısız, takdirsiz ve yetersiz algıladığı geçmişten geldiğinden sevgi, saygı, onay, takdir ve lüks açlığıyla boğuşur. Maneviyat yetersizliği maddiyatı öne çıkarır. Yetersizliği o denli derin yaşamıştır ki hayattaki tek ve doyumsuz amacı, övülmek, onaylanmak ve yüceltilmek olmuştur. Çevrenin beğenisine, hayranlığına ve takdirine kavuşabilmek için çırpınır.

Gösterişçi; huzurun, başarının, değerin, saygınlığın, dış görünüşten kaynaklandığını düşünür. Ün, lüks mal ve marka tutkusuyla dikkat çeker. Ekonomisine uymadığı hâlde pahalı giyinir; tanınmak, bilinmek ve geniş çevre edinmek için can atar. Kendisini eleştirenlere düşman, övenlere de kul köle olur.

Ankara'da bir köy evinin iki odalı bodrumunda koridora kurduğu sobasında yakacak odunu olmayan bir kadın. İki küçük çocuğuyla un çorbası içtikten sonra battaniyeye sarınıp beklerken üsteki komşunun acıyarak gönderdiği birkaç parça odunla ısınır. Hasbelkader ziyaretimiz vesilesiyle soruyoruz: –Nerede kocası? –Şehirde, barda. –Çevrede bir sürü inşaat var, çalışmıyor mu? –Bir sürü iş çıkmış da beğenmemiş. Herkese borçlu ve bir de parlak ayakkabı, markalı ceket giyiniyor, pahalı sigara içiyor. İşte evinin hâli!

Gösteriş saplantısının zorladığı lüks tüketim çılgınlığı; birçok insanı ağır borçlara düşürdü, birçok yuvayı yıktı. Birçok girişimci, büyük paralar kazanmaya başladıktan sonra tüketim çılgınlığına kapılarak silindi piyasadan. Birçok esnafın da hanımının tüketim çılgınlığı yüzünden batışına tanığım. İtibarı maddede arayınca maddi rekabetçilik başlıyor. Gösteriş tutkusu, komşunun lüks avizelerinden daha pahalısını almaya mecbur bırakır. "Ben ondan aşağı mıyım ki!" saplantısı iflasla sonuçlanır.

• Bir gösterişçi; hayatınıza çekiciliğiyle, yeteneklerinin veya potansiyeline dair söylemlerinin inandırıcılığıyla girer. Kıyafeti, özellikleri, sanatı, yetenek ve cinsel cazibesiyle göz kamaştırıcıdır. İlk anda kibri veya övülme ihtiyacı anlaşılamaz. Bütün tavır ve tutumlarıyla çevreye "Beni beğenin, övün, sayın, önemseyin!" çığlığı atar gibidir. Aşırı dikkat çekiciliğin, süslülüğün, lüksün, ilginin, konuşkanlığın, gösteriş tutkusundan kaynaklandığını baştan kavramak güçtür.

• Kolay kurban şöyle söyler: "Güzel, gösterişli, yetenekli, becerikli bir eşten/arkadaştan/ortaktan bana ne zarar gelir ki?" Oysa gösterişçinin kalbi; karadelik gibi sürekli ilgiye, takdire, övgüye açtır. Kendisini dâhi ilan eder, üstün zekâlılar arasında bulunmak için can atar ve bu özelliklerini sürekli hatırlatır. **Başkalarını, kıymetini bilmemekle suçlayıp durur. Onu öve öve, beğene beğene bitiremezsiniz.** Her gün takdir, övgü, beğeni bekler. Kaprisleri altında ezilirsiniz. Doğum veya evlilik gününü unutamazsınız.

Daha çok alkışlarla yaşayan sanat dünyasına yönelen gösterişçilerin özelliği, evlenememeleri veya kolay boşanmalarıdır. Sürekli özen, ilgi, övgü bekleyen ve karşılığında küçümseyen birisiyle yaşamak çok zordur. Gösterişçi övüldüğünde yıldızları yutan karadelikler gibi açlığı büyür. On binlerin övgüsü yetmez; yüzbinlere, milyonlara talip olur. Gösterişçi, çabalarının sonunda çok ünlü olabilir ama yapayalnız kalmaya mahkûmdur.

• Bir gösterişçiden korunmanın en iyi yolu; kendisini alkışlasanız bile değerini iddialarına değil yaptıklarına ve yaşantısına dayandırmak, uzak durmak ve hayatınıza almamaktır. Gösterişçi bencildir. Hem yüceltilme bekler ve hem de imkânlarını bencilce kullanır. Zaten övgüsü yetersiz kalan avını terk eder, başka avlar arar.

5- Cimri

Cimri, mutlak bir yoksunluk içerisinde yetişmiş gibidir. Mümkün olan her imkânı sürekli kendisine ister. Mallar, makamlar, her türlü imkân ve fırsatlar hep onun olsun. Hep o biriktirsin. Biriktirir ve doymaz. Yüksek makamlara göz diker. Sürekli servet hesabı yapar. Evler, araziler alır. Parasını gizler, gömer ve tüm bunlara rağmen o bir kuruş harcamaktan ürperir. Birisine bir kuruş verecek olsa eli titrer. Ölüm yaklaşır ve öteki dünyaya malından bir kıymık götüremeyeceğini bildiği hâlde o hâlâ huyundan vazgeçmez, doyumsuz yaşar, doyumsuz ölür.

Yalnızlığına acıyan yeni bir kurban iş arkadaşına yaklaşır ve arkadaşlık etmek ister. Tanışırlar ve hemen birbirlerine ısınırlar. Günler boyunca kurban hep veren, o ise hep alandır. Çayı kurban ısmarlar, hesabı kurban öder, hediyeyi kurban alır. Günün birinde yorgun bir vaktinde kendisini arabasıyla evine bırakmasını rica eden kurbana, "Su değil, benzin yakıyor." cevabını verir. Kurban bu keskin cimrilik karşısında şok olur, uyanır; o da terk eder. Fakat geride hakaret dolu bir hasar bırakarak ayrılır.

İnsan tutumlu olur, israftan sakınırsa huzurlu bir geçim edinir. Savurgan insanın hayata başarıyla tutunması mümkün değildir. Fakat cimrinin hayatı bir başka beterdir. O, zenginlik içerisinde fakirdir. Yetimin, muhtacın malını biriktirdiğiyle kalmaz; birikiminden kendine de çevresinde de hayır gelmez ve ahirete hayırsız bir hayat götürür. Bir ömür para biriktirip de hayrını görmeyen şu babaannenin durumuna bakar mısınız: Ölünce, odasındaki kanepeyi eskiciye satarlar. Eskici, kanepe döşemesinin içinden bir valiz dolusu süresi geçmiş kağıt para bulur.

• Bir cimri ilk bakışta dışarıdan güçlü görünür. Serveti, şöhreti, gücü vardır. Uzaktan karizmatiktir. Yakından tanımayanlar açısından harika biridir. Cimriliğin ürettiği doyumsuzluk onu çalışkanlığa ve yeteneklerini geliştirmeye zorlamıştır. Fevkalade çalışkan ve üretkendir. Böyle dopdolu birisinin hayatına girmek çekici gelebilirse de yakın çevresi hiç de öyle düşünmez. **Çünkü cimriliğinin en ağır eziyetini ailesi ve akrabaları çekmektedir.**

Ev aradığım sıralarda beğendiğimiz bir apartman dairesinin satışa sunulduğunu öğrenince sahibi olan yaşlı amcaya ulaştık. Bir fiyat verdi, pazarlıkta anlaşamadık. Üst katlarda binanın süper zengin müteahhidinin de satılık dairesi olduğunu öğrenince, adam tokgözlüdür, bize daha fazla indirim yapar zannıyla müteahhidi ziyaret ettik. Müteahhit bize yaşlı amcanın fiyatının neredeyse iki katını teklif etmez mi? İnsanın zenginleştikçe zenginliği sevmesi böyle bir şeymiş.

• Bir cimri belki öleceği zaman servetinden pay vermeyi teklif edebilir ama hayatına aldığı kurbanını birikiminin refahından yararlandırmaz. Kurban, cimrinin hayatına ancak bir hizmetçi olarak girer. Aşırı cimrinin eş ve çocukları da ızdırap içindedir. Doyumsuz cimri kendi ihtiyaçlarını bütün ihtiyaçların üzerinde görür. Başkası onun hayatında sadece onun isteklerine hizmet için vardır. En kötüsü de cimri; kurbanıyla işi biter, hizmetlerini sömüremeyecek olursa onu işten çıkarır veya sokağa atar. Ona yıllarca hizmet edene, bedava çalışana, gönüllü destek verene vefası yoktur; bir bakıma kalpsizdir.

• **Bir cimriden korunmanın en iyi yolu; malına, makamına, sözlerine ve vaatlerine güvenerek iş yapmamaktır.** Cimri; zengindir, ünlüdür, güçlüdür. Karşınıza maddi gücüyle ve vaatleriyle çıkar. Cimriyle ilişkilerinizi vaatle yürütemezsiniz. Anlaşacaksanız belgelemeli, sözleşme imzalatmalısınız.

Elbette ki överek ve hizmetine koşarak bir cimriyle ilişkiyi yaşatmak mümkündür. İnsan hangi bedeli ne karşılığında ödemeyi seçtiğini kendisi belirler.

6- İçten Pazarlıkçı

İçten pazarlıkçı; niyetini ve isteğini davranışlarına açıkça yansıtmayan, beklentisini ilgisiz yollarla ortaya koyan kişidir.

İlişkinin başında sorun çıkarmaz veya gururuna yediremememek veya korku gibi nedenlerle beklentisini açıkça ifade edemez. Siz de sorunu anlamadığınız için neden boğuştuğunuzu bilemezsiniz.

Kadın; kocasının emredici, aşağılayıcı, küçük düşürücü davrandığını söylüyor. Aslında sorun, kadının kocasından eğitimli olması ve daha zengin bir aileye mensup olmasıdır. Koca kendisinden yüksek statüdeki kadını kaldıramamakta ve tepkisini aşağılayarak göstermektedir. Kadın, kocasının ev işlerine yardım etmemesinden rahatsızdır. Sorunu açıkça söyleyemediği için somurtmakta; başının ağrıdığını, yorgun olduğunu söyleyerek yalnızlığa çekilmektedir.

Kadın veya koca, belki başka bir ilişkiye güvendiğinden veya mevcut ilişkiyi tatminsiz bulduğundan ayrılmak istemektedir. Ancak belki suçlanmaktan belki incinmekten çekindiği için amacını gizleyerek dolaylı tepki vermektedir. Gereksiz yere hırçınlık etmekte, kavga çıkarmakta, yıldırarak muhatabının ayrılığı istemesini beklemektedir.

İnsan zihni tuhaf biçimde kurnazlık üzerine kurnazlık üretebiliyor, tuzak üzerine tuzak kurabiliyor. Çarpık ilişkilerle dolaylı yollarla siyaset yaparak amacına ulaşabiliyor.

• **İçten pazarlıkçıyı hayatınıza almanız kolaydır. Çünkü o hiçbir beklentisini baştan açıklamaz.** Koyun gibi uyumlu ve fedakâr görünür. İlişkinin başında gerçek olamayacak kadar iyidir. Onunla evleneceksiniz her şeye olumlu bakar fakat evlendikten kısa süre sonra konuşulmadık beklentiler ortaya çıkar.

İçinde açıklamadığı bir gizli beklentisi vardır: Size ettiği hizmetin karşılığını vereceğinizi varsayar. İleride umduğu yönde değişeceğinizi veya sizi ikna edebileceğini düşünür. Bu çerçevede beraberliğinizin başlarında âdeta sizin için saçını süpürge eder. Fakat size yaptığı iyilik kadar iyilik göstermenizi hak ettiğinden emindir. Asla karşılıksız hareket etmez.

Siz aldığınız hizmetin keyfini sürerken aslında borcunuz birikmektedir. Karşınıza ansızın ummadığınız kadar büyük bir fatura gelecektir. İçinde biriktirdiği gerilim ateşi, üç biçimin biriyle patlar:

• **Küser:** Konuşmaz, içine kapanır, darılarak cezalandırmaya çalışır. Doğu Karadeniz'in bir köyünde aynı evde kırk yıl birbiriyle konuşmayan dede ile ninenin hikâyesi televizyon haberine konu olmuştu.

• **Zorluk çıkarır:** Hayatı size dolaylı ve alakasız şekillerle zindan eder. Hastalanarak ilginizi üzerine çekmeye çalışır. Sorunun sizinle ilgisi yokmuş gibi davranır, oysa sorunu sizinledir. Bazen intikamını aleyhinizde konuşarak ve arkanızdan tuzaklar çevirerek almaya çalışır. Bunaltıcı davranmasının hangi beklentisinden kaynaklandığını bilemezsiniz.

• **Ya da yumuşak atın çiftesini atar, patlar.** Ağır bir kavga çıkar.

Pazarlıkçıyla iletişimin berbat tarafı, kendisiyle iletişim zorluğudur. Öz güvensizliği, çekinmesi veya gizli kibri nedeniyle açık ve anlaşılır konuşamaz; ihtiyacını ifade edemez. Muhatap sorunu anlayamaz ve kaçınılmaz olarak sık sık duvara toslar.

Çözüm; pazarlıkçıyı aleni konuşmaya, asıl isteğini ve niyetini açıklamaya davet etmektir. Rahat konuşabilmesi için de güvenli ve korkusuz bir ortam sağlamaktır. Daha da önemlisi, umduğu karşılık verilemeyecekse içten pazarlıkçının yardımından uzak durmak gerekir.

7- Mükemmeliyetçi

Bıktırıcı sıklıkta arabasını yıkayan, kurulayan, pamuklu bezle pasta cila süren bir adam tanıdım. Bir defasında minicik bir lekeye odaklanmış, gidermeye çalışıyordu. Arabasını mükemmel derecede temiz tutma saplantısına ömrünün saatlerini harcayan bir adam, hayatını ne kadar verimli yönetebilir ki? İşlerimizi bütün detaylarıyla mükemmel başarabilir miyiz?

Mükemmeliyetçi kişi, kusursuzluk saplantısı içerisindedir. Yazısında bir harf hatası yapsa utancından kahrolur. Eşinin, evladının, arkadaşının en küçük kusuruna kıyameti koparır. Kafasındaki mükemmel modele ulaştıracak bir sürü kurallar koyar, bir yığın ayrıntıya aşırı önem verir.

İşkoliktir, titizdir, detaycıdır, sıfır hata saplantısı içerisindedir. Girdiği sınavdan veya yarıştan birinci gelememek, ödül alamamak, başarısız olmak, onun en büyük hayal kırıklığıdır. İyi olmak, beğenilmek ona yetemez; o, en iyi olmak zorundadır.

Çıtasını çok yükseğe koyması onu, başarılamaz bir hedef yoluna oturtur. Mükemmellik arayışı yüzünden ayrıntıda boğulurken bütünü kaybeder. Girdiği yolun ilk kıvrımında takılır kalır, ilerleyemez. Bir binanın minik bir tuğlasını mükemmel yapmaya çalışırken, rakipleri çoktan binalarını bitirirler. Bu yüzden o en iyisini yapmaya talipken iyisini bile yapamama, kötünün kötüsüne düşme tehlikesindedir. **Çok başarılı insanlar da çok başarısız insanlar da mükemmeliyetçiler arasından çıkar.**

• Bir mükemmeliyetçinin en çekici tarafı, disiplini, çalışkanlığı, üretkenliği, ayrıntıyı kavrama becerisidir. Bu özellikler mükemmeliyetçi insanı güçlü ve etkili bir hayat ortağı gibi gösterir.

Kim böyle başarılı birisinin hayatına girmek istemez ki? Fakat kazın ayağı öyle değildir.

• Mükemmeliyetçinin mükemmel tarafı aynı zamanda en zayıf tarafıdır. İnsan hassas tarafından vurulur. Mükemmeliyetçi insan enerjisini bütünün bir parçasında tüketme tehlikesine düşer. Yolun yarısında nefesi tükenebilir. Evet, o binanın kapısını mükemmel yapabilir ama enerjisi asla o binayı bitirmesine yetmeyebilir. Hâlbuki hayat bir maraton gibi uzun soluklu, sabırlı bir çaba ister. Fırtına gibi giderseniz yarışın bir yerinde devre dışı kalırsınız. Dolayısıyla mükemmeliyetçilerin işin başındaki başarıları uzun soluklu olmayabilir.

Dahası mükemmeliyetçi sadece kendi azim ve disipliniyle yetinmez, çevresini de disipline zorlar. Ailesine, çalışanlarına, gücü yettiğince çevresine, katı bir disiplin uygular. Bazen tam bir despottur. Ayrıntıda o kadar kusursuzdur ki herkesi kusurlu, yetersiz, beceriksiz görür. Ona iş beğendiremezsiniz. Hiçbir işiniz onun beklediği kadar kusursuz olamaz. İlişkiniz ilerledikçe bunalırsınız.

• Bir mükemmeliyetçiyle baş etmenin yolu, öncelikle onu eleştirmemek ve takdir etmektir. Takdir edildiğinde beklentisi karşılanır ve çevresine tepkisi yumuşar.

Ancak mükemmeliyetçiyle işiniz, eseriniz ve başarınız üzerinde tartıştığınızda onu kazanamazsınız. Ona, tartışma yoluyla becerikli olduğunuzu ispatlamanız mümkün değildir. Tartışmak boşuna nefes tüketmektir.

Tek yapmanız gereken bu tür suçlamaların ve aşağılamaların sizi incittiğini ve bunları duymak istemediğinizi söylemektir. Bir iş istediğinde de tam olarak neyi ve nasıl istediğini detaylıca tarif etmesini istemektir.

8- Şüpheci

Şüpheci (paranoyak) zihin; tekleyerek çalışan, başa saran, takılan plak gibi bozuk çalışan zihindir. Normal zihin verileri işler ve düzgün bir akış içerisinde hayatı anlamlandırır, güven verir ve güvenir. Sağlıklı ilişki yönetiminin temeli karşılıklı güvendir.

Öğretmenlikten emekli yaşlıca bir kadın, benden komşularına karşı yardım istedi. Önce böyle bir muhtereme eziyet etmek ne vicdansızlıktır düşüncesiyle sorununu dinledim. Komşuları; kapısını dinliyormuş, balkondan odasına tırmanıyorlarmış, aralarında toplanıp kendisini apartmandan attırmaya çalışıyormuş, gece evine girip kendisini uyutuyorlarmış. Birkaç cümleden sonra zihin dengesini yitirdiğini ve paranoyak düşünceler altında kendini boğduğunu fark ettim.

Bir şekilde az veya çok herkesin şüpheci düşünceler üretmesi mümkündür. Ancak bazılarında bu tutum bir kişilik bozukluğu olarak oturmuştur. Kaygı, takıntı ve şüphecilik bir araya geldiğinde insanı boğar.

Şüphecilik olumsuz ihtimaller üretir, kaygı bu ihtimalleri sahiplenip derinleştirir ve takıntı da bunları tekrarlayarak sinir sistemini çökertir. Şüpheci; arkadaşının kendisine sadakatsizlik ettiğini, kötü niyetlerini veya planlarını gizlediğini düşünür. Küçük bir sözden büyük bir hakaret anlamı çıkarır, çevresinin kendisine kötülük yapmaya çalıştığını varsayar.

Şu arkamdan yaklaşan kişi tinerci mi, beni bıçaklamaya mı geliyor? Şu eski balkon üzerime düşer mi? Birisi pencereden kafama sert cisim atar mı? Eşim beni sevmiyor gibi davranıyor yoksa boşayacak mı? Patron bana soğuk baktı yoksa beni işten atmayı mı düşünüyor?

Şüpheci kişi kimseye güvenmez. Her olaya güvensiz bakar; herkesin gizli bir niyeti olabileceğini, bilmediği bir kötülüğü yapabileceğini düşünür. Bu takıntısı şüpheciyi, her şeyi detaylıca incelemeye sürükler. İnanılmaz ayrıntılar fark eder. Sorgular; mimiklerden, gözlerin bakışından, tenin titreyişinden anlam çıkarır. **En akla gelmez inceliklerin farkına varır, komplo teorileri üretmekte mahirdir.**

• Bir şüpheci sizin ilginizi yetenekleriyle çeker. Şüpheciliği onu derin sorgulamalara itmiş; normal bir zihnin göremediği ayrıntıları görmesine, ilişkileri bulmasına yol açmıştır. Bir şüpheci karşınıza bilimci, buluşçu, stratejist unvanlarıyla çıkabilir. Hayal gücünden ve kurgusundan etkilenerek hayatınıza değer ve anlam katacağını düşünebilirsiniz.

• Ama bir şüpheciyle -hele de aşırıysa- hayatınızı huzurlu yönetebilir misiniz? Sizi her iletişiminizde boğacaktır. Hiçbir cevabınıza inanmayacak, açığınızı arayacaktır. Size güvenmeyecek arkasından iş çevirdiğinizi, onu kandırdığınızı düşünecektir. Vereceğiniz cevapları çapraz sorguya tutarak yalanınızı ortaya çıkarmaya çalışacak ve sizi suçlayarak psikolojinizi bozacaktır. Sizi sürekli sorgulanan; komplo teorileri, asılsız ve temelsiz fikirlerle kafası karmakarışık bir insan hâline getirecektir.

• Şüpheciden korunmanın yolu, zihninize gerçek dışı fikirleri gerçeklerden ayırt edebilme becerisi kazandırmaktır. Size masal mı anlatıyor? Hayalinin uydurduklarını gerçek diye mi sunuyor? Uzaylılar balkonunuzdan gelir mi? Evinize bir gök taşı çarpar mı? Bir virüs insanlığı yok eder mi? Daha neler dinleyerek psikolojinizi bozmak yerine, bu tür fikirleri tahkik etme becerisi geliştirebilirsiniz.

Güvensizlikten kaynaklanacak sorgulamalara karşı en iyi çözüm; ikna edici cevaplar vermek değil susmak, aynı konudaki ikinci sorularını cevapsız bırakmaktır. Zira cevap verdikçe yeni şüpheler doğurur, gerilim girdabına düşersiniz. Susar ve cevap vermezseniz zihnini kendi düşünceleriyle baş başa bırakırsınız.

B) DENGESİZLİKLE MÜCADELE

1- Dengesizlik ve Ahmaklık

Dengesiz kişilik, aklın sürekli çarpık çalışmasıdır. Hayatı her yönüyle analiz ederek kapsaması gereken akıl, para, makam, şehvet, sevgi, saygı ihtiyacının etkisiyle görüş alanını daraltır. Bunun sonunda, ahmaklık adını verdiğimiz çarpık yargılara ulaşmaya başlar.

Ahmaklık, ucundaki yeme kanıp oltayı yutmaktır. Pireye kızıp yorganı yakmaktır. Küçük belayla mücadele ederken büyük bela üretmektir. Aklını başkalarına teslim etmektir. Sürü gibi düşüncesiz ve taklitçi davranmaktır. Söylentiyle hüküm vermektir.

Kimi müşrikler, "Kureyş'in kadınları bizi ayıplar." düşüncesiyle İslam'a girmediler. Kadınların ayıplaması ile Allah arasındaki tercihin akılsızlığına bakar mısınız?

Ahmağı ciddiye alırsanız sinirleriniz çıldırırcasına gerilir. Ağız temizliğinin önemini hissettirmek için, yanıma yaklaşan çok güzel bir kadının dişlerinde yemekten kalma salata kırıntıları gördüğümü yazdım. Tepkilere bakın: - Sizin gibi bir hocaya "güzel kadın" tabirini yakıştıramadım. - Ayıp değil mi, kadını utandırıyorsunuz? - Bir de bize gıybet dersi veriyorsunuz, yazık! - Ne bu çirkinlik, dikkatimizi güzel şeylere çekeceğinize!

Şu tepkileri eğitimli insanların vermesi inanılası değil. "Kadının adını vermedim, kadın kendini bilmiyor, maksadım kadının yüzünün güzelliğiyle kirli dişlerinin çirkinliği arasındaki zıtlığı göstermekti." desem ahmaklara anlatamam. Geriye kurtulmamın tek yolu kalıyor; silip atmak, uzaklaşıp yok saymak ve bağışladığı akıl için Yüce Yaradan'a şükürler etmek.

Ahmaklık delilik değildir. Ahmaklık; aklın daralması, sapması, yanılmasıdır. Korku, kin, kıskançlık çekingenlik, şehvet, mal, makam, övgü, sevgi saplantısı, aklın görüş alanını daraltarak dengesini düşüncesini saptırır. En kuşatıcı akıl; dünyayı, ahireti, geçmişi geleceği, başı, sonu, açığı, gizliyi, maddiyi, maneviyi bir çerçeve içerisinde görebilen güneş gibi akıldır. **"Allah, aklını kullanmayanları iğrençlik içinde bırakır."** (Yûnus, 100) Allah bize, ahmak akla tahammül gücü lütfetsin.

Cahilin haddini bilmesi akıllılığındandır, ahmaksa aklını yıkıcı çalıştırdığını kabul etmez. **Akıllı cahille geçinebiliriz ama ahmak akıllıyla geçinmek çok zordur.** Ahmak; faydayı zarar, zararı fayda sanır. İyiyi kötüden, doğruyu yanlıştan ayırt edemez. İyilik zannıyla kötülük yapar. Küçük sorunu büyük, büyük sorunu küçük görür. Çıkarına şerefini satar. Kendi ayıbını görmez, başkasının ayıbıyla uğraşır. Arzularına saplanır, hatasında inat eder, bindiği dalı keser, hizmet edenlerini incitir. Sır saklamaz. Bilmese de bildiğini savunur. Öğüt dinlemez, kibriyle hareket eder. İşinin sonunu düşünmez, fikir sormaz, ilim, usul, edep, nezaket öğrenmez.

Ahmaklık bunalım üretir. Haramlar, zulümler, eziyetler, ahmaklıktan doğar. Dengesizler yüzünden huzur çöker, kötülükler yayılır ve sonunda ilahî bela toplumun başına patlar: Musa aleyhisselamın **"Aramızdaki beyinsizler yüzünden bizi de helak edecek misin Allah'ım?"** (A'râf, 155) yalvarışını hatırlayın.

Unvanla etiketle ahmaklık silinmez. Basiret, çaba harcayana Allah'ın lütfudur. **Ahmak; âlim, bilimci, siyasetçi, din adamı veya sanatçı bile olabilir.** Her okuyan öğrenmez, bir kısmı da körü körüne ezberler. Ahmak; hizmet ettiği zannıyla dinine, vatanına, milletine, yuvasına ihanet eder.

2- Dengesizlik ve Zafiyetler

Aklı ve kişiliği dengesizleştiren ana sebepler, edinilen zafiyetlerdir. Bir şeylerin yokluğunu yaşamış veya aşırı savurganlığına kapılmış insanlar, o şeylere karşı aşırı bir ihtiyaç ve zafiyet geliştirebilir. **Zincir, en zayıf halkası kadar; kale, en güçsüz kapısı kadar dayanır.** İnsan zayıf yönünden tuzağa düşer.

Zafiyet insanı çok iğrenç tuzaklara düşürebilir: Mevlânâ Rûmî'nin naklettiği bir hikâyede bir kadın, şehvet düşkünü hâkimi (kadıyı) kocasının evde olmadığını söyleyerek evine çağırır. Hâkim eve girip emeli için soyununca ortak tuzağı kuran kocası gürültüyle kapıyı çalar. Kadın telaşla "Gizlen şu sandığa!" der. Hâkim o korkuyla gizlenince de sandığı kapatıp kilitlerler. Sandığı şehrin ortasına götürüp halkı başına toplarlar. Şehvet, koca hâkimin bile aklını çarpıtıp rezilliğe düşürür.

Zafiyet; açlık duyduğumuz, kendimizi yetersiz gördüğümüz yönümüzdür. Hayvanlar genelde yeme kanar ve sadece boğazlarından avlanırlar. İnsan ise yüzlerce farklı yönden zaaf gösterip esir düşebilir. Hikâyedeki hâkim, şehvetinden avlanmıştır. Karun, mala kulluktan; Firavun, makama tapmaktan avlanmıştır. Birçoğu da saygıdan, övgüden, takdirden, korkudan, utangaçlıktan avlanır.

Bir dünyevi ihtiyaca saplanmak; bizi bencilliğe, hırsa, kurnazlığa, sahteciliğe sürükler. Bir çıkarımız yüzünden gerçeği görmezden geliriz. Tarafgirliğimize taparız. Gerçeğe teslimiyeti gururumuza yediremeyiz. Malı, makamı kaybetmemek uğrunda, Allah korusun şeytanın tarafında dururuz. Şu hâlde bizim davranış dengemizi bozan; gerçeği gizlememize, yalana, yanlışa düşmemize sebep olan herhangi bir zayıflığımız var mı?

Hiçbir şey istemeyeni hiçbir şeyle avlayamazsınız. Bu açıdan en güçlü insan en tok gözlü insandır. Mal istemez, makam istemez, saygı istemez, sevgi istemez. **Allah'tan başkasından hiçbir şey istemeyen Allah'tan başka hiç kimsenin kölesi olmaz.** Pekâlâ, zafiyetlerimiz var mı ve hangi yönlerden zayıfız?

Aşağıdaki değerlendirmeleri okuyun ve her başlık açısından kendinize 100 üzerinden puan verin. Samimi ve dikkatli düşünürsek zayıflıklarımızı keşfedebiliriz.

• **Para:** "Paramı sık sık hesaplarım ve sayarım. Para harcamakta çok zorlanırım. İçtiğim çayın bile hesabını yaparım. Zekât, sadaka huyum yoktur. Sürekli çok fazla kazanmayı düşünürüm."

• **Şehvet:** "Cinsel açlık çekerim, sıklıkla fantezilerimi hayal ederim. Çıplaklıktan çarpılırım. Sıklıkla süslenirim. Haram video, çıplak resim izlerim. Nikâh dışı ilişkilerim olur."

• **Makam/ün:** "Tanınmayı, şöhreti, alkışlanmayı çok isterim. Sosyal medyada takipçi delisiyim. Her konuda görüşüm vardır. Gözüm hep daha üst makamlardadır. Geldiğim makama sımsıkı tutunurum. Ben en iyisine layığım."

• **Saygı/sevgi:** "Sayılmaya, sevilmeye çok ihtiyacım var. Sevenim olmazsa hayata küserim. Saygısızlığa tepkim sert olur. Çevremin bana nezaketli davranması hayatidir. Eleştiriye tahammül edemem. Onaylamayanı çevremden kovarım."

• **Korku/utangaçlık:** "Zayıfım. Elime vurup ekmeğimi alsalar sesimi çıkaramam. Öldürülmekten, dayaktan, dışlanmaktan korkarım. Büyüklerle konuşamam. Heyecanlanırım, yüzüm kızarır, dilim tutulur. Emredene teslim olurum."

Zayıflıklarımızı kavradıktan sonra sıra kendimizi güçlendirmeye gelir.

3- Zafiyetlerimizi Giderme

Yeryüzünde zafiyetsiz pek kimse yoktur. Hiçbirimiz sütten çıkmış ak kaşık değiliz. Hayatımızın bir yerinde şeytan bizi bir tuzağa düşürebiliyor. Nefsini temize çıkaran kişi, pisliğe batmaya mahkûmdur. Yusuf aleyhisselam dahi, **"Ben nefsimi temize çıkarmam; çünkü Rabbimin merhamet ettiği hariç, her nefis kötülüğü emreder."** (Yûsuf, 53) demiştir.

Şu hâlde, başkalarının ayıplarıyla ilgilenmek yerine ilk işimiz kendi kişisel zafiyetlerimizle mücadele olsun. Önce kendi hayat kalemizi sağlama alalım. Dualarımız, çabalarımız, hayallerimiz zafiyetlerimizi helal ve meşru dairede tatmin etmeye odaklansın.

Zafiyetlerimizi ve yerine koyacağımız güçlü durumumuzu tanımlarız. Kriterimiz ne olacak? Bir medeniyet, şehveti veya sahtekârlığı meşru görebilir. En üstün medeniyet, insanı cennete sağ salim ulaştıran yolları tanımlayan ilahî ahlak medeniyetidir. Değişimin ilk adımı durum tespitidir. Neyi nasıl yaşayacağımızı gösteren inşaatın mimarisini çizmektir.

Varsa zafiyetlerimizi ilahî ahlak çerçevesinde aşağıdaki bakış açısıyla güçlendirebiliriz.

Sahtekârlığın yerine dürüstlüğü, zorbalığın yerine cesareti, şehvet düşkünlüğünün yerine iffeti, gösterişçilliğin yerine tevazuu, cimriliğin yerine tutumluluğu, içten pazarlıkçılık yerine açıklığı, mükemmeliyetçilik yerine gelişmeciliği, şüphecilik yerine güvenliliği koyalım.

• **Zorba değil adil ol:** Zorba, çıkarı için mazluma zulmeder. Sen haksıza karşı dur, mazlumu ezme, çıkarınla çatışsa da hakkı ve adaleti savun.

• **Korkaklığa karşı cesur ol:** Korkak, önemli önemsiz her şeyden korkar; korkusuz ise hiçbir şeyden korkmaz. İkisi de tehlikelidir. Doğrusu; Allah'tan korkmak, gerçek tehlikelerden sakınmak ve her türlü tehlikeye karşı hakkını kahramanca savunmaktır.

• **Sahtekâr değil dürüst ol:** Çıkarın için kandırma. Zafiyetlerini, ayıp ve günahlarını ortalığa açıklama; onlar için tövbe edip düzeltmeye çalış. Ancak satış yapacağın, ortak alacağın veya hayatına gireceğin kimseyi kandırma. Gerçeklerini olduğu gibi söyle.

• **Şehvet düşkünü değil, iffet düşkünü ol:** Nikâha bağlı ve nikâhla sınırlı şehvet güçtür. Yani şehvetini helaline, nikâhlına yönlendir. Eline, beline, diline, zihnine, gözüne hâkim ol. Haramı hayal etme, namahreme kem gözle bakma.

• **Gösterişçi değil, mütevazı ol:** Övülmenin, şöhretin; ahirete hayrı olmaz, şerri olur. Yeryüzünde yapayalnız unutulsan da Allah'a aidiyete tutun. Ne içine kapan ne de alkış delisi ol.

• **Cimri değil tutumlu ol:** Azimle çalış ve elbette ki helalinden kazan. Para pis değildir, basiretlinin elinde şeref kazandırır, Allah'a yaklaştırır. Parayı adil işler için, doğrulukta kullanmak için önemse. Ölüp gideceksin, hırsla biriktirme, ölüm gelmeden hayırla harca.

• **İçten pazarlıkçı değil, açık ol:** Çatışmaların bir kısmı yanlış anlamadan kaynaklanır. Mesajını eğip bükme; dolambaçlı, sanatlı, diplomatik konuşma. Açık, net, doğrudan söyle ki doğru anlaşılasın. En büyük sorun sebebi, birbirini yanlış anlamadır.

• **Mükemmeliyetçi değil, gelişmeci ol.** Kimse mükemmel olamaz ve herkes yetersizlik yaşar. Okuyarak, gözleyerek ve yaşayarak ilmini ve yeteneklerini geliştir. Her gün ilerle. En iyisi olma arayışını bırak. Elinden geleni yapar, kendinle yarışırsan, aşar geçersin.

• **Şüpheci değil, güvenli ol.** İyi zan ile itimatsızlık arasında bir yerde bulun. Güven ver ve güvenilir ol. Eşeğini sağlam kazığa bağla ve tevekkül et. Devlet yönetmiyorsan ince eleyip sık dokuma, öküz altında buzağı arama.

4- Kişiliğimizi Güçlendirme

Zayıf kişilik, dirayetsiz kişiliktir. İlk baskıda ve zorlukta gevşer, korkar, kendini bırakır, değişir. Güçlü kişilik; edindiği ahlaki değerlerde direnir, sağlam durur, sıkıntılara tahammül eder, kolay değişmez. Zayıf kişilik; toplum içerisinde küçümsenir, ezilir, çiğnenir, yalnızlaşır. Güçlü kişilik saygı görür ve kişiliğine uygun istikrarlı bir çevre edinir.

Değerli insan; dürüstlük, çalışkanlık, sorumluluk, vefa gibi yüksek ahlaki değerleri, yılmadan cesaret ve azimle koruyarak yaşayan insandır. Paraya, dürüstlüğünü satmaz; korkuya, vefasını teslim etmez. Ahlakını, kişiliğini tutarlığını, korumak uğrunda gerekirse maddi ve manevi bedel öder. Bu, yanlış yolda körü körüne bir inat değildir. Doğruluğu akılla ve basiretle yönetme tutumudur.

Kişiliğimizin nasıl güçlendiğine gelince... Kişiliğimiz, deneyim buz dağımızın görünen yüzüdür. Deneyimler düşünceleri, düşünceler kanaatleri ve kanaatler de inançları inşa eder ve inançlar da hayatımızı yönetir. Geçmişten beri gelen çelişkili, ikircikli, çok kişilikli davranışlar kişiliği zayıf düşürtür. İstikrarlı ve tutarlı davranışlar ise kişiliği güçlendirir.

Yirmi yaşına gelince takıldığı arkadaşlarıyla çok kötü işlerden dönen oğlunu ürpertiyle karşılayan anne, feryat eder. *Oğlum nasıl birden böyle bozulabilir,* diye sızlanır. Hiçbir değişim ani olmaz. **İnsan iyiye veya kötüye adım adım yaklaşır ve günün birinde gittiği yolun içine düşer.** Burnu aşağı meyilli uçan uçağın birazdan çakılacağını bilebilirsiniz.

Zihnimize biriken telkinler, gözlemler, deneyimler, çıkarımlar, sezgiler, rüyalar birbiriyle yoğrulur ve bizim davranış kalıplarımızı üretir. Bizim irademiz, zihnimizdeki yazılımların çalışma şeklidir. Kişiliğimiz zihnimizin inşası sürecinde biçimleniyorsa değişmesi de bir inşaatla olabilir. Yani değişmek; zihnimizi yeniden programlamak, haritalamaktır.

• Yaşadıklarımızdan doğan inançlarımızı çağırır, eleştirir, yeniden anlamlandırırsak geleceğimize etkisi değişir. Bu yol, değerlendirme ve düşünme yoludur. Ben niye böyle yapıyorum? Bunun yararı ve zararı ne? Yararlı davranış hangisi? Onu başarabileceğime dair hangi deneyimlerim var? Hangi yeni deneyimleri yaşayıp ekleyebilirim?

• Zihnimizde hayaller yoluyla yeni deneyimler inşa edebiliriz. Yüksek ahlakla davranıyormuş gibi canlandırarak yüksek ahlaka eğilimimizi arttırabiliriz. Cesareti hayal etmek cesareti; iyiliği hayal etmek iyiliği besler.

• Zihnimiz sürekli telkin altındadır. Çevrenin telkinleri zihnimizi alışkanlıklarına geri çeker. Evimiz, sokağımız, hep bize oralarda yaptıklarımızı hatırlatıyor. Gerekirse ortamlarımızı değiştirebilmeliyiz. **Değişmeyi, sonuna kadar sürdüreceğiniz topyekûn bir savaşa benzetebilirsiniz.**

• Hedefinizden sizi caydıracak çeldiricileriniz olacaktır. Televizyon, internet, ev ilişkileriniz, okul ortamı, arkadaşlar, sizi hep yer çekimlerine geri çekecektir. İradenizi etkilemek için günlük yazarak çalışın. Değişiminizi, yaptıklarınızı ve yapacaklarınızı yazın. Muhtelif yerlere gün boyu zihninizi uyaracak hatırlatıcılar yazın ve yapıştırın. Mümkünse sizinle birlikte değişime başlayacak arkadaşlar edinip birbirinizi teşvik edin.

Hedef net değilse yolculuk başlamaz. Değişim, bukalemunun hızlıca renkten renge girmesi gibi olmaz. Belki aylar, yıllar geçer de neyin değiştiğini göremezsiniz. Oysa siz çabaladıkça zihninizin minicik dolambaçlarında yeni kişiliğiniz beslenir.

Kendine yatırım yapmak, zihnini değiştirmek; sabır isteyen, ince ve çileli bir iştir. Saç baş bakımına benzemez. Ümidimizi diri tutalım. Geri dönüşsüz bir yola girdiğimizi, düşe kalka da olsa yeni yüksek ahlak alışkanlıklarına tutunmayı başaracağımızı bilelim.

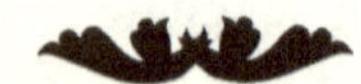

5- Dengesiz Kişiyi Tanıma

En önemli sorun, ilk bakışta normal ve etkileyici görünen dengesiz kişileri baştan tanıyamamaktır. Bunaltıcı dengesizliklerini fark ettiğimizde, çoktan hayatımıza girip bizi avlamış oluyorlar. Dengesiz kişiyi baştan tanıyıp, hipnotize edici cazibeli çekim gücünden uzak durmalıdır.

Dengesiz; genellikle kendini geliştirmez, okumaz, dinlemez, daracık düşünür. Fakat bilenden daha çok bilmiş ve meydan okuyucu davranır. Akılsız bir dengesizi tanımak kolaydır fakat ya karşımıza derin bilgi, deha ve zekâ sahibi; âlim, profesör bir dengesiz çıkarsa? **Bir dengesizi tanımak için onunla seyahat etmeli, borç alıp vermeli, ortak iş yapmalı veya yakın kalmalıdır.** Ya buna imkânımız yoksa?

İşler onun istediği gibi yolunda giderken ve hoşuna gidecek şekilde davranırken dengesizi kolayca teşhis edemezsiniz. İçindeki kan emici devin ortaya çıkması için işler aksamalı, yol bozulmalı, istemediklerini yapmalısınız.

Dengesiz kişi; küçük bir sorunda hemen tersler, ince eleyip sık dokur. Hayır diyemediğini keşfettiği arkadaşından birbiri ardına borç alır. Ödemeyi geciktirip sonunda hançeri indirir: "Geberdin mi? Yok paramız, olunca ödeyeceğiz dedik ya!" Sempatik tavırlarından etkilenip edindiği arkadaşıyla aynı evde kalmaya başlar. Arkadaşı evin temizlik dâhil hiçbir işine karışmaz. -Dürüst, dindar ve ahlaklı görüntü çizen kocasıyla evlendiklerinin üçüncü ayında cep telefonunda bir kadına "Na'ber güzelim, günaydın bi'tanem." tarzı mesajlar çektiğini fark eder. Çok sevdiği kocasına yaşadığı şoku yansıttığında "Ayrılırsan ayrıl!" tepkisini alır.

Bir insanın dengesiz olup olmadığını anlamak için şunları yapabilirsiniz:

• **Güvenilirliğini test edin:** Size ilgili mi yoksa sizden kazanacağı -şehvet, para gibi- bir çıkarıyla mı ilgili? Ona bir olayınızı anlatın ve bakın bakalım merakla takip edecek mi? Annenizin hastalandığını veya bir sınava gireceğinizi öğrensin. Gelen günlerde annenizin nasıl olduğunu veya sınavın sonucunu merak edecek mi?

• **Sadakatini test edin:** Size sadık kalacak mı yoksa sırlarınızı ele verip sizi harcayacak mı? Ortak bir arkadaşınıza haber vererek aleyhinde konuşun. Bakın bakalım konuşmanız ortak arkadaşınıza ulaşacak mı?

• **Dostluğunu test edin:** Bir yanlışınızı öğrensin de bakın bakalım sizi hemen eleştirecek mi susacak mı? Sizi kıskanıyor mu? Zor zamanlarınızda yanınıza koşuyor da bir başarıya ulaştığınızda hemen takdir etmiyor mu? Harika bir iş yaptığınızda övgüsünü yetiştirmeyen arkadaşınızın sizi kıskandığından emin olabilirsiniz.

• **Saygısını test edin:** Hayatınızla ilgili, her şeyi değiştirebilecek çok çok önemli bir gelişme beklediğinizi ama açıklayamayacağınızı söylersiniz. Kim merak etmez ki? Ama sizi söylemeye zorluyor, açıklamanız için saygı sınırlarının dışına taşıyor mu? İşte o yarın anlaşamadığınızda size saygısız davranacak kişidir.

• **Fedakârlığını test edin:** Başınıza bir şey gelirse sizin için nelerden vazgeçecek. Bir böbreğinizi kaybetme ihtimalinizi duysa böbreğini vermek için yarın analiz yaptırmaya yanaşır mı?

• **Yalanı açığa çıkarın:** Yalancılığın türlü belirtileri vardır: Gizli bir şey yapıyorsa cep telefonunu şifreler veya kapısını kilitler. Ansızın odasına girdiğinizde heyecanlanır, tepki gösterir. Eşyalarını incelemenizden rahatsız olur. Konuyla ilgili tepki gösterdiğinizde "Bana güvenmiyor musun?" diye çıkışır. Tepkisi aşırı ise bir şey gizliyordur. Blöf yapar. İşe yarıyorsa sesini yükseltir. Yalancının genel senaryolar uydurması kolaydır ama detaylarda zorlanır, detay sorularınıza sinirlenir veya konuyu değiştirmeye çalışır. Eve neden geç geldi? Hemen bir trafik kazası uydurur. Ama kazanın detaylarını sorarsanız bocalar.

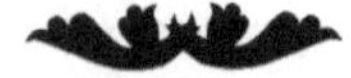

6- Dengesiz Kişiden Kaçınma

Hayatınıza girmeye çalışan, zengin, güzel, yetenekli, eğlenceli veya çekici birisinin dengesiz olduğunu fark ettiniz diyelim. Ondan kurtulabilecek misiniz? Nasıl?

Kadın nişanlılık döneminde, adayı ile evlenirse geçinemeyeceklerini fark eder. Ama topluma ayıp olur, anne baba üzülür düşüncesiyle nişanı bozmak yerine evliliği gerçekleştirir. Baştan ödemediği küçük bedel bu kez büyüyerek karşısına dikilir. Kavgaları büyür ve on aylık bebeğiyle ayrılmak zorunda kalır.

İnsanlar türlü sebeplerle yanlış gidişattan kaçamıyorlar. Dengesiz ama zengin, dengesiz ama çok güzel, dengesiz ama güçlü ve koruyucu, dengesiz ama makamı büyük, dengesiz ama ünlü... Dengesizden kazanabileceğini sandığı bir fayda nedeniyle yakınlaşmayı göze alıyor ama ağır bir bedel ödüyor. Bir dengesizden kaçınmak için şunları yapabiliriz:

• **Geçmişini iyi tanıyın:** Geçmişine dikkat etmediğimiz dengesiz kişinin gelecekteki muhtemel dengesizliğini küçümseyebiliyoruz. Küçümseyince ödeyeceğimiz bedeli anlamıyor ve yakınlaşmasına ihmalkâr davranıyoruz. Bir dengesizle uzaktan ilişkinin zararı olmaz ama hayatınıza alacaksanız iyi tanıyın. Zannınıza kanmayın. **Dengesiz size; yetenekli, güzel, çekici, zengin, sorumlu, çalışkan, saygılı, üretken görünebilir.** Bir ihtiyacınıza hitap edebilir ve onu beğenebilir, âşık bile olabilirsiniz.

Bir kız; tanıştığı oğlanın saygısına, sevecenliğine çarpılır ve ona âşık olur. Kaynaşırlar. Oğlan, kızı ailesiyle tanıştırır; nişanlanırlar. Kız; oğlana güvenir, teslim olur. Ailesi, akrabaları, komşuları, herkes ilişkilerini öğrenir. Bütün sırlarını oğlana açar. Nikâhı beklerken oğlan; kızın yeme içmesine, konuşmasına, ailesine, her şeyine karışmaya başlar. Gerilim, öfkeye ve korkuya dönüşür. Oğlan, ayrılmakla tehdit eder; kız, şerefini kurtarma korkusuyla kayıtsız şartsız teslim olur. Kararlı oğlan yine de ilişkiyi bitirir. Kız; insan içine çıkamaz, bunalır, zayıflar, intihara kalkışır, kurtarırlar. Oğlan yıllar sonra çıkagelir. Bu kez, kızın kuzenini ayartmıştır.

Ziya Paşa'nın **"Aynası işidir kişinin, lafına bakılmaz; akıl derecesi görünür kişinin ürettiği eserinde!"** sözü kulağımıza küpe olsun. Yaptıklarına bakalım. İşlerinden bir iz bulamıyor, çevresiyle tanışamıyor muyuz? Kendisini gizliyor; gerçeği, arka planını öğrenmenizi engelliyor demektir. Bu tuzak işaretidir.

Onu izleyelim. Çevresini, ilişkilerini tanıyalım. Eski arkadaşlarını dinleyelim. Birini dolandırdı mı? Boşandıysa eski eşi nedenini iyi bilir. Ailesiyle arası bozuksa neden? Okuldan veya işten atıldı mı? Hapse düştü mü? **Bize vadettiği güzellik, övgü, para türünden çıkarların büyüsü basiretimizi köreltmesin.**

• **Düzeleceğini varsaymayın:** Birisi, "Çok masumdu, sevgimle onu değiştirebileceğimi sandım," diye yazdı. İnsanın dengesizliği beyin hasarından kaynaklanmıyorsa, azimle çabalarsa düzelebilir. Kendinizi riske atar mısınız? Yıkıcı huylar nadiren değişir ve değişinceye kadar da pilinizi bitirebilir. Yaşlanma, stres, alkol gibi zararlı maddeler zamanla beyni bozar. Bu yüzden biz, "Allah iyilerle karşılaştırsın." diye dua ederiz.

• **Uzaklaşın:** Muhatabınızın dengesizliği derinse uzaklaşın. Dengesiz kişi kalbinize, hayatınıza, evinize girmeden başınızı çevirin. Selamınız, sabahınız uzaktan olsun. İsa aleyhisselam koşar adım kaçarken birisi merakla kimden kaçtığını sorar. "Ahmaktan kaçıyorum! Bana engel olma ki kendimi kurtarayım." cevabını verir. Biz de **"İnananlar boş ve anlamsız söz ve işlerden yüz çevirirler."** (Mü'minûn, 3) **"Sen af yolunu tut, iyiliği emret ve (akıllarını kullanmayan) cahillerden yüz çevir."** (A'râf, 199) ilahî emrine uyalım.

Dengesize ilgi göstermez veya uzaklaşırsanız sizi avlama taktiklerine başvurur. Hakaret eder, bağırır, ağlar, yalvarır, tehdit eder, hırçınlık gösterir. Duygularınıza hitap eder. Kaçın, duymazdan gelin, yabancı davranın. Sizi avlayamazsa başka ava yönelir, kurtulursunuz.

7- Dengesiz Kişiyle Yaşama

İş işten geçti mi veya ailenizin dengesiz üyeleriyle yaşamak zorunda mısınız? Dünyanın sonu değil. Bunun da bir çaresi olabilir. En azından dengesizlere çocukmuşlar gibi davranarak, psikolojik acınızı azaltabilirsiniz.

Eşinden, anasından, babasından, ah edip inleyen o kadar çok insan mektubu aldım ki. Canavar canlılarla bile bir şekilde baş edersiniz, ama dengesi bozulunca ne erkekle geçinmek kolay ne de kadınla. Bağırır, küfreder, beğenmez, el âleme rezil eder. Ne yapabilirsiniz?

• **Tehlikeden korunun:** Dengesizlik can güvenliğini tehdit eden psikolojik bir bozukluk düzeyine varıyorsa durum ciddidir. Adam defalarca dövdü; üç kez kesmeye, bir kez boğmaya kalkıştı ve kadın yirmi yıl, kocadır diye bu canavarın yanında yaşadı. Ağır şiddet varsa mutlaka polise gidilir. Bunun dışındaki ilişkileri nasıl daha az hasarla atlatabileceğimize bakalım:

• **Sakinliğinizi koruyun:** Dengesiz; öfke, kin, kibir, korku, kaygı, şehvet gibi bir yıkıcı duyguyla çalışır. Etkilemesinin yolu sinirleri bozmaktır. Korkutarak, kaygılandırarak, üzerek, ağlatarak, bağırtarak, âşık ederek sizi sahasına çeker. Duygularınız patlarsa aklınız kilitlenir. Dengesiz, çatışmaya hâkim olmayı öğrenmiştir ve aklından kopararak hipnotize ettiği zihni istediği gibi yönlendirir. Bu hâldeyken akıllı düşünemez; çok büyük yanlışlara, ayıplara, kayıplara evet diyebilirsiniz. Bir dengesizle aşırı duyguların etkisi altında karar vermeyin. Karar, akıl ve mantık işidir.

Sakinleşip aklınızı kullanabilmek için geri çekilin. Yanından uzaklaşın; bakışınızı başka yöne, mesela pencereye çevirin. Zaman isteyin. Yürüyerek veya uzaklaşıp boşluğa yumruk savurarak stres hormonunu yakın.

• **Duygusuzluğa kendinizi alıştırın:** Sürekli beraberseniz her ilişki sinirlerinizi gerecek. Kendinizi veya muhatabınızı kalpsiz bir makine, bir robot varsayın. Akılsız bir papağana veya palyaçoya ne dersiniz? O bir serçe olsa hırçınlıkları sizi ne kadar üzebilirdi ki? Önemsemediğiniz kişinin sözleri sizi üzemez. Önemsiyorsunuz, çünkü o, kimliğinizin bir parçası. Ölünün kafatasını keserek otopsi yapanlar ürperiyor mu? Alışıyorlar. Her şeye alışabilirsiniz. Sinirlerinizi koruyup aklınızı yaşatmanız için buna ihtiyacınız var.

- **Yalnızlaşmayın:** Bir dengesiz sizi önce yalnızlaştırır. Akrabalardan, arkadaşlardan, anne babanızdan uzaklaştırır. Başkalarından yardım almanızı engeller. "Beni dinle, bana inan, güven, başkasına kulak verme!" türünden mesajlar verir. Mutlaka bilge kimselerle bağınızı koruyun. Asla sizi insanlardan koparmasına izin vermeyin. Her zaman akıl danışma özgürlüğünüzü koruyun.

- **Hırçınlaşmalarını göz ardı edin:** Dengesiz, sizi yalnızlaştırarak ele geçiremezse hırçın çocuklar gibi yırtınmaya başlar. Bağırır, yolunuzu keser, beddua veya tehdit eder, ağlar, yalvarır ve hayatı size dar eder. Dengesizin giderek hırçınlaşması başarınızı gösterir. Isıramayınca saldırının dozunu arttırır. Çabaları işe yaramayınca da enerjisini bitirip bırakır. **Dengesiz, bir zayıf yönünüzü bulup sizi sinirlendirebildiğini keşfederse o kapıyı sıklıkla kullanır.** Kararlı, duygusuz, sakin ve kendinizden emin olmalısınız.

- **Kavga etmeyin:** Zaten istediği kavgadır. Kavga onu canlandırır. Bir dengesiz kadar acımasız olabilir misiniz? Gerekirse saldırın ama kazanmayacağınızı bildiğiniz bir savaşa girer misiniz? Bu zayıflıktır. Dengesizle kavga; onu susturamaz, ikna edemez, değiştiremez. Sustuğunuz sürece yenilmezsiniz.

- **Çocuk gibi yönetin:** Dengesizi çocuk gibi yönetin. Dengesiz; sınırlarını, hakkını ve sorumluluklarını bilmez ve çocuktan farkı, öğrenmez de. Öyleyse talimat verin, sınırları çizin ve uygulayın: "Şunu yap! Şöyle yapmanı istemiyorum. Şunun karşılığı budur. Tam olarak ne yapmamı istiyorsun? Tam olarak senden şunu yapmanı istiyorum." Böyle duygusuz ve net!

8- Duygu Patlamasını Durdurma

Dengesizle sürekli stresli ilişkiler, içimizde birikerek ani duygusal patlamalara yol açabilir. Patlamaları bastıramaz veya yönetemezsek cinnet, saldırı gibi tamir edilemez hasarlara sebep olabiliriz.

Sürekli stres, tahammül gücünüzü azaltır. Sonra bardağı taşıran son bir damla gelir ve çılgınlaşabilirsiniz. Enerjinizi boşalttıktan sonra duygunun hipnozundan çıkarsınız, aklınız başınıza gelir ve yaptıklarınıza çok pişman olabilirsiniz.

Öfke, şok, dehşet, cinayet veya intihar girişimi, bu tür durumların eseridir. Böylesi çılgınlaşmalarla çocuklarını öldürenler dahi olmuştur. Ölümcül bir hata yapmadan patlamamızı nasıl durdurabiliriz? Ya da patlayan birini durdurabilir miyiz?

Duygu patlamasını yönetmenin dört aşaması var: a) Patlama öncesi, gerilimin farkına varmalıdır. b) Aklın geri gelmesi için sakinleşmelidir. c) Akıl geri gelince en makul tepkiyi belirlemelidir. d) Makul tepkiyle durumdan çıkmalıdır. Açalım:

a) Duygusal gerilimin farkına var: Gerilim, öfke, korku veya kaygı yoğunlaşıyor. Yoğunlaşmanın üç belirtisi var: • Kalp küt küt atar, kaslar gerilir, yüz kızarır, ten ısınır. • Öfkelendiren veya korkutan bir düşünce zihinde tekrarlanır: "Seni aşağıladı. Saldır! Saldır!" "Seni öldürecek. Kaç! Kaç!" • Zihin kilitlenir, irade devre dışıdır; kaçsanız kötüleşecek, sorun çözülmek zorunda. Cinnete yaklaşıyor. Zihninizi sarsarak sakinleştirmeniz gerekiyor:

b) Sakinleş: "Sakin ol!" veya "Şeytandan Allah'a sığın!" deyin zihninize. Zihniniz sizi duyduysa "Nasıl sakinleşeyim?" diye soracaktır. Size "Namussuz!" diye bağırana saldırmanın öncesinde, bir iki saniyede tepkiniz patlayacak. O: "Sen o. nun tekisin!" Siz: (*Bir kurşun sıkayım şu pisliğe,* diye düşündüğünüzü fark ettiniz.) "Sakin ol! Allah'a sığın!"

Patlamadan önceki "Sakin ol!" komutunun kazandıracağı birkaç saniyede sakinleşmek için... –Derin soluyabilirsiniz. –Başınızı başka yöne çevirip şeytandan Allah'a sığınabilirsiniz. –Düşürdüğünüz bir şeyi alır gibi yere uzanabilirsiniz. –Kendinizi dışarıya atabilirsiniz. –Sağa sola yürüyerek biriken adrenalini yakabilirsiniz. Bu ilk iki aşama en zorudur. Bunları hayalî senaryolarda bolca prova edebilirseniz patlamaya karşı zihin hâkimiyeti kazanırsınız.

c) Makul tepkiyi belirle: Öfke kara bulutu dağılınca akıl güneşi geri gelir. Artık en makul tepkiyi düşünebilirsiniz.

İhanet ettiyse öldürmeli mi boşamalı mı? İftira attığı için evini yakmalı mı? Akıl; hapsi, ahireti, çoluk çocuğu düşünür. Öfkeninse aklı yoktur, sadece intikama odaklıdır.

Burada kritik bir döngü vardır. Akılla öfke arasında gidip gelebilirsiniz. -"Hep döverek terbiye ettim." diye düşünebilirsiniz. Belki bu kez ölümcül olabilir. -Suçuna odaklanarak ille de cezalandırmak isteyebilirsiniz. Aklınızı sürekli çözüme yönlendirmelisiniz. Yıllar sonra da pişman olmayacağınız en doğru tavır ne? -Bu savaş gerekli mi değer mi, iyi hesaplayın.

Belki savaş gerçekten gerekli. Baba, çocuğu dövmekten öldürecek ve anne, korkudan susuyor mu? Aklımızla en basiretli kararı vermeye çalışırız.

Makul çözüm ne? Sizi dolandırdı mı? Kafasını duvara çarpmak yerine, "Paramı getir yoksa polise gidiyoruz." diyebilmek akla uygun bir davranıştır. Tepkisiz mi kalacaksınız? Dava mı açacaksınız? Yardım mı isteyeceksiniz?

d) Kararınızı uygulayın: Sükûneti koruyarak kararınıza odaklanırsınız. Kararı zihninizde tekrarlarsınız; çeldiriciler, yeni öfkeler sizi saptırmaz. Kararınızı uygularken mümkünse bir dostun desteğinden de yararlanabilirsiniz.

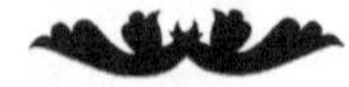

C) DENGE BOZUCU İNANÇLAR

1- Kişiliği Çarpıtan İnançlar

İnançlarımız, benimsediğimiz sebep sonuç ilişkilerine dair kalıplardır. Zihnimiz, inançlarımıza göre olayları analiz ederek kararlar verir. Dolayısıyla zihnimizin ne kadar sağlıklı kararlar vereceği, ne kadar doğru ve güçlü inançlar edindiğimize bağlı olacak.

Kayınpederimden bir çocukluk hatırasını dinlemiştim: Köyün yaşlı kadınları, yılbaşı günü evlerin içerisine ahırdan bir inek getiriyor ve sonra da ahıra bırakıyormuş. İnsan evi berbat edecek böyle bir zahmetli işi neden yapar? İnanca göre o yılki belalar o gün eve ilk girene gelirmiş. Eve o sabah ilk önce ineği sokarak belaların çoluk çocuğa gelmesi önlenirmiş.

Koca koca insanların yıllarca inandığı bu uç örneğe gülünç deyip geçiyoruz. Oysa en az bu örnek kadar gülünç, asılsız, çarpıtıcı, sınırlayıcı ve akıl-basiret dengemizi bozucu inançlarımızdan haberimiz yok.

• Vefanın onuruna inanırsak çevremize vefalı ve saygılı davranırız. Şu ahlaki tutumların her biri bir inanca dayanır: "sevecen, duyarlı, onaylayıcı, öz güvenli, azimli, tutumlu, iradeli, cömert, disiplinli, saygılı, vefalı, bakımlı, çalışkan, dürüst, özverili, neşeli, samimi, cesur, sempatik, olgun, açık, güvenen, iyimser, dayanıklı, istekli, coşkulu, çalışkan, dakik, gerçekçi, güvenilir, esnek, affedici, sorumlu.

• "Hayatta tuttuğunu koparan ayakta kalır." diye inanan, elbette hırçın, kavgacı, saldırgan, bencil olacak. Şu yıkıcı tutumların arkasında da yıkıcı inançlar saklıdır: "yalancı, ilgisiz, kibirli, otoriter, neşesiz, kapalı, soğuk, kötümser, hırçın, iddialı, dar görüşlü, kontrolsüz, açgözlü, insafsız, sert, sahtekâr, dağınık, bencil, kıskanç, inatçı, öfkeli, anlayışsız, kararsız, güvensiz, duyarsız, samimiyetsiz, hoşgörüsüz.

Anne-babanın telkinleri, televizyon, internet, sohbetler, hikâyeler, gözlemlerimiz, hayallerimiz ve kişisel yaşantılarımız üzerinden sürekli yeni kanaatler ediniriz. Bunlar deneyimlerle güçlenerek inanca dönüşür ve kararlarımızı yönetmeye başlar. Cenazede, düğünde nasıl davranılır? İnsan nasıl selamlanır?

• Dağda işe yarayan bir inanç şehirde zararlı olabilir. Farklı şartlarda farklı inançlara ihtiyaç doğabilir. **Kuzularla ilişkilerde başka, kurtlarla ilişkilerde başka kurallar geçerlidir.** Örneğin "Cesur olursan başarıya ulaşırsın." Ama saldıran aslana cesaret mi gösterilir? "Zorluklara katlan ki sorunun sonu gelsin." Ama bir caninin zalimliğine katlanmanın sonu gelir mi? Bu açılardan; **en akıllı insan, hayatın şartlarını en geniş kapsamda görebilen ve en kuşatıcı inançlar edinebilen insandır.**

İnançlarımız bizi sınırlayabilir veya önümüzü açabilir. Mutluluğumuzu veya mutsuzluğumuzu besleyebilir. Kavanoza hapsedilen pireler örneğini hatırlayın. Kapağa çarpa çarpa, kapak hizasını aşmadan zıplamayı öğrenen pireler, kapak açıldıktan sonra kavanozdan dışarı çıkamazlar.

Gelen dört başlık altında; •imkânlarımıza, •şahsımıza, •hayata ve •ilişkilere dair; sınırlayıcı, sabote edici, denge bozucu inançlara örnekler vereceğiz. Bu denge bozucu, sınırlayıcı inançları düzeltmek için dört adımda çalışacağız: -O inancımız hangi delile, deneyime dayanıyor? Onu nasıl edindik? -O inancın dayanağı güvenilir mi mantıklı mı, aksine göstergeler varsa neler? -O inancı korumam bana yararlı mı zararlı mı; hayatımı, ilişkilerimi, geleceğimi nasıl etkiliyor? -Onun yerine daha yapıcı hangi inancı koyarsam sonuçlarım nasıl değişir?

2- İmkânlara Dair İnançlar

"İmkânlarım yetersizse yapamam! Elimden bir şey gelmez!" dediğinizde yapacağınız nedir? Boş vermek, çalışmamak, vazgeçmek! Sonra da oluşan başarısızlığın içerisinde gerilip zihni çökertmek!

İçinizden "Yapamadım çünkü yapamazdım." cümlesini duydunuz mu? Ardından muhtemelen şu gerekçelerden birisi gelmiştir: Zamanım yok, param yetersiz, yapabilecek becerim yok, kimse beni desteklemediği için yalnızım, eleştirilmekten korkuyorum. Boşuna çabalayacağım, isteğim yok, yükten bunaldım, yapmak için çok erken veya geç!"

Bunlar birer zan mı? Minicik delillerle sığındığımız birer bahane mi? Vicdanımızı mı rahatlatıyoruz? Sorun, sonuca ulaşmamak mı, elimizden geleni yapmamak mı? Genç, soruyor: Söyleyin hocam, "üniversiteyi kazanabileceksem çalışayım, kazanamayacaksam boşuna yorulmayayım." Hâlbuki **hiçbir başarı baştan belirli değildir.** Öyleyse imkânlarımızla ilgili sığınabileceğimiz başlıca sınırlayıcı inançlarımızı sorgulayalım:

• **Yapacak zamanım yok:** Eşim, çocuğum, okuma, eğitim, yetenek geliştirme, hizmet, şunun bununla ilgilenecek zamanım yok mu? Ben de dünyayı yönetenlerle birlikte her gün 1440 dakikayı eşit yaşıyorum. Başkalarının bulduğu zaman bende neden olmasın? Zaman yetersizliği bahanesiyle vaz mı geçmeliyim, zamanım yettiğince önceliklerimi planlayarak gayret mi etmeliyim?

Zamanımı yanlış yönetiyor olamaz mıyım? Fazla uyku, yavaşlık, gereksiz meşguliyet, oyalanma, zamanımı verimsizce harcatıyor olamaz mı? Öyleyse **"Zamanımı akıllıca planlarsam verimim artar."** ilkesini benimseyebilirim.

• **Param yetersiz:** Bu yüzden o çocuğa bakamam, o eğitimi alamam, o aileyi geçindiremem, o kitabı alamam. Ayda bir kitaba verecek parası yok da günde bir paket sigaraya verecek parası varsa parasızlığa sığınamaz. Tembel müsrifin elinde milyarlar çürüyor, azimli tasarruflunun ise parasından bereket doğuyor.

Fakirsek parasızlığa sığınmaya hakkımız yok. Ayağımızı yorganımıza göre uzatabiliriz. Daha düşük kiralı eve taşınabilir, bitpazarından giyinebilir, ikinci el eşya kullanabilir, ek iş arayabiliriz. Her şeyi biraz daha iyi yapabiliriz. Ucuz giyinmeye, mobilyasız evde yaşamaya tenezzül etmeyip borca batmak iyi bir seçim değil. Öyleyse **"Paramı işlerime azami verimlilikle dağıtırsam başarım artar."** ilkesini benimseyebilirim.

• **Yapabilecek becerim yok.** Bu yüzden boşuna yapmaya çalışmıyorum. Senin yeteneğin Allah vergisi veya sen zamanında eğitimini aldın!

Tamam, önümüzdeki üstün örnekleri aşmaya odaklanmak akıllıca değil; kendimizi aşmakla ilgiliyiz. Ayakların yoksa yürüyemezsin ama gidemez misin? Dilin yoksa konuşamazsın ama anlatamaz mısın? Yetenek de çabayla gelişir. **Bir yoldan başaramadığımızı öbür yoldan başarabiliriz.**

Hiçbir şey bizi üzerimize düşeni yapmaktan alıkoymasın. Sen başından "Yeteneğim yetmeyeceği için yapamam." dersen gereken yeteneği geliştirmeye çalışır mısın? Sürücü eğitimi alırken insanlar, "Arabayı süremem, öyleyse eğitim gereksiz." demiyor, yapabileceklerini ümit ediyorlar. Bir şeyi bir yolla yapamıyorsak başka yolla deneriz. Damdan düşer gibi pat diye bir eser ortaya çıkmaz. Her başarının bir bedeli vardır.

Elbette her yeteneğe sahip olamayız ve bazı yetenekler için de geç kalmış olabiliriz. **Fakat insanın alternatifleri tükenmez.**

Yeter ki yeteneksizliğimiz sığınağımız olmasın. Yapmak istemeyen, "İstemiyorum!" deyip kestirir atar. Yalana sığınıp kendini kandırmaz. Dolayısıyla **"Yeteneklerimi geliştirdiğim alanda başarılı olabilirim."** ilkesine inanabiliriz.

• **Kimse beni desteklemiyor:** Ailem, arkadaşım, yanımda olmadığı; çalışmamı, gelişmemi desteklemediği için boş verecek miyim? Başkasının ilgisizliği beni neden durdursun? Övgü için mi çalışıyorum? Çalışmamın faydası önce bana gelmez mi? İnsanlar bencil, unutkan, kıskanç olabilir. Allah'ın teşviki varken kendimi insanların ilgisizliğine nasıl kurban edebilirim?

Ben Rabbime güvenirsem çalışırım, ilerlerim. Şimdiye kadar başardıklarıma odaklanarak cesaretimi geliştiririm. Ben güvenle çabalarsam çevrem de eninde sonunda gayretimi takdir eder. Öyleyse **"Öz güvenim ve Allah'ın rızası beni yeterince destekler."** düşüncesini benimseyebilirim.

• **Eleştirilmekten korkuyorum:** *Bu yüzden ortalıkta görünmüyorum. "Bak şuna, kendini mahallenin akıllısı sanıyor." desinler istemiyorum.* Tamam, cahil cesurluğuyla bilmediğimiz konularda ahkâm keserek kendimizi gülünç duruma düşürmeyelim. Ama öğrenip yetişmemizin ne engeli var? İnsanlar ahmaklığı, akılsızlığı, ahlaksızlığı eleştirirler. Bizim talebimiz iyilik değil mi?

Kaybetme korkusuyla yaşayan kazanamaz. Eleştirilme korkusu gelişmenin düşmanıdır. Biraz eleştiri acısı çekin. Yanlışınızın yüzünüze çarpmasını doğrularınızı arttırmak için kullanın. Saflığa gerek yok, ama ümidinizin kırılmasına da izin vermeyin. **"Eleştiri beni eğitip geliştiriyor."** ilkesini edinebilirsiniz.

• **İstekliliğim tükendi:** O yüzden harekete geçemiyor musun? Belki enerjin yok. Belki uykusuzsun, fazla uyuyorsun, spor yapmıyorsun; işlenmiş karbonhidratı, şekeri çok yiyorsun; doğal dengeli beslenmiyorsun, yeterli su içmiyorsun. Beynin aç kaldığı için isteksiz kalıyor olamaz mısın? Acaba enerjini arttıracak bir yaşantın olsa düzelmez misin? Ya da isteklilik dediğin, kazancı ve kaybı hayalde canlandırmaktır.

Belki aşırı yük altında bunaldığını düşünüyorsun. Belki de zaten kötü beslediğin beynini karamsar düşüncelerle iyice kilitledin. Bu duruma teslim olmaman ve aksaklıkları tamir için harekete geçmek gerekmez mi? Zihnini ve yaşantını zararlı otlardan ayıklayabilirsin. Lüzumsuz işleri atabilir, gereksiz kişilere hayır diyebilir, işlerini planlayabilirsin.

Allah, isteklilik üretmeyi senin iradene vermiştir. Yokluğuna sığınma, kendini üret. **"Enerjimi ve istekliliğimi arttırmak, çabama bağlıdır."** inancını benimseyebilirsin.

• **Çok geç veya çok erken buluyorum.** "Bu bilgiler bana değil de çocuğuma yarar belki! Çok gencim, maneviyatı biraz yaşlanınca düşüneyim." Öyle mi? Hâlbuki insan mallarını değil ama tüm ilmini ve iyiliklerini öteki dünyaya götürecek. Dahası, bebeklikten itibaren her insan ölebilecek yaştadır; ilahî emir gelince yaş baş dinlemez.

Mezarlar bebeklerle dolu ve hiçbirimiz bebekten genç değiliz. Ayrıca şahsen 60 yaşında diploma alan, araba sürmeyi öğrenen veya dil okuluna giden insan tanıdım. Bilhassa en paha biçilmez servet ilimdir ve âlimlerimiz ölüm döşeğinde bile bir şeyler öğrenirlerdi. Öyleyse **"Yapabilecek hâle geldiğim bir iş varsa ne erken, ne de geçtir, zamanı şimdidir."** ilkesine tutunabilirim.

• **Deniyorum, ilerleyemiyorum:** Bu yüzden de vazgeçecek miyim? Karınca bile denemekten usanmaz. Sonuca saplanma aceleciliği enerjimizi tüketiyor. Yerimizde saysak da ne önemi var. Allah niyeti ve çabayı ödüllendiriyor, sonucu değil. Her işin başı daha zahmetlidir. Her çabada sessiz bir ilerleme saklıdır. Günü gelince sonuçlar ansızın ortaya çıkar. Öyleyse **"Ben yapabileceğimi sabırla yapmaya odaklanırsam ilerlerim."** inancını benimseyebiliriz.

3- Şahsına Dair İnançlar

Kişiliğimizi, şahsımızı, benliğimizi, sınırlayıcı vasıflarla tarif ettiğimizde rahatsız olduğumuz veya utandığımız o yönümüzü gizlemeye çalışacağız.

Şu örnekleri düşünün: "Ben çirkinim; öyleyse beni görmesinler, içime kapanayım. Ben beceriksizim, öyleyse bir şey yapıp da beceriksizliğimi ortaya koymamayım."

Kendinden razı olmama, kendinden rahatsız olma, toplum içerisinde büyük bir huzursuzluk sebebidir. Büyük bir güvensizliktir. Beğenilmeyecek, hoşlanılmayacak, uzaklaşılacak, yalnız bırakılacak bir insan olduğunu sanmaktır. Bu yüzden de ya içine kapanıp yalnızlaşmak veya rol yapıp kendini olmadığı gibi göstermeye kalkışmaktır.

Richard Wilkins'in dediği gibi "Birçok insan hayatının büyük bölümünü olduğundan farklı görünebilmek için heba eder." İki –hatta üç dört– yüzlü kişilerle karşılaşabiliriz. Farklı durumlarda farklı kişiymiş/kişilermiş gibi davranmak mümkündür. Çok kişiliklilik, beyin hasarından kaynaklanan bir hastalık değilse dört muhtemel sebebi olabilir: Nezaket, korku, çekinme ve çıkarcılık.

Ambrose Bierce'in ifadesiyle "Nezaketen kabul edilebilir ikiyüzlülüktür." İnsanın ayıbını yüzüne vurmaz, beğenmesek de ikramını kabul eder, çirkin bulsak da yüzüne söylemeyiz. Her sözümüz doğru olur ama her doğruyu da söylemeyiz. Nezaketin gerektirdiği ikiyüzlülük makuldür, makbuldür, yaygındır.

Korkuya gelince, "işten atacak, evden kovacak, boşayacak, öldürecek" tarzı düşüncelerle gerçeği gizleyebiliriz. Yaygın bir ikiyüzlülük sebebi çekingenliktir. Kendimize, fikrimize, yeteneklerimize güvenmediğimizde alaya alınacağımız zannıyla susmayı, gizlenmeyi, olduğumuzdan farklı görünmeyi tercih edebiliriz. En kötü ve belalı ikiyüzlülük ise çıkarcılığa dayanır. Halk buna "sinsilik, hinlik, tilkilik" der. Kurdun kuzu postuna girmesi, hainin hayırsever görünmesi gibi örnekleri bilirsiniz.

Ne yazık ki çoğunluk kendisine haksız ediyor. Nice yeteneksizler dahi son derece güvenli davranabilirken nice akıllı ve zeki insanlar ufacık bir kusurları görülür korkusuyla kendilerini gizliyorlar. Nice yetenekli, becerikli, samimi, çalışkan, azimli, dürüst insan çekingenliğin kurbanıdır. Kendi tipini, yeteneklerini küçümser; reddedilmekten, başarmaktan veya başaramamaktan korkar. Toplum huzurunda kendini ortaya koyarsa onaylanmamaktan çekinir. Aşağıdaki örnekler üzerinde duralım:

• **Kilolu/zayıf/uzun/kısa/çirkin tipliyim:** Sorun ne ve böyle olmak, kim için sorun oluşturuyor? Gencin yüzünde çıkan siğil fazla büyüdü ve insan içine çıkmaktan çekiniyor. Adam bileğinin kesik olduğunu hissettirmemek için kolunu ceketinin cebinde tutuyor. İnsanı içine kapatan, fiziğinin çevresince beğenilmeyeceğini varsaymasıdır. "Uzunluğumla alay edecekler. Kısalığımı küçümseyecekler. Çirkinliğime burun kıvıracaklar. Sarkan kilolarımla alay konusu olacağım." tarzı iç konuşmalar, insanı içine kapatır. Hâlbuki çoğunluk, bu tür meseleleri aşmayı çoktan başarmıştır.

Kısa, uzun, güzel, çirkin, engelli, engelsiz her hâliyle beden, Yüce Yaradan'ın dünya hayatına bağışladığı emanetidir. Bedenin beğendiğimiz yönlerine şükretmek, beğenmediğimiz yönlerine de sabretmekle mükellefiz.

Temizlik, uyumlu giyim, güler yüz ve hoş sohbet, en çirkin bedeni bile çok güzel gösterir. İnsanlar eş adayı olarak görmedikleri kimselerin eline yüzüne bakmaz, gönüllerine bakarlar. Öyle kimseler evlenebilmiştir ki nasıl birbirlerini beğenebildiklerine hayret edersiniz. Demek ki esas güzellik gönüldeki güzelliktir. Bedenimizi olduğu gibi kabul edemezsek gereksiz yere kendimizi ağır bir yükün altında ezeriz. Altı parmaklı, tek ayaklı, şaşı gözlü, alaca yüzlü, kambur, kel olabiliriz. **Estetik saplantısına giren, kendisine hayatı dar ediyor.** Ben buyum, bu hâlime şükrediyorum. Hain değilsem temiz vicdan, bana Allah'ın belirlediği bu hâlimle saygı duyar. Bana saygı duymayansa zaten saygısı umulacak vicdana sahip değildir.

- **Fakir/kariyersiz/önemsiz biriyim:** Değerini; üniversiteler bitirmek, firmaları yönetmek, devletin başına geçmekle ölçen anlayış çarpıktır. Üniversite mezunu ama hain, devlet kurumu yönetiyor ama sahtekâr, ünlü ama namus algısı sıfır. Önemli olmak bu mu?

Koca enseli kerli ferli adam son model Mercedes'iyle çıka gelince huzurunda el pençe duracak mıyız? Saygımız kürke mi olmalı, insanın ahlakına, kişiliğine mi? Gerçekten olgun insan, dallarında meyveler biriken ağaç gibi tevazuuyla boynunu büker.

Köyün en kariyersiz sanılan adamı, evlenmemiş fakir ve kimsesiz bir yaşlı amcaydı. İnsanlar ona garip bir miskinmiş gibi bakar, çok da değer vermezlerdi. Fakat o amca; tarlasında tek başına çalışıp alın teriyle beslenir, kimseye kötülük yapmaz, namazlarını aksatmazdı. Vefat etti. Yedi köyün en kalabalık cenazesi onun cenazesi oldu.

Kimse boşuna değerini evi, arabası, diploması göstermesin. Akıllı insanlar böyle şeylerden etkilenmez. Belki dünyaya âşık olanların gözünde değer ölçütü mal makam olabilir. Ancak ölümsüzlüğe inananlar, öteki dünyaya zerre mal mülk gitmeyeceğini bilir.

- **Cahilim, bilgisizim, zihnim zayıf:** Pekâlâ, ahmaklık kadar olmasa da cahillik gerçekten de bahtsızlıktır. Lakin Allah ilim öğrenmek isteyenin yolunu kapatmıyor ki. Zekâsını da kilitlemiyor. Yeter ki hayatımızı okula dönüştürelim. Ben, köyde çobanlık yapan kimi büyükleri dinlediğimde muhteşem bilgelerle konuştuğumu anlardım. Öyle şeyler söylerlerdi ki nice profesörün aklından bile geçmemiştir.

İlim ve bilgelik herkese açıktır. Okula gitmesi şart değildir. Kitap okuyan, sohbet dinleyen ve hatta sadece hayatı gözlemleyip düşünen insan bile öğrenir. Peygamberimizin **"Ya âlim ol ya öğrenci ya dinleyici veya bunlardan birini sevenlerden ol. Beşincisi olma ki helak olursun."** (Tirmizi, İlim 19) buyurduğu rivayet edilmiştir. Yeryüzündeki herkes ilk dört sınıftan birine katılabilir.

• **Reddedilmekten korkuyorum:** Reddedilmek; kötü, çirkin veya yetersiz olmak anlamına gelmez. Nice değerli insanlar reddedildiler. Nice peygamberlere savaş açıldı. Her talebinize olumlu karşılık alacaksanız hayat imtihanı nerede kaldı? Ne siz kölesiniz ne de başkası! Ne siz başkasına evet demek zorundasınız ne de başkası size evet demek zorunda. Satmak istersiniz, biri alır, öbürü almaz. Evlenmek istersiniz, biri istemez, öbürü ister.

• **Başarmaktan veya başaramamaktan korkuyorum:** Başarırsanız göz önüne çıkacaksınız ve o zaman da gizlediğiniz, güvenmediğiniz yönleriniz açığa mı çıkacak? "Ya başardıktan sonra hata yaparsam!" veya "Aslında layık değilim." diye mi düşünüyorsunuz?

Milletvekillerinin karşısına geçip sözüne "değerli komisyon üyeleri" yerine "değerli komünistler" hitabıyla başlayan parti başkanı kadar utanılacak duruma düşer misiniz? Herkes o gafa güldü, unuttu ve geçti. Onurumuzu koruyacak; olan çevresel beğeniler değil iyi niyetimiz, samimiyetimiz, tevazuumuz ve dürüstlüğümüzdür.

"Ona/o işe layık değilim çünkü günahkârım." Öyleyse tövbe edin. Bırakın Allah takdir etsin. Siz hırs göstermeyin ve teslimiyetle ilerleyin yeter. "Başaramazsam rezil olurum. Ya "girdiği sınavı/ yarışı kaybetti." derlerse? Yani en iyi olmadığınızın ortaya çıkmasından mı korkuyorsunuz? Kendimizi başkasının ağzına bakarak belirlemek çok anlamsız! Herkes akıllı konuşmuyor ki.

4- Hayata Dair İnançlar

Hayatın hangi kurallarla çalıştığına inanıyorsak hayata o kurallara göre davranıyoruz. Hayatın kurallarına olumsuz pencereden bakan, hayata da olumsuz bakıyor ve böylece davranışları çarpılıp dengesizleşiyor. Hayatı çarpık bir bakıştan gözleyip yanlış hüküm verenler, huzursuzluk ve başarısızlık içerisinde boğuluyor.

Hayat esas olarak gerçekte *etme bulma* dünyasıdır. İyilik eden iyilik bulur, çalışan kazanır, seven sevilir, temiz olan mutlu olur. Hayatta iyilik asıldır ve kötülük ikincildir. Hayatta iyiliği mükâfatı ve kötülüğü de cezası takip edecektir. Fakat bilgisiz ve gafil zihin, hayata daracık birkaç deneyimin penceresinden bakar ve hayatı kendisine dar eden zalimce hükümler verir:

İşte birkaç örnek: Hayat neden güçlüden yana? Hayat neden herkese eşit değil? Allah neden zalimliklere izin veriyor? İnsanlar neden acı çekiyor? Allah neden beni engelli yaratmış? Allah neden bu kötülüğü kaderime yazdı?

Hayat dünyadan cennete uzanan bir sonsuzluk yolculuğu ve yeryüzü hayatı bu yolun en kısa durağıdır. Bugünlerin yarınları var ve zaman rolleri tersine döndürüyor. Yukarıdaki soruların dayandığı inançları değerlendirelim:

• **Hayat neden güçlüden yana?** Hayata güçlülerin hâkim olduğunu, üstte ve öndekilerin alttakileri ezdiğini, büyük balığın küçük balığı yuttuğunu görüyor. Vicdanı itiraz ediyor. Neden güçlü; zayıfı, fakiri, mazlumu eziyor? İtiraza saplanınca da üzüntü zihnin pilini bitiriyor.

Bakışımızı değiştirelim: Büyük balığın küçük balığı yutabildiği doğru ama hem çok sayıda küçük balık semirmiş ve hem de büyük balıklardan da büyük balıklar var. Bir Afrika atasözü der ki:

"Sular yükseldikçe balıklar karıncaları yer, sular çekildikçe de karıncalar balıkları yer. Kimin kimi yiyeceğini suyun akışı belirler."

Hayatı güçlü/zayıf dengesizliğinde yaratıp birbirine çarparak imtihan eden Yüce Yaradan kimseyi başıboş bırakmamıştır. Güçlü kişi; adilse zulmetmez, zalimse de eninde sonunda ettiğini bulur. Güçlü-zayıf dengesizliği; hayata hareket ve ilişki katabilmenin, özgürlüğün ve sorumluluğun zorunlu şartıdır.

Hayatta güçlünün korunduğuna inanırsak güç hırsına gireriz ve başaramazsak da hırsımızın ağırlığı altında eziliriz. Bütün zayıflar güçsüzdü. Bütün zenginler fakirdi. Her minicik el; gençlikte çelik gibi güçlendikten sonra yaşlanır, çürür girer. Hayatı güçlü balıklar değil, Allah yönetiyor. Nice kavimleri sildi yeryüzünden, nice güçlüleri yerin dibine batırdı. Nice yoksulları başa getirdi. Biz görevimizle ilgilenmeliyiz.

• **Hayat neden herkese eşit değil?** Kadın zayıf, erkek güçlü, kimi çirkin, kimi güzel, kimi zeki, kimi değil! Doğru söylüyorsunuz, Allah hayatı eşitliğe değil, adalete bina etmiştir. Hayat eşitliğe dayansa insan tavuk yiyemezdi. Eşit olsa bu hayat zenginliğine ve güzelliğine tanıklık edemezdik.

Yüce Yaradan; güçleri, güzellikleri, renkleri dengesizleştirmiş ve boyutları küçük büyük değiştirerek hayata şekil, biçim, manzara, hareket, ilişki, iletişim vermiştir. Bu sayede yardımın, korumanın, bağlanmanın, aşkın anlamı olur. Allah'ın kaderi eşitliği reddeder, adaleti emreder. Adalet ise terazinin iki kefesinin elmayla elmayı tartması gibi aynılığıyla değil, denkliğiyle dengelenir. Birine altın verilirse öbürüne aynı değerde gümüş verilir.

Hayatı uzun soluklu izlerseniz ilahî adaletin işleyişini keşfedersiniz. Çabalayan yükselir, zalimin sonu felaket olur; mazlum, gönüller kazanır. Genellikle ektiğimizi biçer, ettiğimizi buluruz. Hayat imtihanındaki büyük hesaplaşmalar da öteki dünyaya kalır.

• **Allah neden zalimliklere izin veriyor?** Çocuklar açlıktan ölüyor, kadınlar kocalarından dayak yiyor, katiller can alıyor. Allah bunlara neden izin veriyor, engellemiyor?

Bu sorgu da diğerleri gibi inançsızlığa veya inanç yetersizliğine dayanıyor. Allah zalimliklere karşıdır. Zalimi, öfkeli cehennemin korkunç azabıyla tehdit etmektedir. Dahası, zalimi kahretmekle, yeryüzünde tanıdığı müddetten sonra başına büyük bir balyoz indirmekle korkutmaktadır. Allah; Ad, Semud gibi çok sayıda milleti gönderdiği belalarla yok etti. Firavunu adamlarıyla birlikte boğdu, Nuh aleyhisselama direnenleri yeryüzünden sildi. Allah'ın Kahhar ismi çarparsa vatanları yerle bir edip geçer.

Fakat Allah bir vaatte bulunmuştur. İnsana iyiliğin ve kötülüğün yolunu bildirip onu özgür bıraktığını açıklamıştır. Bu özgürlük imtihanı zulüm içeriyorsa çocuklukla yaşlılık arasında bir yerde belki 20-30 yıl gibi kısa sürecektir. Milyarlarca yıllık ömrü içerisinde insana bu kadar isyana özgürlük müddeti vermek Allah'ın takdiridir. Melek değiliz. Bu özgürlük olmazsa sorumluluğun, ilahî adaletin, cennet ve cehennemin anlamı olmaz. Ahiret ve hesap varsa özgürlük ve zalimlik hakkı zorunludur.

Allah zalimi derhâl cezalandıracak olsa yeryüzünde hangimiz sağ kalabilirdi? Siz hiç zulmetmediniz mi? İnkâr da şirk de en az cinayet kadar ağır bir suç. Tövbe niye var? Şehitlik, kahramanlık niye var? Allah bize suçluyu cezalandırmamızı neden emretmiş? Neden biz toplumca görevimizi yerine getirmek yerine Allah'ın kaderini sorumlu tutuyoruz?

• **İnsanlar neden acı çekiyor?** Allah neden hastalık yaratmış? Neden acılar çekiyoruz? Neden sıcakta bunalıyor, soğukta üşüyoruz? Her şeyi dengeleyemez miydi? Yani hastalanmayalım; ölüm, ayrılık olmasın diyorsunuz. Allah dünya hayatının kurallarını dilediği gibi koyar. Siz cenneti dünyada mı istiyorsunuz? Kafamıza göre tasarladığımız bir hayatta değil, Allah'ın yeryüzünde misafiriz. Evren Allah'ındır, ilkelerini Allah belirler.

• **Neden beni engelli yaratmış?** Herkes güle oynaya eğlencelere koşarken neden bana bu ıstırabı çektiriyor?

Elbette ki imanlı ve yüce vicdanlı bir engelli, karamsar düşünerek hayatı kendisine zehir etmez. Allah herkese sağlık ve esenlik versin. İlahî hikmete kim karşı koyabilir? Hepimizi elsiz ayaksız yaratsa, hepimizi toptan ateşe atsa kim itirazla kurtulabilirdi? İlahî takdirle savaşmak mı bizi kurtarır, hikmetlerine boyun eğmek mi?

Yüce Yaradan bizi, çileli yarattığı bu dünyaya cenneti kazanmamız amacıyla gönderdi. Başımıza gelebilecek en feci felaket, ölümlülüğümüzü unutmak ve dünyanın yalancılığına kanıp dünyaya bağlanmaktır. Bu, göz göre göre ebedî idama düşmektir.

Mevla insanları varlıkla yoklukla, darlıkla dirlikle imtihan ediyor. Kimi inerken kimi çıkıyor. Kimi şartlarımız zorunluyken kimilerini değiştirme irademiz var. **İlahî takdire itiraz eden kendi kafasını kırar. Boyun eğenin de ilahî rahmet şerefini yüceltir, kalbine huzur indirir.** Akıllı insan değiştiremeyeceği şartlarla boğuşmak yerine barışır, benimser. Engellerine rağmen ve onlarla birlikte mutlu olmanın ve hayata tutunmanın yoluyla ilgilenir.

• **Allah neden bu kötülüğü kaderime yazdı?** Alnına öyle yazıldığı için o cinayeti işlediğini veya evlenemediğini düşünüyorsa bu, yanlış bir kader anlayışıdır. Allah; hayatın bir yönünü zorunlu takdir etmiş, bir yününü de beşerin iradesine bağlı takdir etmiştir. Cinsiyetten beden fiziğine kadar neyi zorunlu takdir ettiğini bilirsiniz. Evlenmekten bu kitabı okumaya kadar neyi beşerin seçimini bıraktığını da akıl ayırt eder.

Bunu tam zıttı düşünen de "Her şey olacağına varır. Alnına yazılanı yaşarsın, uğraşmak boşuna." der. Niye yaşıyoruz o zaman? Bunca çabanın ne anlamı var? Böyle bir çelişkiyle insan hayata tutunabilir mi? İnsana cenneti kazandıracak tek sebep, kişisel tercihleri ve iradesiyle seçtiği eylemleridir. **Öyleyse kaderi sorgulamakla değil, hangi konuda ne yapabileceğimizi araştırmakla ilgilenelim.** İlmimizi, ilişkilerimizi ve yeteneklerimizi arttırarak dua ve çabayla elimizi güçlendirmeye çalışalım. Çabalayan kuluna desteğini lütfeden Rabbimize şükürler ederiz.

5- İlişkilere Dair İnançlar

Muhteşem inanışların yardımıyla çevremizdeki herkese huzur veren saygı dolu ilişkiler içerisinde olabiliriz. Ancak ilişkilere dair çarpık inançlar; her ilişkiden bir stres, bir kavga veya incinme doğurur.

Savaş, barış, iktidar, ideoloji değişse de sapık, kopuk, melek veya şeytanla karşılaşsak da güvende yaşamak istiyoruz. **Yeryüzünün en zor sanatı insanla geçinmekmiş.** Sosyal ilişkilerimizi yönetmek, dolambaçlı mayın tarlasında yürümeye benziyor. Bir ilişkiyi koruyan davranış şekli, öbürünü zehirleyebiliyor.

Değişik tipte insanlarla ilişkilerimizi zarar vermeden ve zarar görmeden yönetebilmek için aşağıdaki inanışları sorgulayalım:

• **Herkesi mutlu etmek zorundayım:** Neden? Kimler için hangi fedakârlık sınırında duracaksınız? Kimin ne kadar eziyetine tahammül edeceksiniz? İyi insanları mutlu etseniz kötüler mutsuz olur. Eşiniz, eltiniz, kaynananız, dengesiz veya psikopat davranabilir. İnsan bazen bencildir, rekabetçidir, kıskançtır ve huysuz kimseyi mutlu edemezsiniz. Mutluluğu Allah lütfeder. **Doğrusu; herkesi mutlu etmek değil dürüst, sorumlu ve adil davranmaktır.** Kimsenin kölesi değilsiniz. Zalim mutsuz diye sorumlu tutulamazsınız.

• **Hayatımdaki herkese iyilik edemezsem değerli olamam:** Neden? İyiliğe bu denli ağır bir adanmışlıkla kendinizi tüketmeniz doğru olur mu? İyilik yapmak ve iyilikte yarışmak Allah'ın emri ama bu, Allah için ve bir yanınızı ihmal etmeksizin adaletle yapılır. İnsanlara ait olmak güzel ama bağımlı olmak ve aidiyet açlığı çekmek güzel değil. Ait olmak güzel ve adil insanlara ait olmak çok daha güzel! Değerinizi; insanların takdiri değil Allah'a yakınlığınız, güzel ahlakınız belirler. Herkes adil değil, iyiliğinizi kolay unuturlar.

• **Birini kızdırırsam suçlusu benim:** Neden? Suçlanmakla suçlu olamazsınız. Gerçek suç, Allah'ın tanımladığı davranışlardır. Hata, sizde de kızdırdığınız kişide de olabilir. Hatasız kul olmaz. Allah tövbeyi kabul eder. Allah için doğruyu yaptıysanız kızan kendine utansın. Yaptığınız Yüce Yaradan indinde kötü değilse vicdanınız rahat olmalı.

• **Birine saygılı davranırsam mutlaka bana saygılı davranmalıdır:** O, adil ve vicdanlı insanlar için geçerlidir. Herkesi adil ve sorumlu sanmayın. İçten pazarlıkçılık acı çektirir. Biz iyiliğimizi beklentisiz yaparız. Adaletsiz ve vicdansız birisine çattık mı da adil karşılık vermeyeceğini kabul edip uzak dururuz. Beklentinizi açıklayın, açıklamadığınızı beklemeyin.

• **Eşim beni sevmiyorsa iyi bir eş olamadım demektir:** Neden? Şeytan melekten nefret ederse meleğin ne suçu var? Eş kötü niyetli, bencil veya şehvet düşkünü olabilir. Sevilir olmanın tek göstergesi eşin kalbi değildir. Dürüst, temiz, saygılı, edepli, uyumlu, sorumlu vefalı bir insan mısınız? Bunu size kendi ilminiz, vicdanınız veya sizi tanıyan bilge kimseler söylesin.

• **Bir şeye layıksam o benim olmalıdır:** Böyle düşününce de hırs, kıskançlık, rekabet ve düşmanlık patlıyor. Televizyon zihnimize kolaycılık zannını ekiyor. "Benim neyim ondan geri?" düşüncesiyle hırs ve kıskançlığa kapılmanın sonu yıkıntıdır. Daimi huzurun tek güvenli yolu; tevazu, alın teri ve nasibiyle uyumdur. Biz bir şeye layık değilken Yüce Yaradan bize insaniyeti bağışladı. Her şeyimiz Allah'ın nasibidir. Talip olduğumuz şeyin ehli/layığı olmaya çalışırız, nasibimize de sabır içinde şükrederiz.

• **Birinci sınıf şartlarda yaşamazsam ikinci sınıf insan olurum:** Böyle düşünüp marka giyinerek, israf ve lükse kaçarak ekonomilerini çökertenler var. Bir daha kalkıp hayata tutunamıyorlar. Ömürleri borç bataklığında geçiyor. Çılgın tüketiciler otel odalarında veya evsiz yaşadıkları parklarda ölüyor. **Birinci sınıf insan, ahlaklı ve vicdanlı insandır.** Ayağımızı yorganımıza göre uzatmamız ve değerimizi maneviyatımıza dayandırmamız, bizi bin türlü bunalımdan kurtarır.

• **İşimi eksik veya kusurlu yaparsam rezil olurum:** Neden? Hata yaparsan üzül, dersini al ve unut gitsin. Hatasız hiç kimse yaşamamıştır. Hatasızlık saplantısında bulunacak kadar kibirli davranma ki seni affetmek isteyen Yüce Rabbini kaybetmeyesin. Küçük düşeceksek düşelim. En büyük peygamber, davasını anlatıp yardım istediği halk tarafından taşlandı. İnsan nazarında düşsek çok mu önemli? Allah indinde küçülmeyelim. Dev insanlar da hata yapar.

• **Zayıflıklarımı belli edersem küçük düşerim:** Tamam, günahlarımızı ilan etmemiz yanlış. Ama kusursuz melek gibi görünüp nazara muhatap olmanın gereği mi var? Kızabiliriz, dağınık olabilir, terimiz kokabilir, ağlayabiliriz, yemek düşkünü olabiliriz. Biz insanız. Herkes de insan. Doğal olalım. Enerjimizi rol yapmaya tüketirsek iş ve eser üretmeye elimizde ne kalır? Kendimiz olalım. Ben buyum kardeşim. Rabbim beni böyle yarattı. Gizleyecek bir şeyim yok. Senin de zafiyetlerin var. Buraya arınarak Rabbimize yaklaşmaya gelmedik mi?

• **Bir işimi başaramazsam başarısızın teki olurum:** O, bir tek iştir ve yanıla yanıla yanılmamayı öğreniriz. Kimse mükemmel olamaz ve hatalarımız aracılığıyla gelişiriz. Kendimizi başarısızlıkla etiketlersek güvenimiz sarsılır, çalışamaz ve gelişemeyiz.

• **Değerli olmamın yolu daha iyi fikirler üretebilmektir:** Komplo teorileri ve ifsat ideolojileri mi? Milyonlarca düşünür, filozof, bilimci, politikacı, çoğu çer çöp olan düşüncelerle insanları kandırıp gittiler. Fikir arıyorsan Allah'ın kitabı önünde! Elbette ilim, irfan, fikir lazımdır. Çabala ama durumunu kabul et. Sana kalbindeki samimiyet ve yüreğindeki çaba yeter. Kendini ekranlardaki saptırıcı fikir delileriyle kıyaslayıp da ah etme. Senin değerini medyadaki şöhretin değil, göklerdeki şöhretin belirler.

• **Çok şeyler üretemezsem hayatımın anlamı olmaz:** Bir sürü iş yapanlarla kıyaslıyorsun kendini, hırs yapıyorsun, üzülüyorsun. Bu duyguyla iyi bir şeyler yapamazsın ki. Üretmek istiyorsan yüreğin sakin olmalı. Saniyelerini boşa tüketmemelisin. Üretmek Allah'ın nasibidir. Kime ne vereceğini o bilir. Kulunu da ürettiğiyle değil, çabasıyla ve kalbiyle değerlendirir. Peygamber gelmiş, tarihi değiştirip gitmiş; peygamber gelmiş, kimsesiz gitmiş.

• **Yalnızlaşırsam mutsuz olurum:** Tamam, dostluk güzel ama hayırlı dost yoksa üzülmeye değer mi? Allah dost, melekleri dost; doğa, hayvanlar dost. En önemlisi, seni ahirette bekleyen cennetinin hayali dost. Kopar al yüreğini dünyevi hülyalardan. Kendin ol, Rabbe kul ol ve bırak sevdiği bir kul gelsin bulsun senin dostluğunu.

• **Birisi beni sevmezse/onaylamazsa mutsuz olurum:** İnsanlar unuturlar, ihmal eder, kıskanırlar, onaylamazlar ve üzüldüğünüz için de yorulursunuz. Oysa Allah'ın sevgisi ve onayını ifade eden rızasına talip olursanız insanların onayı ve sevgisi arkadan gelir.

• **Eleştirilmek beni mahveder:** Çünkü değersiz olduğunuzu sanıyor ve kendinize güvenemiyorsunuz. Ya da kusursuzluk saplantısındasınız. Eleştiri, ya günahınızı azaltır veya hatanızı! Her ikisi de hayırdır. Hakarete karşı koyun tabii ki ve hatırlayın ki eleştiriyi hoş görene, insanlar daha çok saygı duyar.

• **Herkes benim kurallarıma uymalıdır:** Olmuyor bir türlü; insanlar birbirinin kuralını sık sık çiğniyor. Ne yapalım? Siz kurallarınıza uymaya çalışın ve çevrenize esnek davranın. Kuralınızı esnetemiyorsanız uymayandan uzaklaşırsınız olur biter. Aşırı tepkiye değmez.

BÖLÜM 6

SORUNLARLA MANEVİ MÜCADELE

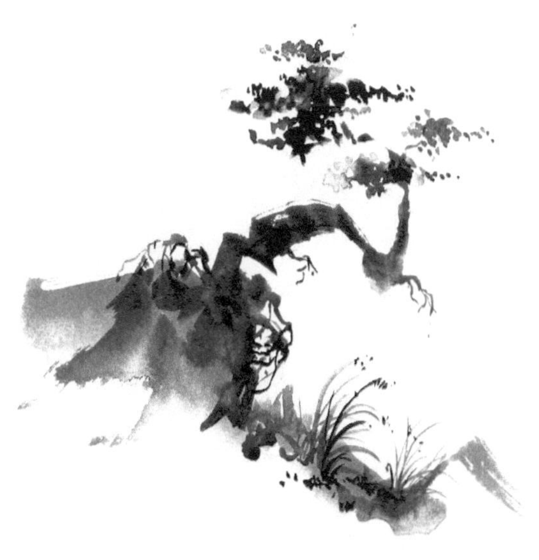

"Bilin ki Allah'ın dostları ne korkar ne de üzülüp endişelenirler." (Yûnus, 62)

Giriş

İşleri yolunda giderken neşeyle yaşayıp başlarına bir iki bela gelince hayatları tamamen çöken insanlar vardır. Bazıları bir derdin batağına düşünce kendini karamsarca bırakıp boğuluyor ve bazıları da ümitle mücadele ederek oradan kurtuluyor. Milyonlarca insan, evladının ölümünü bile unutabilmişken eşinin ölümüyle bunalıma girip yıllarca kurtulamayan insan tanıdım.

Rabbimiz bizi her türlü kazadan, beladan korusun. Fakat bilmeliyiz ki çileli imtihan dünyasında hepimizin zaman zaman türlü dertlere düşmemiz kaçınılmazdır. Cenneti amaçlayan bu hayat, çilelerle yaratılmıştır. Bu hayatta herkes için ölüm vardır. Birçokları için kazalar, boşanma, işsizlik, mahrumiyet vardır. Hayatta birileri yukarıya giderken birileri aşağıya gider.

"Biz sizi biraz korku ve açlık; biraz mal, can ve ürün eksikliğiyle imtihan edeceğiz. Sen sabredenleri müjdele!" (Bakara 155) buyurdu Rabbimiz. Hayatımız, rahatımızı bozan olaylarla imtihan edilerek geçecek. Bu imtihanların amacı; zorluklara rağmen doğru yolda sebat etmek, güzel ahlakta sabretmek ve nimetler nedeniyle de Rabbimize şükretmektir. Böylece zorlukları aşıp huzura tekrar kavuşmak ve hayatın sonundaki cennete ulaşmaktır.

Öyleyse Yüce Rabbimiz bizi ağır bir acıyla imtihan ettiğinde üstesinden nasıl gelebiliriz? Ayrılığın veya ihanetin acısıyla nasıl baş edebiliriz? Allah geçinden versin, ölümün ıstırabından nasıl sıyrılırız? Hayatımızı yöneten zihnimizin sağlığını nasıl koruruz?

Bir karınca yuvası; sulara, sellere kapılır da ota, taşa tutunup hayatta kalmayı başaran karıncalar, yıkılan yuvalarını çabucak yeniden kurarlar. Yüce Yaradan, nice kimselerin sönen ocaklarını âdeta küllerinden diriltir.

Lakin bazen de annesini, evladını kaybeden veya iflas eden, âşık olan, boşanan, kaza geçiren insan, yaşadığı ağır sarsıntının altında ezilir. Canı çok yanar, göz pınarları kurur, kalbinin ışığı söner, hayata küser, depresyon bunalımında boğulur veya üzüntüden ölür gider. **Oysa Yüce Yaradan'ın amacı; bizi imtihanlardan eğiterek geçirmek, dünya aşkından ayıklayıp cennetin yüce ahlakına yükseltmektir.**

Hayat imtihanının bizi içine düşürdüğü acıda boğulmaktan kurtulmayı nasıl başarabiliriz? Başlıca manevi huzur kaynaklarını oluşturan iman, tevekkül, acizliğini bilmek, tefekkür, sabır ve şükür kanallarından zihnimizi nasıl besleyebiliriz? Nasıl manevi olarak güçlü, dirençli ve dayanıklı olabiliriz?

Sorunlarımıza nasıl pozitif ve güçlendirici açılardan bakabiliriz? Sorunlar; refahın lezzetini nasıl hissettirir, saniyeleri nasıl ibadete dönüştürür, ahirete nasıl teşvik eder? Nasıl Yüce Allah'a isyandan uzaklaştırır, günahlarımızı nasıl temizler, duamızı nasıl bereketlendirir?

Başa gelen ölüm dâhil her şey mecburen çekilir. Kimse çekemem diyerek kurtulamaz. O galaksileri yoktan yaratan Allah'tır ki O'na isyan eden sadece kendi akılsızlığını ilan eder. Öfkesine esir düşen, kendisini ateşe düşürür. **Bizim; ah edip inledikçe derdimizi dökeceğimiz, huzurunda gözyaşı döküp yalvaracağımız Rabbimizden başka kimsemiz yok.** Yüce Mevla'dan kaçıp kapısına sığınacağımız başka kimseler, toz zerresi bile yaratamaz.

Zihinsel Şifa bu bölümde bize maneviyatımızın enginliğini hatırlatıyor. Bu muhteşem yaradılışın amacı, bu kısacık yeryüzü hayatı olamaz. **Küçük dünya sarayı, büyük ahiret sarayına yaraşır eserler üretmesi için yaratılmıştır.** Biz, bu imtihanların olgunlaştıracağı birer cennet meyvesi olmaya adayız.

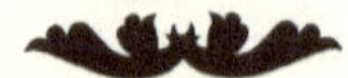

A) HAYATIN BAŞLICA SORUNLARI

1- Ölüm

Tabuta ve kutu kadar mezara bakınca ürküyor yüreklerimiz. Ama imanla ahlakla yaşayıp da öteki dünyanın sonsuz cennet saraylarındaki benzersiz lezzetlerin arasında kanat çırparak uçuşanları görsek... Kara topraktan yapılmış gömleklerini toprağa bırakıp nurların muhteşem lezzetlerine yükseldiler. Bir yakınımızın ölümüne elbette yas tutalım ama bu yas bizi uzun süre boğmalı mı? Hayata bizi küstürmeli mi?

"Her can mutlaka ölümü tadacaktır." (Ankebût, 57) Hepimiz de doğduğumuzdan beri ölümlere tanıklık ediyoruz. Bir gün bizim de başımıza gelecek. Çok yakın ilişki içinde olduğumuz birini kaybetmek, hayatımızı derinden sarsar. Normalde en acı ölümün sarsıntısı bile geçer ve kaldığımız yerden hayata devam ederiz. Bazı zihinler ise ölümün hatırasına saplanır, yasında takılıp kalırlar. **Yas yıllarca sürdürülürse sonunda zihin ve sinir sistemi çöker.**

Kurumumda uzmanlıktan yönetim görevine henüz atanmıştım. Bir sabah bir toplantıya koşuyordum ki çalan cep telefonumdaki ses, "Başımız sağ olsun, Ali amcayı kaybettik." dedi. Koridorda donup kaldım. İşimi öylece bırakıp memlekete yetiştim. Tabutunda hareketsiz uzanan babamın baş ucunda saatlerce ağladım. Hayatımdan bir çınar devrilmişti. Bütün çocukluğum, iyi kötü hatıralarımız gelip geçti zihnimden. Hepsi bitti, geçmişte kaldı. Hayat ne kadar da kısacıkmış. Sonumuz mutlaka geliyormuş. Toparlanıp Ankara'ya döndüm. Hayat kaldığı yerden devam ediyordu. Düşündüm: Biz öldüğümüzde yakınlarımız ardımızdan belki böyle birkaç gün gözyaşı dökecekler. Sonra da unutulacağız. **Allah'tan başka kim bizi unutulduğumuz topraktan çekip çıkarabilir?**

Küçük çocuğu ölen kadın kendine kahreder: "Neden herkes mutluyken benim başına geldi? Bebeğim olmadan yaşayamıyorum. İntiharı başaramadım. Bu özleme dayanılması imkânsız! Bebeğim nasıl annesiz kalır?"

Oysa herkes ölecek. Allah emanetini verdi ve aldı. Kabirler çocuk ölülerle dolu ve bu anne de çok yakında oraya gidecek. Kadın; zihnini bebeğinin öldüğü andaki görüntüye odaklamış ve bebeğinin çoktan cennete uçtuğunu, muhteşem güzellikler içerisinde annesini unuttuğunu dikkate almıyor. Eğer mümin olursa bebeğinin kendisini cennetin kapısında karşılayacağını hiç önemsemiyor. İsyanıyla bebeğini de Rabbini de, cenneti de ebediyen kaybetme yoluna girdiğinin farkında değil. Bu annenin, iman gücüne ihtiyacı var!

Varlığımızın içine ailemiz, işimiz, yakınlarımız, eşyalarımız dâhildir. Varlığımızdan birini kaybettiğimizde kolumuz veya bacağımız kopmuş gibi bütünlüğümüz bozulur. Zihnimizin yeni duruma uyum sağlayabilmesi için yas şarttır. Ölüm, ayrılık, iflas, her türlü kayıpta yas yaşanır. Yas, zihnin limbik (derin) bağlantılarında yaşanan bir ameliyattır. Zihin bu ameliyatı yapamazsa özlem altında ezilir. **Birbirimizi, beraberlik sayesinde aramızda kurduğunuz zihin bağlantıları nedeniyle özleriz.** Buluşunca da rahatlarız. Ancak ölenle özlem giderilemez. Bu yüzden zihinsel bağı koparıp özlemi bitirmek zorundayız.

Bir kadın çok sevdiği kocasını kaybeder ve ardından belki de sevgisinin hatırına ve biraz da çabalayarak yasını diri tutar. Her gün ağlar. Sonunda gözlerini kaybeder, hayata küser ve yirmi yıl içinde yatalak hasta hâline gelir. Bir genç kız da annesini kaybetmenin şokundan kurtulamaz. Lise ikinci sınıfta takılır. Öylesine üzülür, alışamaz, gözyaşları döker ve hatta Yüce Allah'a isyan eder ki takıldığı bu yası yüzünden zihni kilitlenir. Öğrenme becerisi çöker, bunalıma ve derken depresyona girer, okulunu terk eder.

Ölüm yasından çıkabilmek için şu yaklaşımlardan yararlanabiliriz:

• Ne zaman ölüme tanıklık etsek **"Biz Allah'a aitiz, Allah'a döneceğiz." (İnna lillah ve inna ileyhi raciûn,** Bakara, 156) ayetini okursak ölümün sarsıntısını daha kolay atlatırız.

• Hadiste **"Lezzetleri tahrip eden ölümü çok hatırlayınız."** (İbni Mace, Zühd: 31) buyruluyor. Ölümü ve sonrasını araştırabiliriz. Cenazelere gidebilir, kabirleri ziyaret edebilir, ölülere dua gönderebilir, ölmüşüz gibi hayal edip ahirete hazırlığımızı kontrol edebiliriz.

• Ölümün acısını büyüten, "Ben onsuz yaşayamam, ne ettim de başıma geldi. O ölmeyeydi de ben öleydim. Kader başkasını bulamadı mı?" gibi ifadelerle isyan etmektir. **İsyan sözleri ölüm acısını felakete dönüştürür.** Zira duygusallık zirvedeyken tam bir hipnoz hâli hâkimdir. O şartlarda söylenen her söz bilinçaltına kodlanır. "Ben onsuz yaşayamam." diyen, onsuz yaşama şansını azaltır. Fazla yaşamadan kendisi de üzüntüden ölür.

• Zaten hepimiz öleceğiz. Doğrusu, ölenle birlikte ölmek mi? Ölenin ardından kahrolmak, acı çekmek ve ölmeyi istemek zulümdür. Feryat ederek ölüye iyilik gönderemeyiz. Çabucak kendimize gelmemiz ve iyiliklere geri dönmemiz, ölen için de bizim için de rahmet olur.

Sakince gözyaşı dökebilir ve Yüce Allah'a şöyle yakarabiliriz: **"Allah'ım sen verdin, sen aldın; takdirine karşı boynumuz kıldan incedir. Bize sabır bağışla.** Bizi huzuruna alacağın zamana kadar iman ve ahlak içerisinde yaşat. Rahmetine uğurladığımız yakınımızı ve yakında geldiğimizde bizi, huzuruna şefkatinle kabul buyur."

• Ölümün acısını diri tutan bir sebep; hayalin, ölümün ürpertici bir sahnesinde takılıp kalmasıdır. Ölüyü en son hangi sahnede gördüyseniz zihniniz orada kalır. Sahne çok kötüyse olayı hep o kötü sahneyle hatırlar ve acı çekersiniz. Tabutu içinde mezarına konulmuş bir ölüyü bu son sahnede hatırlamak, ölüsünü görmek gibi yıkıcı olmaz. Zihnimiz, ölüm sahnesinden çıkıp, ölüyü mezarın ötesindeki huzurlu kabir hayatında hayal edebilmelidir.

• Ölen mümin artık ebedî huzurdadır. İmtihanı bitmiştir. Hayırlı bir kul olmaya çabalamışsa gözyaşı, yalnızlığı, zorluğu son bulmuştur. Namazlarını aksatmayan bir yakınımın vefatını anlattılar. Bir perde açılmış kendisine rüyasında, uçsuz bucaksız muhteşem bir bahçe göstermişler. "İşte, burası senin!" demişler. Kısa süre sonra da ani bir kalp kriziyle vefat etmiş.

Küçük çocuklar cennet kuşlarıdır. Sevabı günahından fazla olan müminin sonu cennettir. Kabrinde huzur içerisindedir. Selamlarınızı, dualarınızı Allah ona ulaştırır. Artık o ağlamıyor. Hatta o öyle güzel bir yeni hayata başlamış ki aklına bile gelmiyorsunuz. Bırakın orada rahat etsin. Siz de oraya iman ve güven içerisinde gidebilmenin hazırlığıyla ilgilenin.

• Ölenle ölünmez. **Ölene, eşyaları ve hatıraları üzerinden sanki hâlâ dünyadaymış gibi davranmamız, bizi geçmişe hapseder.** Ölenin eşyalarını bir odaya toplayıp hatırasını anıp durmanın bir faydası yok. Ölen kocasının hâlâ eve geldiğini zanneden kadın, ölümün sarsıntısında takılıp kalır. Allah emanetini almıştır. Emanet ve sorumluluk artık bizde değildir.

• Ölüm geri kalanların hayatını kökünden değiştirdiğinde yasından kurtulmak daha da zorlaşır. Ailesini refah içinde yaşatan bir esnaf ani bir kalp kriziyle ölünce karısı, iki küçük çocuğuyla kalakalır. Kadın çalışması gereken bir dul, çocuklar da babasız birer yetimdir. Daha büyük sabırla bu yeni hayata alışabilir ve hayatlarını yeniden kurabilirler.

• Ölümün manevi kimlikte oluşturduğu boşluk yeni ilgi alanlarıyla doldurulabilir. Eş ölünce yeni evlilik, evlat ölünce yeni çocuk geçmişi unutturur. Bazen de yeni hobiler, maneviyata odaklanma, hayatındaki diğer kişilere daha fazla yer vermekle de boşluk dolabilir.

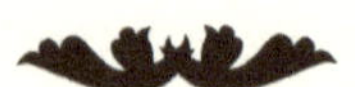

2- Belalar

Maddi kazalar, manevi kazalardan; dünyevi belalar, ebedî belalardan koruyucu kalkanlar oluyor çoğu zaman. Maddi hastalıklar ve mali kayıplar, maneviyatımızda derin iyileştirmeler yaparak bizi ebedî saadete layık hâle getirebiliyor. Belaların maddi acılarından sıyırılıp bu manevi kazanç tarafına bakabilmeli, çabucak toparlanarak normal hayata dönebilmelidir.

Tarih 12 Kasım 1999 Cuma, saat 18:57. İşimden henüz geldim. Merkez üssü Düzce olan 7.3 büyüklüğündeki deprem Ankara'yı da sallıyor. Kirişlerinden korkutucu sesler gelen eski apartmanımız ha çöktü ha çökecek. Bağırıyorum, "Oğlum neredesin, oğlum…" Koridora tutunmaya çalışırken yalvarıyorum: "Allah'ım koru, Allah'ım kurtar." Deprem dindi, şükür yıkılmadık, lakin milletimizden niceleri yıkıntıların altında kaldı.

Ani trafik kazasıyla insanlar ölüyor. Yangınlar çıkıyor; evler, iş yerleri yok oluyor. Bir sel veya don, tarlaları kurutup gidiyor.

Mümin tesadüfe inanmaz. Her zerre olayın Yüce Allah'ın ya emriyle veya izniyle gerçekleştiğini bilir. Allah'ın her olayı bir amaç, hikmet, sebeple yarattığına inanır. **Allah'ın sebepsiz yere ayağına diken batırmayacağını unutmaz.** Kazaları şöyle anlamlandırır:

• Ergenliğe ulaşırız da imtihanımız başlarsa her yaptığımız üzerinden sınanmaya başlarız. Yüce Yaradan bu bireysel sınanmayı, **"Başınıza gelen musibetler kendi yaptıklarınız yüzündendir. O, yine de çoğunu affeder."** (Şûrâ, 30) ayetiyle açıklar. Yüce bir görevi omuzlayan peygamberlerin imtihanı bizim gibi bilgisizlerin imtihanından çok ağırdır. Sıradan kimselere meşru olan bir minik yanlışın binde birini yapan peygamber, altında ezilir.

Zekeriya aleyhisselam, kendisini öldürmek isteyen Yahudilerden kaçar ve bir ağacın kovuğuna saklanır. Şeytan, Yahudilere Peygamberin ağacın kovuğuna gizlendiğini fısıldar. Yahudiler, ağacı içindeki peygamberle birlikte testereyle keserler. Oğlu Yusuf aleyhisselamın başına bir şey gelmesinden korkan Yakup aleyhisselamı, Allah evladından ayırır. Zindanda unutulduğu haberini krala gönderen Yusuf aleyhisselamın zindan hayatını, Allah yıllarca uzatır. Peygamberlerin en küçük hatasının bedeli bile çok ağır olur.

• Depremler, seller, salgınlar, savaşlar, toplumların Yüce Allah'a genel isyanlarının sonucudur. Allah, kaderin bu kuralını şu ayetle açıklamıştır: **"İnsanların elleriyle işledikleri yüzünden karada ve denizde felaketler yaygınlaştı. Kötülükten dönerler diye yaptıklarının bir kısım bedelini Allah onlara tattırıyor."** (Rûm, 41)

Batı, Yüce Yaradan'a isyan etti ve yetmiş yıl önceki Dünya savaşında elli milyon Batılı birbirini katletti. Refah geri gelince insanlık hemen isyana geri dönüyor. Allah'ı küçümseyen ve kendi şehvetine tapan bir nesil türüyor. Bu yüzden milyonları böcek gibi ezip kabir karanlığına sürecek yeni felaketlerin eşiğinde olduğumuzu hissediyorum.

Akıl, "O felaketler, çoluk çocuk masumları da eziyor. Masumların ne günahı var?" diye sorabilir. Masumların günahı yoktur ve ilahî adalet mutlaka masumlara erişir. Allah toplumun genelini cezalandırdığında kurular arasında yaşlar da yanar. **"Gelince içinizden sadece zalimlere dokunmakla kalmayacak olan fitneden sakının. Bilin ki Allah'ın azabı çetindir."** (Enfâl, 25) buyurulmuştur.

Bir toplumun genelinin cezalandırılmasının iki sebebi vardır: Birincisi toplumun çoğunun adaletsizlik, ahlaksızlık, zalimlik yapmasıdır. Çoğunluk zalim olursa o toplum toptan tokat yer. İkincisi iyilerin; kötülerle mücadele etmemesi, karşı koymaması, sessiz ve ilgisiz kalmasıdır. Demokrasi der, herkes özgürce istediğini yapmalı der. "Ben ahlaklıyım ama öbürünün isyanını eleştirme hakkım yoktur," der. Kahhar ismi, onu da zalimlerle birlikte boğar.

Allah mümini kötülükle mücadeleyle görevlendirmiştir. Kimse "Ben zulmetmedim." diyerek sorumluluktan sıyrılamaz. Ötede çocuk boğazlanırken, insanlar ateşe düşürülürken neredeydin? Neden karşı koymadın? Neden eşinin, çocuğunun, akrabanın, komşunun kötülüğüne; elin, dilin veya kalbinle karşı koymadın? Peygamberimizden (aleyhisselatüvesselam) şöyle rivayet edilmiştir: **"Siz ya iyiliği emreder, kötülükten alıkoyarsınız ya da Allah katından üzerinize azap gönderir. Azap gelince de ettiğiniz duaya karşılık verilmez."** (Tirmizî, Fiten, 9)

Musa aleyhisselam seçtiği 70 kişiyle ilahî huzura çıktığı dağdayken dağ dehşetle sarsılır. Musa aleyhisselam yaşanan belanın sebebini hisseder ve dua eder: **"Yüce Rabbim! Dileseydin beni ve beraberimdekileri daha önce helâk edebilirdin. İçimizdeki sefih günahkârlar yüzünden burada bizi yok edecek misin? Sen bizim dostumuzsun. Bizi bağışla, bize acı."** (A'râf, 155)

Ailenin babası veya annesi gizlice pis işler karıştırıyor, Allah aileyi belaya düşürüyor. Ailenin yetişkin çocuğu şehvetinin izini sürüyor, aile tehlikeye düşüyor. Masum anne asi babaya, masum baba asi anneye veya masum anne-baba, asi evlada engel olmuyor. **"İyiliği emret, kötülükten sakındır ve bu yüzden başına geleceklere katlan."** (Lokman, 17) ilahî emrini ihmal ediyor. Küçük bedelden kaçınca da biriken büyük bedel patlıyor. Hepsinin gemisi birden batıyor. Allah göstermesin, cana, mala, itibara gelen bir kazaya düşersek nasıl davranmalıyız?

• Esas ve en korkunç bela dine gelen beladır. **Başına dert gelince Allah'a küfürlerle isyan eden, belli ki Kahhar isminin hışmına uğramıştır ve ateşe atılacaktır.** Bela altında inlerken yine de Allah diyen müminin ise başına gelen hakiki bela sayılmaz. O şefkat tokadıdır, bir kurtuluş kapısıdır. O tokadın hayırlı amacına ulaşması için mümin şu adımları atar:

• Her kaza ve bela karşısında, **"Allah'a aitiz ve Allah'a döneceğiz."** (Bakara, 156) ayetini okur ve Allah'a sığınır: "Allah'ım beni koru, bana sabır ver, beni yolundan ayırma, beni kapından uzaklaştırma; tek koruyucum, kurtarıcım Sensin." diye yalvarır.

• İsyandan titizlikle sakınır. "Aksilikler, kazalar, dertler neden hep beni buluyor? Zalimler zevklerini yaşıyor, mazlumlar eziliyor. Hep kötünün gemisi yüzüyor." türünden sözlerle Allah'ın adaletini sorgulamanın adı isyandır. Allah zalime müddet verir ve mümine de şöyle der: **"Bırak onları; yesin içsinler, zevklerine düşsünler, arzu ve emelleri kendilerini oyalaya dursun. Yakında bilecekler!"** (Hicr, 3)

• Başına gelenin kaynağında, varsa kendi kusurunu arar: "Acaba yaşadığım bu kazanın benden, eşimden, evladımdan kaynaklanan bir sebebi olabilir mi? Acaba biz faiz mi yedik, iftira mı attık, hak mı gasp ettik, birini mi kandırdık?" diye düşünür. Bir hatasını bulursa da derhâl onu düzeltip temizlemek için elinden geleni yapar. Aksi takdirde belanın daha büyüğünün geleceğini iyi bilir.

• Belanın eseflenmesi içinde de boğulmaz: "Gitti mallarım, kayboldu itibarım, makamım elimden alındı." diye söylenip durmaz. Düştüğü yerden kalkacaktır. **Giden gitmiştir. Şimdi tövbe edip varsa kusurları düzelttikten sonra Yüce Allah'tan yeni fırsatlar dileme sırasıdır.** Kul pişmanlıkla Allah'a dönerse Allah büyük lütuf sahibidir.

Yüce Allah, Yakup aleyhisselamı kaybettiği sevgili oğluna kavuşturdu. Eyüp aleyhisselamı eski sağlığına döndürdü. İbrahim aleyhisselamı gürleyen ateşten, Yunus aleyhisselamı deniz canlısının karnından kurtardı. Mümin sabırla ve samimiyetle Yüce Allah'a dönerse ilahî rahmetin en uygun zamanda ve şekilde acısını dindireceğini aklında tutar.

3- Boşanma

Evlilik, kadınla erkeğin birbirinin hayatına lezzet katmasıyla yaşanan Allah'ın çok mübarek bir nimetidir. Ne var ki yanlış evliliklerde ilişkiler belaya dönüşebilmekte ve ayrılmak, belalı evlilikten daha büyük bir nimet hâline gelebilmektedir. Bir şekilde boşanınca insanın kimliğinde büyük bir boşluk doğuyor. Yalnızlık, konu komşunun tepkisi ve varsa çocukların acısıyla özellikle boşanmanın ilk ayları çok sarsıcı olabiliyor.

Allah evliliklerimizi huzurlu ve bereketli kılsın. Fakat belalı bir eşten kurtulmak için ayrılmak zorunda kalanın da Allah'ın yardımıyla ayakları üzerinde bunalmadan durmayı başarması gerekir. Çünkü hayat devam ediyor ve yapacak çok görevlerimiz var.

Boşanmayı düşünen; sonuçlarını çok iyi hesaplamalı, her türlü tedbiri almalıdır. Ansızın gelen cinnet cinayetlerini, polis ve kanun gücüyle engellemek imkânsızdır. Boşanmak, o belalı eşten kurtarmayabilir ve başka belaları da getirebilir.

Ailedeki her aşırı gerilim, ürpertici patlamalarla noktalanabilir. Kadın, kahvelerde sabahlayan kocasından boşanmak ister; koca, cevaben belindeki silahı gösterir. Açılan boşanma davasını içine sindiremeyen, beş aylık evli 25 yaşındaki bir koca; karısını, kayınpeder ve validesini av tüfeğiyle öldürür. Kadın, boşamayan kocasına uyurken satırla saldırır.

Karı-koca sabah akşam tartışırlar. Biri hakaret eder, öbürü karşılık verir. Birinin istediğini öbürü istemez. Biri cezalandırır, öbürü intikam alır. Birinin sözlü şiddetini, öbürü fiziksel şiddetle karşılar. Birbirlerinin sülalesini aşağılarlar. Günleri, birbirlerine misillemeyle geçer. Bir çocuk doğar; ailenin yeni yükü, anlaşmazlığı büyütür. Tarafların tahammül gücü tükenir. Ceviz kabuğunu doldurmaz sebeplerin sonunda ayrılmayı düşünürler.

İhanet, saldırı, sorumsuzluk, uyumsuzluk, yüz kızartıcı suç, geçimsizlik gibi sebeplerin eşler arasındaki bağları koparması doğaldır. **Arada ideal birliği, bir dayanışma ve paylaşma sebebi kalmayınca evlilik yaşayamaz.** Aile gemisi batar, tayfalar dağılır.

Eşler, haklı-haksız bir sebeple birbirlerinin canına kıymadan boşandılar diyelim. Ayrılığa uyum sağlayabilecekler mi? Ya boşanmanın getirdiği yeni sorunlar evliliğin yaşattığı eski sorunlardan büyük olursa? Ya yağmurdan kaçıp doluya tutulurlarsa?

• Boşanma sonrasının üstesinden gelmeyen, bunalıma düşebilir; öyle ki cana veya canına kıyabilir. Bir adam; karısından ayrıldıktan sonra, kendini ve 10 yaşındaki oğlunu ağaca astı. Boşandıktan sonra eski kocasının mutlu bir hayat sürmesini kaldıramayan kadın, 16 ve 13 yaşındaki kızlarını uyurken bıçaklayarak öldürdü.

• Boşanmak bazıları için de hayatı zehir edebilir. Boşanan adam; o yemek yapmayan, dağınık, sorumsuz, ilgisiz, vefasız kadınından kurtulduğunu düşünür. Boşanan kadın da pis kokulu, küfürbaz, kumarcı, yalancı kocadan kurtulduğuna sevinebilir. Ancak bilhassa kötü niyetli, tembel, bencil, kinli, kibirli eşlere, boşanmanın bedeli daha ağır olur.

Boşanmanın bedelini sadece eşler ödemez; toplum ve insanlık da eziyet çeker. Boşananların öksüz bıraktığı çocukların çoğu, topluma sağlıksız nesiller olarak döner. Kaynaklar dağılır. Ekonomi bozulur, baba evi, konu komşu sıkıntıya girer. Kültürel farklılığa ve ekonomik şartlara göre boşanmanın farklı derinlikte sorunları olabilir.

• Dul kadın, sahipsiz kadın arayan açgözlü erkeklerden korunacak; dul kadın/erkek kendi cinsel ihtiyacıyla da baş edecek. Evindeki yalnızlık canını sıkacak. Faturaların ödenmesi gibi küçük işler dâhil evinin her şeyini tek başına yönetecek. Çocuklarının bakımı, eğitimi, kişilik gelişimi, yetiştirilmesi gibi büyük bir sorunla baş edecek. Toplumun dedikodusuna dayanacak. Evinin güvenliğini sağlayacak. Evli ailelerden dışlanmaya da alışacak.

Boşanmanın zorluklarıyla aşağıdaki çerçevede mücadele edilebilir:

• **Yaşananlara tövbe, boşanmanın bedelinden kurtuluşun ilk adımdır.** Allah'ın evlilik nimetini geri alması; taraflardan en az birinin kin, kibir, sorumsuzluk, isyan ve vefasızlığının sonucudur. **Evlilik nimetini küçümseyip sorumsuzca heba etmenin bedeli, itibarsız bir hayatla ödenir.** Tövbe edene yeni bir fırsatı ancak Allah takdir edebilir. Yoksa affedilmeyen, ya bir daha evlenemez veya yeni evliliği daha beter olur.

• **Yaşananlardan alınacak dersler derlenmelidir.** Nişandan boşanmaya kadar giden süreçte hangi tutumlar hangi tarafın kusuruydu? Ben neyi, o neyi yanlış yaptı? Neden böyle yaptık? Beni ne ve onu ne zorladı? Zamanında ihmal ettiğimiz empatinin sırasıdır. Nasıl davranmalıydık? Bu konuda kitaplar okuyabilir; rehberlere, bilenlere danışabiliriz. Bu analizi günlerce yapmazsak yaşadığımızdan ders alamayız ve aynı hataya tekrar düşeriz.

Bazıları düşünmeden ön yargıyla ve körü körüne sadece karşı tarafı suçlar, öfkelenir, kinlenir. Böylece kendilerini düzeltemezler. Allah da bu kibirleri yüzünden üzerlerine dertler indirir.

• **Boşanma, dünyevi kazanımların kaybına yol açtığı için üzüntü verir.** İyi bir ev, araba ve saygın hayatı olan bir arkadaşı pejmürde hayatında görüp sebebini sorduğumda boşandığını öğrendim. **Boşanan; siyasetçi, iş adamı, âlim, kim olursa olsun mutlaka bedel ödüyor.** Mallar ve saygınlık azalıyor. Geride yalnızlık ve ıssızlık kalıyor. Beraber eşler yuvalarında neşeliyken o, çocuklarından koptuğu köşesinde hasret gözyaşı döküyor.

Kaybetmenin acısına direnmenin yolu Allah'a dayanmaktır. Maneviyata odaklanmaktır. Eş sorumsuzdu, vefasızdı; belki de haindi. İhanet eden eşi boşamaktan daha üstün basiret olamaz. **Can güvenliğinin, imanın ve iffetin korunamadığı şer yuvasını yıkmak hayırlıdır.** Yaradan, herkesi bir çileyle cennete hazırlıyor. Bu da masum tarafın imtihanı olsun.

Boşanıp hayatın huzurunu kaybetmek sayesinde birçok insan, Rabbini ve ahiretini keşfeder. Hayatın faniliğini anlar. Kimseye adanmaya değmeyeceğini kavrar. Tek güvencenin Allah olduğunu idrak eder. Bolca dua eder; zikre, şükre sığınır. Allah da bu yalnız kalbe sevinç üstüne sevinç indirir. Belki de ona günün birinde tertemiz bir yeni fırsat bağışlar.

• **Evliyken çantada keklik gibi gelen eşin değeri, ayrılınca daha iyi anlaşılıyor.** Alışverişi yapması, evde bir canlı olarak bulunması bile değerliydi. "Neleri kaybetmişim!" diye düşünüp eseflenirse sürekli üzüntü bunalıma dönüşebilir. İlişkiyi zihninde kökünden bitirmesi gerekir. Hatasıyla sevabıyla bitirmiş ve Allah'tan af dilemiştir. Sıfırdan bir hayat yaşıyor. Yeni sorunları eski eşiyle ilişkilendirmemelidir. Hiç evlenmediğini varsayabilir: "Bu benim imtihanım. Bu durumla yaşamaya hazırım." diyebilir.

• **Eski eşle hesaplaşmanın bitirilememesi bunalıma sürükleyebilir:** "Bana şöyle kötülükler yaptı." düşüncesinden öfke; "Ona böyle kötülükler yaptım." düşüncesinden suçluluk doğar. Boşandılar ve bitti. Öfkeyi ve suçluluğu sürekli yaşatarak hayatı batırmanın anlamı yoktur. *Zihinsel Şifa*'nın öfke/suçluluk bölümlerindeki taktiklerden yararlanabiliriz.

• **Arada çocuklar varsa da boşanma ilişkiyi kökünden bitiremez.** Çocuklara, akılları gelişinceye kadar detay verilmemelidir. Sadece, "Şu davranışlar nedeniyle anlaşamadık, ayrıldık." denebilir. Çocuğu anneye (veya babaya) düşmanlığa teşvik ederlerse çocuk gün gelir her iki tarafa düşmanlık eder ve kişiliği dengesiz gelişir.

• **Boşanmada en büyük tehlike, biriken öfkenin kaderi suçlamaya dönüşmesidir.** Boşanan, "Kader adaletsiz! Ben acı çekiyorum, boşayan zalim eğleniyor." diye düşünmesin. İlahî adaletten kimse kaçamaz. Kaderi suçlayan, dünyada kahra ve ahirette ateşe düşer.

4- İşsizlik

İşsizlik ve yokluk, maddi olarak insanın elini kolunu bağlayabiliyor; ama beraberinde bazı manevi kazanımlar da getirebiliyor. İnsan, fakirleştikçe cömertleşiyor ve zenginleştikçe cimrileşiyor. Bu açıdan, Rabbimiz bizi işsizlikle imtihan ederse kazanacağımız maneviyatın hatırına sabretmeyi öğrenelim.

İşsizliği, işten çıkarılmayı, iflası ve fakirliği başarıyla yönetemeyen, altında ezilebilir. Bir üniversite mezunu internette aşağıdaki soruyu soruyor ve devamındaki cevapları alıyor:

"İşsizim, sıkıntıdan çatlıyorum. Ömür boyu evde oturacakmışım gibi korkuya kapıldım. Nasıl kurtulacağım?"

–Salla gitsin, her şey olacağına varır. –Sabırlı ol, çaba göster, boş kalma. –Psikoloğa gidin isterseniz. –Ben de işsizdim ama psikolojimi bozmadım. –Dünyanın sonu değil, çık git, iş ara. Ha, İstanbul'daysan başka şehre göç etsen iyi olur! –Her gün çalıştığım için sıkılmıyorum, sen niçin çalışmıyorsun ki? –Ben de işsizdim. Kendini işe yaramaz sanıyor, herkesi suçluyorsun. Eninde sonunda iş bulursun, umudunu yitirme. –İyi bir CV hazırla her tarafa gönder. –Kısmi zamanlı iş bul, sonrasında tam zamanlısı gelir. –Vazgeçme, başta maaşı, konumu dert etme, tecrübe lazım. –Aramaya devam, bulmak bir iki yıl sürebilir."

Bir işsiz, işten çıkarılan veya iflas eden kişi aşağıdaki tutumlarla kendini bunalımdan koruyabilir:

• **Tam tasarrufa tutun:** Kapitalist düzenin şehirlerine ayak uydurmak zorundayız. **Geçim sıkıntısının üstesinden tam tasarrufla gelebiliriz.** Üniversitenin son yılında beş yüz dolarla rahatlıkla bir yıl yaşadım. İşe girdim, hâlâ bekârdım ve bin dolar bana bir ay bile yetmiyordu. Öğrenciyken pazara fiyatlar ucuzlasın diye en son gidiyor, fırından ekmeğin bayatını alıyor, elbisem yırtılınca yenisini almak yerine eskisini tamir ettiriyordum.

Para konusunda iki huyumu özenle korudum. Borçlanmaktan da faizli krediden de şiddetle sakındım. Bazen zor olur. Yarı aç dolaşırsınız. Altı delik ayakkabıyla yürümek acı verebilir. **Fakat borçsuz olmaktan doğan özgürlük ve huzur çok büyüktür.**

İşsizken bir sürü eşyaya ne gerek var? Şehirdeki ev eşyamız koca bir kamyona sığmıyor. Oysa köyün taş evinde dörder kaşık, sahan, iki tencere, birkaç kazma, kürek, yatak yorgan ve birkaç ufak tefek eşya yaşamamıza yeterdi. **Ayağını yorganına göre uzatabilmek, paha biçilmez bir beceridir.**

• **Ümitle iş ara:** Sonundaki diplomaya inanmasak yıllarca boşu boşuna okur muyduk? **Ümidini yitiren, hayatını bitirir.** Ümidinizin tükenmesine asla izin vermeyin. **Hayatın son saniyesine kadar Allah her şeyi tersine döndürebilir.** Ben de üniversiteden sonra iki yıla yakın işsizdim. İşlere başvurdum. Durduğumuz yere iş gelmez. Sınavlara girmek, bulunan her fırsatı değerlendirmek lazımdır. İş sınavını kaybetmek üzebilir. Yılmak yok! Ben bir sınavı kaybettim ve sonra daha iyisini kazanınca iyi ki öncekini kaybetmişim diye şükrettim.

Bir genç, girdiği 16 sınavın çoğunun yazılısını kazanıp mülakatından elendiğini söyledi. "Sen yine de vazgeçme kardeşim. Görünürdeki torpile takılıp moralini bozma. İşi nasip eden Allah'tır. Nasibin varsa seni bulacaktır." dedim. Aylar sonra İstanbul'dan aradı. En yüksek Devlet memurunun aldığından daha yüksek ücretli bir işe girmeyi başarmış.

• **Kendini zenginlerle kıyaslama:** Öfkeli bir genç zenginlere kin güdüyor terörün, isyanın haklılığını savunuyordu. "Benim de beş yıldızlı otellerde kızlarla eğlenmeye hakkım var!" diyordu. **Akıllı insan, utandırıcı işleri yapacak parası olsun diye iş**

aramaz. İtibarlı bir hayat için ekonomik bağımsızlığını kazanmaya çalışır. Allah kimseyi muhtaç bırakmasın.

Bu genç; tuzu kurulara bakıp esefleniyor, üzülüyor, sinirleniyor. Her hâliyle terörist, güvensiz, yeteneksiz, tehlikeli gibi görünüyor. Kim böyle birini işe almak, ekibine katmak ister? **İş arayan; sabrını, azmini, güler yüzünü, tok gözlülüğünü, kendine güvenini tutumuna yansıtabilmelidir.**

Herkes kısa veya uzun süre işsiz kalabilir. Milyonlarca insan evsiz, işsiz! Kapitalist düzen bu! Krizler gelip gidiyor. **Bir rekabet var. Herkes yetenek arıyor; iş yapma, bitirme becerisi arıyor.** Direnebilmesi, kendisini daha zor durumdaki kişilerle kıyaslamasına bağlıdır.

• **Dedikodulara kulak verme**: İnsanlar; teşvik ettiklerini zannederek moral bozan, şevk kıran cümleler kurar: "Sen daha işe giremedin mi? Bak filanca işe girdi, şu kadar maaş alıyor."

Çoğunluk, elinden geleni yapanın neler çektiğini bilmez. Herkesin nasibinin bir zamanı var. Bir gün inşallah olacak. Nerede ve ne kadar yakın, bilinmez. Yarın meçhul. Hayat bitebilir. **Allah'a sığınıp elimizden geleni yaptıktan sonra, gerisini bir miktar boş vermek gerekir.**

• **Maneviyata odaklan:** İşsizlik, değersizlik hissi üreterek bunalıma sürükleyebilir. İşe yaramam için ille de işim mi olmalı? Maaşını kötü yola harcayan memur, değerli sayılır mı? Paha biçilmez evlat yetiştiren işsiz bir anne, işe yaramaz sayılabilir mi?

Bizi işe yarar ve değerli kılan yönümüz, maneviyatımızdır. İş vardı da biz mi yapmadık? Elinden geleni yapan, Allah'a bağlı bir kalp, dağdaki çoban da olsa değerli bir kalptir. Düşünün bir sultanı ki öteki dünyada çoban kadar bile itibar görmez. Düşünün bir çobanı ki öteki dünyada sultanlar gibi karşılanır. İşi nasip edecek olan Allah'tır. Önemli olan Allah'ın bize verdiği değerdir, ebedî değer odur.

• Boş bekleme, bir şeyler yap: İşsizliğin en büyük tehlikesi; fiilen kendimizi boşluğa, tembelliğe, bir şey yapmamaya sürüklemesi ihtimalidir: "Gün boyu yatıyorum, televizyon izliyorum, internette geziniyorum, kahvede sabahlıyorum; çünkü işsizim." Hayır, bu tutum bizi bataklığa düşürür.

Ak saçlı bir adam, sabah işe gidenlere ev yapımı poğaça satıyor. "Bir işe giremedin mi amca?" diye soran gence durumunu açıklıyor: Deprem olmuş. İş yeri ve evi yıkılmış, çocukları ölmüş. Göç ettikleri o şehirde karısının pişirdiği poğaçaları satarak geçimlerini sağlıyormuş.

Birisi bize iş vermediyse biz kendimize işler üretebiliriz. Bu bölümün başındaki işsiz bayan evde kitap okumaktan sıkılmış. **Sokaktan hayrına çöp toplamak, iş yok diye boş oturmaktan bin kat iyidir. İyi işler, boş bekleyenleri değil azimle çabalayanları yakalar.** Eğitimlere, etkinliklere katılabilir. Karın tokluğuna çıraklık yapabilir. Kendi kendine yetenek geliştirip iş üretmeye çalışabilir. Benim kardeşim; geceleri evde ördüğü deri anahtarlıkları, kolyeleri, bileklikleri sokakta satarak hayata ve esnaflığa tutundu.

Şahsen işsiz kaldığım dönemi boş geçirmemek için bir yandan yüksek lisansa başladım, diğer yandan kimi sosyal hizmetleri omuzladım. Maaşlı bir işim yoktu ama yeteneklerim birikiyordu. Dergilere yazdıklarıma ücret almadığımı öğrenen rahmetli babam, sömürüldüğümü sanıyordu. Hâlbuki yüce Allah hiçbir çabayı karşılıksız bırakmıyor. **Bedava yaptığımız hizmetlerimizi de parayla satın alamayacağımız yeteneklerle ödüllendiriyor.** Günü geliyor, o yetenekler bizi bir işin, bir başarının başına taşıyor.

• İşsiz yaşama biçimine mahkûm bile olsak bunalmak zorunda değiliz. Gönül, iyi geçimli bir hayat ister; ama başaramıyorsak canımıza kast etmeyelim. Amerika'nın şehir sokaklarında uyuyan insanlar gördüm. İki milyon evsiz insan yaşıyormuş orada... Fani dünyada çok acı hikâyeler var!

5- Amaçlarına Ulaşamama

Hayatımıza heyecan, gayret, enerji katan biricik sır, amaçlarımızdır. Tüm amaçlarımıza ulaştığımızda ölümü bekleyen emekliler gibi köşemizde kayboluruz. Amaçlara ulaşamamak üzüntü ve gerilim üretebilir; lakin bizim bu gerilime, kuşlar gibi cıvıl cıvıl koşturmaya tahammül edebilmek için ihtiyacımız var.

Her yaşın farklı istekleri ve amaçları var. Çocuk, kardeşiyle oyuncak kavgası ediyor. Yetişkin, eşiyle işiyle; öğrenci, okuluyla sorun yaşıyor. Mutlaka bir yerde eksiklerimiz olacak.

İstediğimiz bir şey hemen olmuyor diye hayata küsmenin veya çılgınca tepinerek hayatı zehir etmenin kime ne faydası var? Bir kaygan yokuştan çıkamıyoruz diye saatlerce patinaj yapıp motorumuzu yakar mıyız? Yoksa yolu değiştirmeyi mi düşünürüz? Akıntıya karşı inadına kürek çeker miyiz? Bazı arzularımız olmuyorsa olmayıversin.

Basiretli bir dua şöyle der: **"Allah'ım! Bana değiştirebileceğim şeyleri değiştirmek için cesaret, değiştiremeyeceğim şeyleri kabul etmek için sabır, ikisi arasındaki farkı bilmek için akıl ver."** Değiştirebileceğimiz bir sorunla cesaretle savaşırız. Değiştiremeyeceğimiz veya değiştirmenin yanlış olacağı durumlara inat etmek basiretsizliktir. Yaşlanıyorsa, elinden sağlıklı yaşamaktan başka ne gelebilir? Bir kazayla sakatlandıysa, duruma uyum sağlamaktan doğru ne yapabilir? Esef ve isyan, yüküne yük katmaktan başka neye yarar?

Hayatta ufak tefek türlü sorunlar yaşayabiliriz: Aile, evlenmelerine izin vermez. Baba, çocukları arasında ayrımcılık yapar. Öğretmen, öğrencisine eziyet eder. Memleketinden ayrılıp özlem çeker. Evlilik vadeder; sözünden cayar. Evlenirler, çocukları olmaz. Evlenirler kayınvalideyle geçinemezler. Patron taciz eder. Kaza geçirir, sakat kalır. Hastalanır, felç olur. Yanağındaki sivilcesinden kurtulamaz; sesini beğenmez.

Bu türden sorunlar ne kadar önemli? Bir cücenin bile yaşamayı sevdiği yeryüzünde, boyunun ortalamanın altında olmasına takılmaya değer mi? Milyonlarca nişanın bozulduğu yeryüzünde, nişan bozmak yüzünden ölümcül üzüntülere girmeye değer mi?

Çocuğun düşmeyi nasıl yönettiğini bilirsiniz. Düşünce canı yanar. Ağlar. **Fakat birazdan acısı geçer; ayağa kalkar ve oyuna kaldığı yerden devam eder.** Hayatı huzurla yaşamanın yolu budur.

Hiçbir engelleyici rüzgâr ebedî esmez. Her gelen derdin bir gidişi vardır. Bir kapı kapanır, başka bir kapı açılır. Bir dağ geçit vermez; başka bir dağ geçit verir. Zihni tek bir yolun çözümüne saplamak, bir kaşık suda boğulmaktır. İstanbul Fatihi'ni hatırlayın. Gemileri zincirlerle kapatılan Haliç'ten yüzdüremeyince karadan kaydırıp denize indirmişti.

İsteklerine ulaşamama sorununa saplanana, bu tutumunun bedeli ağır olabiliyor: 76 yaşındaki bir adam, üzerine atılan iftirayı taşıyamadı: "Bana bu iftirayı atan Allah'ından bulsun." yazılı notu bırakarak canına kıydı. Gerçek suçlunun başkası olduğu sonradan anlaşılsa da olan olmuştu.

Bir telefon geldi ve arayan genç, komadaki hasta arkadaşı için dua istedi. Günler sonra hâlini merak edip aradım. Hastası komadan çıkmıştı. Sorunun sebebini sordum; milyonda bir rastlanan bir rahatsızlık olduğunu ve sırf stresten kaynaklandığını söyledi. Bu kardeşimizi bu denli üzen şeyin ne olduğunu sordum. Vaktiyle birini sevdiğini ve sonra yıkıcı biçimde yaşadığı ayrılığa dayanamadığını söyledi.

Hayatımızdaki küçük bir olay istediğimiz gibi gelişmiyor. Rahatsız edici bir durum yaşıyoruz. Sonra ışığa tuttuğumuz mercek gibi o olumsuzluğa odaklanıyoruz. **Gün boyunca o olumsuzluğu**

düşünmek, savaş mekanizmasını devreye sokup organlarımızın çalışma düzenini bozuyor. Bu sürece susuzluk, uykusuzluk, hareketsizlik, dengesiz beslenme de eklendiğinde günün birinde dibe vuruyoruz. Akıl duruyor; düşünce, hafıza, irade çalışmıyor. Bu durumu dibe vurmadan fark etmeli ve farkına vardığımız ilk fırsatta güçlü bir refleksle kurtuluş yoluna girmeliyiz.

Ne tür sorunlarda neler yapabiliriz? Şimdiye kadar tarafıma okuyucuların yansıttığı, toplumumuzda sıkça görülen birkaç soruna değinmek isterim:

• **Anne-babadan ayrılabilir:** Bilkent Üniversitesindeki eğitimini, anne-baba özlemine dayanamadığı için terk eden bir genç tanıdım. Dayanıksızlığının bedelini, eğitimi yarıda bırakıp İzmir'de çaycılık işine girerek ödedi.

İçine kapanık, duygusal veya el bebek gül bebek büyüyen zihinlerin yeni ortama alışması ve özlemle baş etmesi daha zordur; ama mümkündür. **Sorun yeni arkadaşlıklar, ilişkiler oluşturamama, yeni ortamda sosyalleşememekten kaynaklanır.**

Hastalık gerektiriyorsa, incitse de ameliyat olmuyor muyuz? **Zorluğa talip olacağız. Direnmeyi, yük taşımayı, can acısını, inlemeyi öğreneceğiz.** Sabır, her sorunun ilacıdır. Ne anne rahminde kaldık ne de anne kucağında takıldık. Eğitim, eş, iş akışı içerisinde hayatımız, şehrimiz değişebildiği gibi bir gün dünyadan da ayrılacağız. Kader şartlarımızı değiştiriyorsa direnmenin anlamı yoktur. Değişime isteyerek ve uyumla yönelelim.

• **Nişanları bozulabilir:** Küçük bir anlaşmazlıkla nişanı bozulan genç kız, yaşadığı olayı en büyük felaket gibi algılar. Hayalleri söner. Hayata küser, ölümü düşünmeye başlar. On binlerce insan böyle sorunları kolayca aştılar. Değer mi? Cenneti mi kaybetti? Hayatta başka erkek mi yok? O kişi melek miydi? Onunla evlense bela çekmeyeceğinden nasıl emin olabilir? Kaderin sahibine güvenmesi gerekmez mi? Zorunlu duruma boyun eğmek akıl işidir.

- **Bir türlü evlenemeyebilir:** Evlenemiyor; çünkü kapısını çalan yok, reddediliyor veya adayları beğenemiyor. Çok ince elediğinden mi, toplum bozulduğundan mı, gözünden kaçan bir kişisel kusuru olduğundan mı? Elimizden geleni yapar, Allah'ın takdirini bekleriz. Yarı yolda ölmek de var. Konu komşunun moral bozucu yorumlarına kulak vermek zorunda değiliz. Amacımıza hazırlanırız, kendimizi yetiştiririz, alternatifleri değerlendiririz, anlaşırsak karar veririz. **Hiçbir dünyevi derdimiz ahireti kazanma davamızdan önemli olamaz.**

- **Çocukları olmayabilir:** 12 yıllık evliliğinden çocuğu olmayan kadın, girdiği bunalım sonucu kendini asarak intihar etmiş. Değdi mi? Ne gerek vardı bu hırsa? Milyonlarcası evlenemiyor bile.

Çocuksuzluğa üzülüyor, çünkü herkes zorluyor: Anne baba, koca, toplum, çocuk bekliyor. Çocuğu nasip etmeyen Allah'tır. Çocuğu el âlemi susturmak için mi çok istiyor? Çocuk doğsa vefalı mı olacak, ihanet mi edecek? Hayatı bahtsız mı olacak, ayaklar altında mı sürünecek? Kıyamet günü cennetin kapısından girebilecek mi? Akıllı insan elinden gelen tedaviyi yapar, Yüce Yaradan'dan hayırlısını ister ve takdirine teslim olur.

- **Bedenini beğenmeyebilir:** Çıplaklık ve televizyonlar dikkatimizi, kalbimizden cesedimize yöneltti. Magazinin modern insan pazarlamaları yüzünden süste püste boğulur olduk. Kilolarından aşırı rahatsızlık, yemek yememe hastalığına yol açabiliyor. Kimi bir deri bir kemik kalıyor ve kimi yiyememekten ölüyor. Bedenimizi kimseye beğendirmemiz gerekmiyor. Akrep bile çirkinliğiyle ilgili değildir. **Kalbinin maneviyatını güzelleştiren kişinin gözlerinden güzellikler saçılır.** Temizlik, ahlak, yetenek ve güler yüz, her bedeni güzel gösterir.

Hayatta türlü sorunları herkes yaşayabilir ve üzülebilir. Zihni depresyondan kurtarmalı, üzüntü köprüsünü geçebilmeli; yeni fırsatların getirdiği mutluluklara, güzelliklere açılabilmeliyiz.

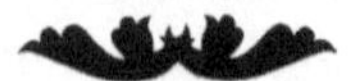

B) MANEVİ HUZUR KAYNAKLARI

1- İmanı Arttırma

En etkili huzur kaynağı doğrudan ve aracısız, tek Allah'a derinden imandır. Allah'a iman ne denli derinleşebilirse olumsuzlukların psikolojik zararı o denli azalır. **Denebilir ki tam imana sahip insanın, genetik ve biyolojik sebepler dışında hiçbir zihinsel stres sebebi kalmaz.** Varlıkta yoklukta, darlıkta dirlikte kendisini huzur içinde hisseder.

Her yerde hazır ve nazır olan, dilden ve gönülden çıkan her şeyi duyan ve bilen ve her imdada dilediği anda yetişebilen tek Kudret, Allah'tır. Uykuda ve uyanık, açık ve gizli her hâlimizle Yüce Allah'ın huzurundayız. **Hayatımızın her zerresini Allah yönetir; bizi, O uyutup uyandırır; bizi, O acıktırıp doyurur.** Bizi, O kavuşturup ayırır; O güldürüp ağlatır. **O bizim her şeyimizdir; Rabbimiz, Mevla'mız, Dostumuz, yardımcımız, Allah'tır.**

Allah'a inandığımızda her şeye hâkim olduğunu kabul ederiz. Her âlem, yaratan Allah'ın yönetimi altındadır. **Allah'ın emri ve izni olmadan yaprak kımıldamaz.** Kimsenin zerre hakkını yerde bırakmaz. Verdiği müddet dolunca zalimleri yakalar. Düşmanlarını cezalandırır, dostlarını ödüllendirir. İmdadını masumların yardımına yetiştirir.

Allah'a iman, hem Allah'ın Zati yüceliğini hem de lütuflarının enginliğini gönüllerde inşa eder. O; güzelliklerin, şefkatlerin, sevgilerin, iyiliklerin, sanatların kaynağıdır. Tüm güzel gözleri ve gönülleri tasarlayan O'dur. Hazinesi de rahmeti ve lütfu da sonsuzdur. İnsanın hayatını ve bedenini sayısız nimetlerle donatan; insana eş, dost, iş veren ve insanı cennetinin engin güzelliklerine çağıran O'dur.

Kim imanda derinleşerek Allah'a yaklaşırsa Allah'ın yüceliğini derinden algılar. Allah'ın nimetlerinin sonsuzluğunun hayranlığına kapılır. **Yeri göğü saran ilahî güzelliklere kapılınca evin, arabanın, malın mülkün tüm değeri yüreğinden silinir.** Giderek dünyayı, sağ salim terk etmek istediği bir gurbet gözüyle değerlendirir. Mal makam arayışı, Allah'a yakınlık arayışına dönüşür. Allah'tan başkasından bir şey istemeyenin kalbi, Allah'tan başkasının esaretine düşmez.

Evsizlikten, arabasızlıktan mı üzülecek? Kuşlar gibi yersiz yurtsuz bir göçmen o. Rızkı Allah'ın verdiğini biliyor. Isıtıp soğutanın, giydirip yedirenin Allah olduğunu derinden kavramış. Allah'ım bize öyle bir iman bağışlasın. Tam iman tereddütsüz bir teslimiyet üretir. Elinden geleni yapan mümin Allah'ın dilediğinde hayır vardır der, hayatın akışına tabi olur.

Eyüp aleyhisselamın yuvası yıkılır, çocukları ölür, sürüleri yok olur, çiftliği harabe olur ve bedenini saran ağır hastalıkla on küsur yıl sabırla Allah'ı zikreder. Hastalığı diline ve kalbine dokunup Allah'a sığınmasını zorlaştırdığı anda irkilip gözyaşı döker. **"Allah'ım ben derde düştüm, Sen merhametlilerin en merhametlisisin."** (Enbiyâ, 83) yakarışında bulunur.

Mümin sebeplerden korkmaz; sebeplerin, ilahî elin kudretini gizleyen perdeler olduğunu anlamıştır. Krizmiş, hastalıkmış, selmiş, felaketmiş, takılmaz. Allah'ın verdiğini kimsenin alamayacağını ve Allah'ın aldığını da kimsenin veremeyeceğini kesinlikle kavramıştır.

İnsan nice sebepler peşinden bin türlü iş çevirir de Allah dilemeyince bir arpa boyu yol alamaz. Allah susturursa sebepler susar. **Allah'ın emriyle şans gelir, kaza gelir; dalgınlık, unutkanlık gelir; Allah'ın dilediği olur.** Allah diler burnunuzun dibindeki serveti göremezsiniz. Allah diler, nasibiniz Yemen'den elinize ulaşır.

Allah, imanı arttırmayı ve tam imana erişmeyi emretmiştir. **"Ey iman edenler! Allah'a, elçisine, ona indirdiği kitaba ve in-**

dirdiği eski kitaplara iman edin." (Nisâ, 136) "**Bilin ki, Allah'ın dostları ne korkar ne de üzülüp endişelenirler.**" (Yûnus, 62)

Dünyadan hiçbir şeyi kalbine koymayanı, neden mahrum kılarak üzebilirsiniz? Dünyaya saplanan kalp, borsa tahtasının karşısında oturup iniş çıkışları izlerken yüreği hop oturup hop kalkar. Dünya malını kalbine koyanın kaygısı; bir ömür malını, makamını korumak olur.

Dünya sevdalısı; dünya malına saldırır, kazananları kıskanır, yetersizliklerine eseflenir. Oysa Allah dostu, gerekirse yetmiş yamalı bir bitpazarı elbisesi giyinmekten çekinmez. Hasta, fakir, yalnız ve kimsesiz bile olsa Allah onun kalbine muhteşem bir gönül tokluğu indirir. Dünyayı ahiret için isteyen, dünyadan her şeyi Allah adına ve Allah için seven insana, dünya işinden kazanmak da kaybetmek de birdir. Onun tek derdi ebedî saadettir.

Modern eğitim sisteminde bize yağmuru, gönderdiği bulutlar üzerinden Allah'ın değil bulutların indirdiğini öğrettiler. Bize, Allah'ın sebeplerini yaratıcı gibi gösteriyorlar. Filmler, internet oyunları, ders kitapları, romanlar, zihnimizde Allah'ı dışlayan bir evren modeli inşa ediyor.

Allah nerede? Dünyaya karışmayan, tehlike zamanında hatırlanan —haşa— gökyüzünde gizli bir tür aksakallı dede sanki! Bu yüzden özellikle iman eğitimi almamış herkes bu modern çarktan müşrik olarak çıkıyor. Bu yüzden de bugün Allah'tan başkasından korkmayan insan yok denecek kadar azdır. Bu şartlarda edindiğimiz iman, eksik imandır.

Derin imana erişmek için müminin sürekli çaba harcaması gerekir. Çünkü şeytan eğitim sistemini, televizyonları, interneti ele geçirmiştir. **Bugün şeytanın hâkimiyet kuramadığı yerler, teknolojiden uzak çöller ve dağlardır.** Bu yüzden müminin şeytandan kurtulma mücadelesi kadim zamanlardan çok daha çetindir. İmanımızı şu adımlarla arttırabiliriz:

• **Kalbimizde sebeplerin yerine Allah'ın korkusunu inşa edelim:** "Şeytan sizi fakirlikle korkutur." "Şeytanın dostlarından korkmayın, eğer mümin iseniz, yalnız Benden korkun." "Hakkında hiçbir delil indirmediği şeyleri Allah'a ortak koştuklarından dolayı, inkârcıların kalplerine korku salacağız." (Bakara, 268; Âl-i İmrân, 175; Âl-i İmrân, 151) Sebeplerin ardındaki ilahî eli gördükçe sebepler korkusu kalbimizde küçülür ve Allah'ın hâkimiyetini hissederiz. Ateşe atılırken Allah'a güvenip "O ne güzel vekildir." diyebilen İbrahim aleyhisselamın korkusuzluğunu düşünün.

• **Allah ile kalbimiz arasında aracıları dışarıya alalım.** Duamız her yerde hazır ve nazır olan Allah'a olsun. Araya ne peygamber girebilsin ne de melek. **Allah kulunun yalnızca kendisinden yardım istemesini emreder.** Kendisine oğul, kız gibi ortaklar uydurulmasını şiddetle reddeder: **"İki ilah edinmeyin. O, ancak tek ilahtır." "Hâlbuki onlara; ancak dini Allah'a has kılarak, hakka yönelen kimseler olarak O'na kulluk etmeleri, namazı kılmaları ve zekâtı vermeleri emredilmişti." "Yalnızca sana kulluk eder, yalnızca senden yardım dileriz."** (Nahl, 51; Beyyine, 5; Fâtiha, 5)

• **Zikre sarılalım.** Allah'ı anmak, Allah'a yaklaşmaktır. Zikreden kalbe iman nuru akar. Şöyle buyuruluyor: **"Bilesiniz ki kalpler, ancak Allah'ı anmakla huzur bulur."** "Ey inananlar, Allah'ı çok çok hatırlayıp, anın." **"Beni anın ki ben de sizi anayım."** (Ra'd, 28; Ahzâb, 41; Bakara, 152)

2- Tevekküle Odaklanma

İmandan doğan en etkili huzur ve güven kaynağı tevekküldür. Elinden geleni yaptıktan sonra Allah'ın takdirine, planına teslim olmak anlamındaki tevekkül, kadere imanın gereğidir.

Hırsız siz uyurken evinize girer veya arabanızı kapınızdan çalar götürür mü? Yere batmak dâhil insanın başına her şey gelebilir diye kaygıda boğulmak mı gerekir? En yıkıcı bunalım sebeplerinden biri sürekli kaygıdır.

Kocası kalp krizi geçirir, ameliyata alınır ve kurtulur. Olaya yakından tanıklık eden kadının sol beyni kendisinin de kalp krizi geçirebileceği sahneler hayal eder, korkar. Sahneleri tekrarladıkça ve zihninden atmaya çalıştıkça kalp krizi geçirme korkusu güçlenir. Öyle ki sokağa yalnız çıkamaz, evde yalnız kalamaz, yemek yerken bile korkusu tetiklenir. Araba kullanırken kalp krizi geçirme kaygısı büyür, soluğunu keser, paniğe dönüşür, yolda kalır. Korku büyür, hayatının her yönünü ele geçirir ve çevresinin yardımına muhtaç düşer.

Kaygının kalıcı korkuya dönüşmesinin en etkili ilaçlarından biri tevekkül duygusunu gelişmesidir. **Yüce Yaradan hayata mutlak surette hâkim ve izin vermediği olmuyorsa korkuya gerek yoktur.** Tevekkül iki unsura dayanır: a) Önce tedbirini al, elinden gelenin en iyisini yap. b) Gerisi için Yüce Allah'a güven. Çünkü Allah nasıl dilerse öyle olacaktır.

Allah'ın takdiri hakkında kaygılanmak anlamsızdır, yersizdir. Allah adildir. Kimseye zerre haksızlık yapmaz, kimsenin hakkını yerde bırakmaz. Kimseyi bulunduğu çaresizlikte unutmaz. Acı veriyorsa imtihan içindir, belki de kulunu bir yanlışından uzaklaştırmak içindir. Bir acı verirse sabredip şükredene bin tatlı tattırır. Bir kapıyı kapatıyorsa başka kapıyı açacaktır. Bir şeyi geri alıyorsa daha büyüğünü verecektir.

Biz, şimdiki anına sıkıştığımız zaman zindanında yol alıyoruz. Bir saniye öncesinin ışığı söndü ve bir saniye sonrası da bilincimize karanlıktır. Tünelin yarın hangi sahneye açılacağını bilmiyoruz. Açığı gizliyi, geçmişi geleceği bilen bir Sahibimiz var. Her şeyi O'nun huzurunda, planı çerçevesinde ve yürütmesiyle yaşıyoruz. Bu bilinç mümine müthiş bir güven ve teslimiyet hissi verir. Zihnini, acıyı sıklıkla canlandırıp işkenceye boğulmaktan kurtarır. Kitabı Kerim'den tevekkülle ilişkilendirdiğimiz bazı ayetleri inceleyelim:

"Sizi de yaptıklarınızı da Allah yaratmıştır." "Yaratan, en ince işleri görüp bilmektedir ve her şeyden haberdardır." "Göklerin ve yerin hükümranlığı Allah'ındır." "Yeryüzünde hiçbir canlı yoktur ki idaresi ve yönetimi Allah'ın elinde olmasın." "Haberiniz olsun ki biz her şeyi bir kadere (miktara/ plana) göre yarattık." "Allah, her şeyin yaratıcısıdır. Her şey üzerine vekil de O'dur." "Onlar, Allah'tan gelecek hiçbir şeyi senden uzaklaştıramazlar." "Allah, dilediği kimseye rızkı genişletir de daraltır da." "Yeryüzünde rızkı Allah'a ait olmayan hiçbir canlı yoktur." "Güldüren de ağlatan da Allah'tır." (Sâffât, 96; Mülk, 14; Furkân, 2; Hûd, 56; Kamer, 49; Zümer, 62; Câsiye, 19; Ra'd, 26; Hûd, 6; Necm, 43)

Mevlânâ Rûmî şöyle der: "Gemiye yükünü yükledin mi Allah'a dayanman gerek. Yolda boğulacak mısın, kurtulup sağlıkla gideceğin yere varacak mısın? Ben başkaları gibi kuru bir ümide kapılıp şüpheyle yola düşmem dersen hiçbir ticarette bulunamazsın." Hayat gemisine bindik. Kuşlar da bizim gibi yolculuk ediyor. Onların parası yok bizim var; onların buzdolabı, kileri yok; bizim var. Onların yazlık, kışlık elbisesi yok; bizim var. Böyleyken onların tevekkülü varken bizim neden olmasın? **Kuşlar,**

kışın hangi gün nerede ne yiyeceklerinin endişesiyle yaşasalardı hayatta kalabilirler miydi?

Şüphesiz ki ağaçları gökten gönderdiği güneş ve bulutla besleyen Allah bizi de yattığımız yerde besleyebilirdi. Oysa o, bizim yeryüzüne açılıp kelebekler gibi neşe saçmamızı dilemiş. Eşimiz, evladımız, vatanımız, milletimizle iyilik için koşuşturmamızı uygun görmüş. Bunun bir tek yolu çalışıp çırpınmaktır. Rızık, ilim, sanat, arkadaşlık peşinde koşmaktır. Lakin sonuçları yaratan bu koşuşturmalar mı? Mahsulü, tarlaya ekilen ekin mi yaratıyor? Dalında o lezzetli elmayı yaratan ağaç mıdır? **Sebepler sadece, ilahî kudretin âlemdeki işleyişini gizleyen birer perdedir. Sen ekersin, O yaratır.**

Öyleyse perde ardında gizlenen o Yaratıcı Kudret'e bak! Başına gelenin O'dan olduğunu gör! **Seni; O'nun ağlattığını, O'nun güldürdüğünü, O'nun sevindirip O'nun üzdüğünü anla!** Nereye gidersen O seninledir. Şah damarının da yakınında, nefsinin sana fısıldadıklarını işitir. Ona sığınırsan rahmetiyle seni sarıp sarmalar. Ona koşarsan seni rahmet bahçesiyle karşılar.

Neden seni ağlatıyor? Belki O'ndan uzaklaşıyorsun. Belki O'na düşmanlık eden şeytanlara bilerek veya bilmeyerek göz kırpıyorsun. Belki O'ndan başkasını seviyorsun. Belki tek Yüce O olduğu hâlde, O'na karşı büyükleniyorsun. O seni seviyor ve başkasına ait olmana razı değil. Ateşe düşmenden hoşnut değil. İstediğin bir oyuncağı sana vermedi diye debelenme. Dilerse şah damarını oracıkta keser. Kızıp bağırıyorsun ama hâlâ şu nefesini sana sunan O. Akşam sen yine O'nun sofrasında oturacaksın. Kendine gel!

Kurumumun olumsuz davranan bazı üst yöneticilerine kırılmış, bir müdür yardımcılığı görevinde kabuğuma çekilmiştim. Oradaki rahatı sevdim. Ufak tefek işleri yöneterek gün geçiriyordum. Dostum olan üst yöneticiler ummadığım bir gün görevimi değiştirmek istediler. "Etmeyin, beni hançerlersiniz." dedim. Dinlemediler. Aşırı üzüldüm.

Bir gün ziyaretime gelen bir dostum, Erzurumlu İbrahim Hakkı'nın şu sözlerini nakletti. "Bir işi murat etme. Hak'tandır o reddetme. Olduysa inat etme. Mevlâ görelim neyler. Neylerse güzel eyler." Çarpıldım. Gerçekten de nankörlük ediyordum. İdarenin yerimi değiştirme hakkı vardı. Ben zaten orada tembelleşmiştim. Kaldı ki bana zulmedilmiş olsa bile, Allah dilemezse kimse beni yerimden oynatamazdı. Kırgınlığımı sürdürerek aslında Allah'a da isyan etmiş oluyordum.

Tövbe ettim, tepkimi orada bitirdim ve işime odaklandım. Aradan bir yıl geçmedi, kurumumuz alt üst oldu, bütün yönetim değişti. Ummadığım bir anda ve biçimde üç katman üstteki bir pozisyona atandım.

Olumsuzluk yaşar veya bir olumsuzluktan endişelenirsek şu üç ilkeye tutunalım:

• **Allah bize bir dert verdiyse ona benzer veya doğrudan onunla ilişkili bir yanlışımız olmalıdır.** Ekonomimizi batırdıysa ya faize bulaştık ya israf ettik veya zekâtı unuttuk. Nankörlük yaşattıysa birine nankörlük ettik, isyan yaşattıysa birine isyan ettik. Kendimizi düzeltirsek derdimiz düzelebilir.

• Derdimiz, günahlarımızı temizleyip maneviyatımızı geliştirmeyi amaçlayan bir imtihan da olabilir. Bu durumda tek çare tünelden çıkıncaya kadar sabra sığınmaktır.

• Bütün sebeplerin tükendiği yerde de, ateşe atılan İbrahim aleyhisselam gibi, "**Allah bize yeter, o ne güzel vekildir.**" (Âl-i İmrân, 173) diyebiliriz.

3- Acizliğe Tutunma

Allah'ın teselli rahmetini yüreğimize dolduran en değerli tutum, Allah'a karşı acizliğimizin ve muhtaçlığımızın iyice bilincine varmaktır.

Allah'a muhtaçlığını unutan, derecesine göre şöyle düşünür: "Ben önemli bir insanım. Hayatım şanıma, şerefime layık olmalıdır. Çocuklarım ve sülalemle büyüklüğümü göstermeliyim. Evim, arabam en iyisinden olmalı; saygınlığım görüntümden yansımalıdır. Daha yüksek makamlara gelmesi gereken benim. Ben güçlüyüm; muhaliflerimi ezer geçerim, sustururum. Kimse bana saygısızlık edemez."

Allah'a karşı acizlik de derecesine göre şöyle düşündürür: "Ben yeryüzüne Yüce Rabbimin gönderdiği aciz bir kulum. Öleceğim ve Rabbimin diriltmesine muhtacım. Gücüm Rabbime aittir. Elimdeki her şeyi veren de alan da O'dur. Aklım da kalbim de O'nun lütfudur. **O'nun yaratmasıyla yazıyor, O'nun yaratmasıyla okuyorum.** Bir tokat vursa her şey gider elimden, beni kovarsa yiter giderim.

Rabbime, rahmetine, yardımına, desteğine muhtacım. Rabbim beni yükseltirse yükselirim, alçaltırsa alçalırım. Lütfederse ailem olur, takdir buyurursa makama gelirim. Hastalığım da Rabbimdendir, sağlığım da. Her şeyin Sahibi O'dur."

Bu iki farklı algının hayata etkisini düşünün. Hayatın ağır yükü kibirli insanın kalbine biner. Her şeyi yapması ve üstesinden gelmesi gereken kendisidir. Bütün güç kendi içinde ve elindedir. Âdeta kişisel hayatının yaratanı kendisidir. Başaramazsa bir suçlu arar. Ekonomisi kötüye gidince bunalır, makamdan alınınca savaşır. Büyüklüğüyle öne çıktıkça kıskançların saldırısına uğrar. Çevresiyle kaynaşması zorlaşır, yalnızlaşır.

Boyun eğen kul ise Evren Saltanatının Sultanı'nın yenilmez ordusuna mensup olduğuna inanır. O, bir damla suya taşı deldiren ve suya dünyayı gezdiren kudretli Allah'ın askeridir. Bilir ki Yaradan *ol* dediğinde sayısız bitki topraktan, hesapsız meyve dallardan varlığa çıkar. Böylesine teslimiyetle Rabbine bağlanmış bir yüreği dünyevi endişe üzemez.

Benliğini Allah'ın yüceliği karşısında yok eden kul, okyanusta kaybolan damla veya havaya gizlenen hayalet gibidir. Ona hangi düşman eli ulaşabilir, ona hangi kurşun işleyebilir? Acizliğini bilen benliğe hakaret işlemez çünkü değerini Allah'tan bilir. Makamı kaybetmek derdi değil çünkü malı, makamı kalbine hiç koymamış.

Kimseye şikâyeti yok, ağlıyorsa sadece Allah'a ağlıyor. Bitpazarından giyinmekten utanmaz; ne dünyadan kazandığına sevinir ne de dünyadan kaybettiğine üzülür. "Rabbim ne buyurur?" diye düşünmekten, millet ne der diye düşünmeye fırsat bulamaz.

Haddini bilen insana nasıl zarar verilebilir ki. Şeytanın bile ona düşmanlığı, kıskançlığından ve gıptasından kaynaklanıyor. Hiçbir vicdan ona dokunmak istemez. **Mütevazı insana saldıranın saldırısı kendisine döner.** Susanı ve savaşmayanı vicdanen yenemezsiniz. Her şeyi Allah'tan gelen bir imtihan bileni hiçbir şey yıldıramaz.

Zamanımızın zihnini inşa eden modern medeniyet, kibir medeniyetidir. Şöyle söyler: "Sen özgürsün, teksin, bireysin, kendi eylemini yaratansın, hayatının merkezindeki sensin, benliğin yücedir, kudretin senindir, malın ve makamın arttıkça yükselişin sürer." İnsanı tüketime teşvik eder. Bunun için de mal kazanmaya, biriktirmeye zorlar.

Ortalık maddi güç yarışına dönüşür. Dünyaya dair beklentileriniz büyür, ahireti unutursunuz. Markaya, modele, modaya bağımlı kalırsınız. Bu yüzden de sürekli tüketir, ömrünüzü borçlu tüketirsiniz.

Öyleyse hiçliğe nasıl inebilirim?

• Yaradan'ın yüceliğini araştırabilirim: Benlik, Allah'ın kudretini hakkıyla hissedememekten doğar. Yoktan yarattığı evreni büyüttükçe büyütüyor. Şu trilyonlarca yıldız O'nun eseridir. Maddi ve manevi âlemlerin bütün varlıklarını yaratıp yöneten O'dur. Yaratışının enginliğini, düzenini, yaratma çokluğunu, uyumunu, yaratma kolaylığını gördükçe Rabbimin yüceliği zihnimde inşa olur. Doğanın hayret ve hayranlık uyandıran acayip sistemlerinin sahibine hayretim ve hayranlığım artar.

• Kendi acizliğimi araştırabilirim: **"İnsan, kendisini bir damlacıktan yarattığımızı görmez mi ki bize karşı apaçık bir düşman kesilir?"** (Yâsîn, 77) Dünyaya zavallı bir aciz olarak gelmedim mi? Masaya vurduğunda ses getiren bu yumruğumu kaybetmeyecek miyim? Başıma geldiğinde hastalık altında inlemiyor muyum? Bir kaza, bela her şeyimi ansızın elimden alamaz mı? **Allah dizlerimin bağını çözüp beni felç ederse kime sığınabilirim?**

Evde bakım hizmeti veren bir gençle konuştum. Altı kişi organize olarak nöbetle baktıkları adam felç! Bilinci yerinde, sadece göz kırpabiliyor ve tepkisini gözyaşından anlayabiliyorsunuz. Geri kalan her şeyi bakıcıları yapıyor. Kaç yıldır yatağında yara bere içerisinde yatıyor. Alnında bir sinek gezinse kımıldayamaz. Yaraları sızım sızım sızlar, kımıldayamaz. Bu adam, bir zamanlar emriyle ordu yürüten bir generaldi.

• Kabrimi canlandırabilirim. Benim gerçeğim, geleceğimdeki kabrimdir. İçinden doğduğum toprağa dönmüşüm. Ellerden geriye birkaç kemik kalmış. Üzerinde neşeli çocuklar gibi sekerek koştuğum yeryüzü çok uzaklarda kaldı. Hatıralar artık resimlerde bile değil. Geriye dönemem. Buradan nereye gideceğimi de Yüce Sahibim belirleyecek.

• Bolca secde edebilirim. Egosunu ilah sanan kibirli kimse Firavun gibi başını kaldırır. Bense tövbe eder ve boyun eğerim. İki büklüm çöküp alnımı toprağa koyarım: **"Benim Yüce Rabbim her türlü eksiklikten uzaktır."**

• Değer tanımımı değiştirebilirim. Beni değerli kılan malımın çokluğu mu Yaradan'a yakınlığım mı? Hayata, kendime ve insanlara; mal, makam, şan, şöhret gibi dünyevi kaynaklarıyla değil dürüstlük ahlâk, vefa gibi manevi kaynaklarıyla değer verebilirim.

4- Esma Tefekkürü

Karamsar düşüncelerden doğan zihinsel stresin etkili bir ilacı, zihni esma tefekkürüne yönlendirmektir. Yüce Allah'ın güzel isimlerinin doğadaki yansımaları üzerinden ilahî nurun yaydığı huzuru hissetmektir.

Hayata hâkim olan Allah, Zatıyla yarattıklarından hariçtir; ancak güzel isimleriyle (Esma-ı Hüsna) iş yapması itibariyle de her yerde hazır ve nazırdır. **Uzaktaki Güneş'in, ışığıyla Dünya'ya dokunması gibi; Allah, âlemin içine dışına ve önüne arkasına hükmeder.** Allah; Rezzak ismiyle rızıklandırmayı, Kuddüs ismiyle temizliği, Musavvir ismiyle şekillendirmeyi yönetir.

Allah'ın 99 ismini kavrayabilir ve bu isimlerin doğadaki yansımalarına yönelik araştırmalara odaklanabiliriz. Gerçek, en büyük ve en huzurlu ilim, Allah'ı tanıma ilmidir. Allah da yüce kitabında dikkatimizi yerde ve gökte yaptıklarına ve yarattıklarına çeker ve bizi esma tefekkürüne davet eder. Peygamberimizden rivayet edilen **"Bir saat tefekkür, bazen bir sene ibadetten daha hayırlıdır."** (Suyutî, Camiu's-sağir, 2/127) sözüyle kast ettiği tefekkürün bir yönü budur.

Stres yaşadığımda doğaya açıldım. Bitkileri, yaprakları, otların tasarımlarını inceledim. Madenlerin, bitkilerin özellikleriyle; hayvanların hayatıyla ilgilendim. Yüce Yaradan'ın isimlerinin yansımalarını anlamaya çalıştıkça hayretten hayrete taşındım. Yaradılışın inceliklerine açıldığınızda sıkıntılarınızdan arınıyorsunuz. Buyurun, Rezzak ismiyle ilgili bir tefekkür yolculuğuna çıkalım. Yarattığı her şeyi lütfettiği doğasına göre rızıklandıran Allah'ın Rezzak isminin yaydığı o muhteşem huzuru hissedelim:

Pencerenizden izlediğiniz bahçenin çıplak toprağından ansızın bir yeşil sütun yükseliyor; dakikalar içerisinde büyüyüp, dal budak salıp ağaç oluyor. Derken kaldırıyor köklerini yerden de yürüyüp pencerenizin önüne geliyor. Yaklaştırıyor dallarını yüzünüze ve incecik uçlarından hızla büyüyen iri iri elmaları uzatıyor elinize, "Buyurun!" dercesine!

Bakıyorsunuz; o bir ağaç, dili yok güya, kalbi yok, aklı yok diye düşünüyorsunuz. Şaşırtıcı geliyor mu? Masal gibi mi? Dikkatle bakarsak göreceğiz ki yeryüzündeki rızıklandırma işlerinde yaratılırken yaşananlar bu senaryonun yavaş çekimine çok benziyor.

İki siyah kuğunun, havuzun kenarındaki yemliklerinden gagalarına alıp birbiriyle yarışırcasına havuzdaki aç Japon sazanlarına yedirişlerini gösteren bir videoyu izlerken bunu düşündüm. Çocukluğumda, köy evimizin bahçesindeki çalılığa gizlenen kanadı kırık bir kargayı bir sincabın günlerce beslediğini söylemişlerdi de uydurduklarını sanmıştım. O tanıklığın bir benzerini gözlerimle izliyordum.

Yüce Rezzak'ın muhteşem rızıklandırması kuşatmış köşeleri... Kör bakınca kara kuru toprağın üzerindeki canlılığın nasıl bir rızıklandırma ihtişamından geçtiğini göremiyoruz.

Hayvanlar yaratılıp yayılıyorlar yeryüzüne ve cansız toprakta, gittikleri yerlerde ayaklarının altına yemyeşil sofralar seriliyor. Kanatlanan, tünediği ağacın dallarında buluyor yiyeceğini. Kileri, buzdolabı yok hiç birinin ve aç uyanıyorlar sabahleyin. Aç kalma korkusunu hissetmiyorlar. Muhtaçlıkları oranında er veya geç rızıklarına kavuşuyorlar.

Ömürleri ve görevleri biten trilyonlarca bakteri hayattan tezkeresini aldıktan sonra âdeta kızarmış tavuk sofrası gibi sunuluyor milyarlarca temizlikçi sineğe. Görevi bitip emaneti iade eden bütün bedenler çabucak temizleniyor yeryüzünden.

Yüce Allah bir canlıya güç verdiyse hayata hareket katmak, bir de cıvıl cıvıl göstermek istiyor da rızkının peşinden yürü diyor. "Uç ağaçlara, uzan vadilere, açıl çiçeklere…" Serçeler görürsünüz; dallardaki minik meyvelerin, otlardaki tohumların peşinde koşuştururlar. Sonra da arılar, kelebekler… Renklerin bin bir tonunu topraktan çıkaran binlerce türlü çiçeklerden bu sabah da damla damla bal sofrası sunulmuştur.

Ey minicik kanatlılar, uyanın, kalkın yerlerinizden çırpın kanatlarınızı, açılın su mis kokulu süslü bahar bahçesine de ziynetlere ziynetler katın. Bahçelerden peteklerle ballar dönsün geriye. Vızıldama şarkıları dönsün; sevinç, bayram, dans dönsün.

Ama bir de o canlıyı güçsüz kıldıysa veya nöbetçi asker gibi çakılı bıraktıysa bir toprağın başında. Empati yapın o ağaçla! Size de o ağaç gibi uzak veya ıssız serhat boylarını zikrinizle canlı tutmak düştüyse. Yapraklarınız dans edecek, dallarınız rüzgârın akışına senfoni katacaksa, bir "Hu" uğultusunu yayıp dağıtacaksanız ormanlarınızdan gökyüzüne ve açsanız ve bir su kuyusuna gidemiyor, bir sofrada oturamıyorsanız ne olacak? En küçük şeyleri bile duyup gören bir Rezzak hükmediyor bu gök kubbenin altına. **Siz rızkın ayağına gidemiyorsanız O Rezzak rızkı ayağınıza getirecektir, güvenin ve sabırla ufukları izleyin.**

Nerede ağaç varsa denizlerden besinler yüklenen vagonlarla bulutla oraya akın etmiyor mu? Baksanıza göklerden geçen şu tonlarca su ve plankton taşıyan yiyecek ve içecek kervanlarına… Hangi yeryüzünde kökleri kuru kalmış, dalları tutmaz olmuş, boynunu bükmüş yapraklar varsa, hangi toprağın dudağı susuzluktan çatlamışsa, şu uçsuz bucaksız bahçenin Sahibi, o imdadı oraya gönderiyor işte. Hem de ne heyecanla! Ne şevkle! Nasıl da bir bayram havası, nasıl da düğün derneklerle tamtamlarla gidiyor.

Serinletici rüzgârlar yetiştiriyor müjdeyi saatler öncesinden. Sonra da dev gökyüzü davulu çalıyor, sarsılıyor zemin, titriyor bekleyenler. Boşalacak rahmet, sofralarının başındaki boş sahanların önünde ağızlarını açıp yiyecek bekleyen sayısız can beslensin diye. Bir de bakarsınız ki gövdeler doğrulmuş, yapraklar dirilmiş, çiçekler açmış veya meyveler büyümeye başlamıştır.

Bir aciz yavru doğuyor ve kendini bir şefkatli annenin korumasında buluyor. Kimi kanatlarında, kimi sırtında, kimi kesesinde, kimi ağzında, kimi kucağında koruyor yavrusunu. Nereye geldiğini, neye uğradığını, ne yapabileceğini bilmeyen; bıraksan ezilip, kuruyup ölüp gidecek yavrunun zayıf bedeninin, doğar doğmaz kendisi için doldurulan süt çeşmelerinden nasıl da beslendiğine bakar mısınız? Annelerin bedeni yavrusunun ihtiyacına göre bir lezzet sofrası oluyor. Topraktan beslenmek, sudan beslenmek, ağacın dalından beslenmek ve sonra da bir annenin bedeninden beslenmek... Ya Rezzak! Sana ne zor gelir ki!

Hadi karalardaki bir anne yavrusunu kucağına alır emzirir de denizlerdeki kolsuz kanatsız anneler bu zor işi nasıl başaracaklar diye düşünür mü insan? Anne mi yapıyor ki bu işi? Kendi de himmete muhtaç zavallı anne mi?

Düşünün ki dev balinanın sütü krem kıvamında olmasa okyanus suyuna karışacak ve yavru açlıktan ölecek. Bir tür balığın binlerce yumurtasından birden çıkan yavrularının minicik ağızları nasıl beslenebilir ki? Binlerce aç yavru bir anneyi kuşatırsa hangisiyle nasıl ilgilenir o anne? Kaçını görebilir, kaçını düşünebilir, kaçıyla ilgilenebilir ki o küçük beyniyle. Ama o minicikleri dünyaya gönderen esas Sahip Yüce Rezzak, "ol" deyince, bütün pullarının kenarları birer süt çeşmesi olur o annenin.

Sonra şu göçebe somon balıkları... Okyanuslardan geriye, doğdukları nehir başlarındaki ata yurtlara dönüp yumurtalarını bıraktıktan sonra ölen somonlardan sonra doğan yetim yavrular hayata nasıl tutunabilir ki? Yüce Rezzak, doğumlarında boyunlarına misket iriliğinde birer rızık deposu yerleştirmiştir; beslemeyi öğreninceye kadar o depodan beslenirler.

Hani derler ya atalar; **"Dağda ceylan yavrusu doğunca vadide otu bitermiş."** Ne yüce plan bu! Ne benzersiz bir ihtişam! Ne mikrop aç, ne sinek ne de balina!

5- Zorluklara Sabretme

Sabır, zahmetlerin acısını bize unutturan çok değerli bir iksirdir. Her işe, emeğe, alın terine, sonunda ulaşacağımız iyiliğin hatırına sabrediyoruz. Sabır bizi eşimize, işimize, evladımıza, diplomamıza, mahsulümüze, eserimize, cennetimize kavuşturuyor. Sabırlı zihin, hayatın tüm yoruculuğuna rağmen huzurlu ve sakindir. Sabırsız zihnin ise uykuları kaçar ve gerilimlerini hiçbir rahatlatıcı gideremez.

Sabra zıt olan acelecilik, sonuca bir an önce ulaşma hırsıdır. **Acelecilik tarlayı hızlı ekmek değil, hasadı bir an önce beklemektir.** Yoksa zihni sakin bir insanın hızlı çalışmasından huzur ve bereket doğar. Sırf çok çalışmak stres sebebi olsaydı Yüce Allah, bir işten sıyrılınca hemen diğerine koyulmamızı emir buyurmazdı.

Sabır, sonuca değil şimdiye odaklanmaktır. Hasat zamanıyla değil, ekinle ilgilenmektir. Yeteneği geliştirmektir, öğrenmektir. Başladığımız bir işi bitirmenin zaruri şartı sabırdır. Şeytan, insanı esas hedefinden ve hayırlı amaçlarından uzaklaştırmaya yemin etmiştir. **Şeytan; işi abartarak zor gösterir, zihni oyalar, geleceğin yükünden korkutur.**

İyi bir meslek edinmeye çalışan bir genç, belediyenin açtığı bir kursa başlar. İlk günler zorlanır. İçinden bir ses kendisine sürekli, "Senden adam olmaz, bu işi başaramazsın. Zihnin zayıf." der. Umudu kırılır, öz güveni sarsılır, üzülür ve kursu terk eder. Sabırsızlık budur.

Çalışmaya başladıktan sonra hedefimize ne zaman ulaşacağız? Zamanını biz belirleyebilir miyiz? İstediğimiz zamanda istediğimiz olacak mı? Biz sadece plan yapar, dua ederiz. Ancak Yüce Allah'ın da planı vardır. Bizim planımız ilahî planla örtüşecek midir? Ya bizim oturmayı planladığımız ev yıkılacaksa? Ya istediğimiz görev başkasına yazılmışsa?

İşin aslı, irademize bağlı gibi görünen işler de tıpkı bitkinin çiçek açıp meyve vermesi gibi bir ilahî zamanlamaya bağlıdır. İstediğimiz şeyi istediğimiz zamanda yaptığımızı sanırız. Oysa öyle değildir. **İstediğimiz şeyi ancak Yüce Yaradan'ın uygun buyurduğu zamanda yapabiliriz.** Çünkü istediğimizi, olayları, zaman şeridine yerleştirerek yaratan Allah'tır.

Bir amaç için yıllarca çalışıyorum, bir sonuç alamıyorum. Sonra aniden yollar açılıyor, umulmadık bir hızla hedefe ulaşıyorum. Görevime atanırken, görevimde yükselirken, evimi alırken, kitabımı yazarken, pek çok olayda bunu fark ettim.

Mahkemenin her celsesinde heyecanlandığı için kendini anlatamamaktan bunalıma giren bir kadın bize çözüm danıştı. "Savunmasını önceden yazıp huzurda okumasını önerdiğimizde en büyük keşfini yapmışçasına sevindi. **En basit çözümleri bile Allah nasip edip izin verinceye kadar düşünemiyor, düşünsek bile kullanamıyoruz.** İlahî zamanlamaya mahkûmuz.

Bir adam baş ağrısına yakalanır ve yıllarca; gitmediği doktor, denemediği çare kalmaz. Ağrılarından yılgın düştüğü bir gün, gittiği berberin aklına bir fikir gelir. Burnunun içinde cımbızla aranır, dönen kılı bulur, çekip çıkarır.

Zamanı gelmeyen şifa için sadece aranırız. Zamanı gelmeyen eş için sadece aranırız. Zamanı gelmeyen geçim için sadece çabalarız. **Yüce Yaradan; kulunun aranmasını, çalışmasını emretmiştir.** Armut asla pişip oturanın ağzına düşmez. Hayat çalışma sayesinde hareket kazanır.

Fidan diktiniz ve hemen meyve vermesini mi istiyorsunuz? Nişanlandınız ve evliliğin gecikmesinden mi telaşlanıyorsunuz? **Sabır, gürültü patırtı içerisinden hızlı ama sükûnetle geçmektir.**

Kulu çare aramaya sürükleyen de berberin aklına çareyi gösteren ve çözümü başarıya ulaştıran da Allah'tır. **Öyleyse elin-**

den geleni yapıp Allah'ın takdirine ulaşmak için sabır dilemek gerekir. Sabrı şu beş çerçevede geliştirebiliriz:

a) Kader ilahî zamanlamayı gerektirir: Çünkü Allah herkesin her istediğini, istediği zamana göre yaratsa, yeryüzü karmaşa olurdu. Birinin isteği öbürüne karışır, bir işin üzerine öbürü binerdi. Her tırtılın kozasından kelebek hâlinde çıkacağı bir zamanı vardır. Her çiçek ancak Allah'ın takdir ettiği zaman gelince açar. Kimse Allah'ın kader çizgisinde yazdığı zamanın öncesine veya sonrasına geçemez.

Öyleyse gerilip bunalmak niye? Biz kozamızda duamız ve emeğimizle çırpınıyorsak Allah'ın zaman planı işliyor demektir. Biz elimizden geleni yapalım ve görelim Mevla neyleyecek.

b) İmtihan sırrı ilahî zamanlamayı gerektirir: "Yoksa siz, Allah içinizden gayret edenleri belli etmeden, sabredenleri ortaya çıkarmadan cennete girivereceğinizi mi sandınız?" "Andolsun sizi biraz korku ve açlık, bir de mallar, canlar ve ürünlerden eksilterek deneriz. Sabredenleri müjdele." "Sizden öncekilerin yaşadığı acıların benzerlerini yaşamadan cennete gireceğinizi mi sandınız?" "Peygamber ve beraberindeki müminler, 'Allah'ın yardımı ne zaman?' diyecek kadar sarsıntıya uğramışlardı. Bilin ki Allah'ın yardımı pek yakındır." (Âl-i İmrân, 142; Bakara, 155; Bakara, 214)

Türlü zorluklarla imtihan olabilmemiz için zorlukların üzerimizde bir süre beklemesi gerekir. Zorluklarla sınanacağız. Bakalım sabredecek miyiz? Şükredecek miyiz? İsyan edecek miyiz? İçimiz, gerçek niyetimiz ortaya çıkacak.

c) Sabır bir kötülüğe katlanmak değildir. Kumarbaz bir eşin zulmünü sineye çekmek, aile içi şiddete sessiz kalmak, sabır değildir. Sabır kötülükle çatışmak, doğru yolda direnmektir.

Yaşadığınız soruna karşı ne yapılması gerekiyor? Bir zalim eşin durdurulması mı gerekiyor, güç sahiplerinden yardım alabiliriz. Bir günahkâr yakının, huylarından vazgeçirilmesi mi gerekiyor; yılmadan uyarabiliriz. Bir fakirliğin yönetilmesi mi gerekiyor? Azami tasarruf içerisinde ve elimizden geldiğince çalışabiliriz.

d) Dört alanda sabrımızı geliştirmemiz gerekir: • İbadetler bazen zor gelse de bizi Yaradan'a bağlayan vazgeçilmez vesilelerdir. • Belalar, acılar, sabredebilirsek dalga gibi gelip geçerler. • Nefsimizin şehveti ne derse desin ilahî ahlak çerçevesinde kalmak büyük bir sorumluluktur. • Hayatımızı; işimiz, görevimiz, yeteneklerimiz üzerinde ısrarla çalışarak ayakta tutabiliriz.

e) Allah sabredenleri en büyük zafere ulaştırmayı vadetmiştir. Öyleyse Rabbimizin sabrımıza lütfedeceği mükâfatları düşünerek kendimizi motive edelim. Kimsenin zerre iyiliğini unutmaz, zayi etmez. Doğru yoldaki her direnişin karşılığını verir. **"Allah sabredenlerle beraberdir." "Rabbin için sabret." "Sen sabredenleri müjdele." "Allah'ın vaadine güven."** (Enfâl 46; Müddessir, 7; Bakara, 155; Mü'min, 55)

f) Son olarak, zihnimizi uzaklaştırabiliriz. Zihnimizi aşamadığımız sorunları düşünmekten uzaklaştıracak hayırlı ve yararlı faaliyetlere yönelebiliriz. Zikir, ilim, sanat, doğa ve sosyal faaliyetlerle meşgul olabiliriz.

Şu hâlde Yüce Rabbimiz bizi varlık, yokluk, darlık, dirlik, hastalık ve sağlıkla sınayacak ve gerçek kimliğimiz açığa çıkacaktır. Bu durumda bizim zorluklara sabredip imtihanın sonundaki zafere erişmekten daha basiretli bir yolumuz olamaz.

Allah'ın takdir ettiği zamanı gelmeden çiçek açamaz, çocuk doğamaz, can çıkamaz. Bir eşe kavuşma takdir edildiyse o kavuşur. **Allah'ın dilediği zaman gelince ansızın oluverir her şey.** Upuzun kapkaranlık gece ansızın aydınlanır. Hastalık ansızın geçer. Yıllarca ararsın da ansızın bulursun. Sen sadece sabırla yürüyüşünü sürdür. Mevlam sabrımızı arttırsın.

6- Nimetlere Şükretme

Hayatımızdaki nimetlerin farkına varıp şükretmek en kuşatıcı ve derin huzur sebebidir. Şükrümüzün sevinci sorunlarımızın sıkıntısını gölgede bırakır. Bütün ıstırapların odağındaki temel yetersizlik; vefasızlıktır, nankörlüktür. İnsan maddi ve manevi hayatında şükürle huzur bulup yükselir, vefasızlıkla bunalıp alçalır.

Yüce Allah şöyle buyurmuştur: **"Biz insana yolu gösterdik; ister şükredici olur isterse de nankör." "Şükrederseniz nimetimi arttırırım ve nankörlük ederseniz azabıma düşersiniz." "Eğer yalnız Allah'a kulluk ediyorsanız O'na şükredin." "Biz şükredenleri ödüllendireceğiz." "Bana şükredin; bana nankörlük etmeyin!" "Kullarımdan şükredenler çok azdır!" "Kulaklarınızı, göz ve gönüllerinizi yaratan Allah'tır. Ne kadar da az şükrediyorsunuz?"** (İnsân, 2-3; İbrâhim, 7; Bakara, 172; Âl-i İmrân, 145; Bakara, 152; Sebe', 13; Mü'minûn, 78)

Şükür, şu üç unsurdan oluşur: Yüce Allah'ın lütfettiği nimetlerin öneminin bilincinde olmak. O nimetler vesilesiyle Yaradan'a dilden şükredip gönülden minnet hissetmek. Söz konusu nimetlere veriliş amaçlarına uygun ve özenli davranmak.

Bu yazıyı okuyan gözünüzün bilincinde misiniz? Bu kitabı tutan ellerinizin bilincinde misiniz? Bu cümleleri anlayan aklınızın ve hisseden kalbinizin bilincinde misiniz? Onların varlığını biliyorsunuz fakat önemini de idrak ediyor musunuz? İdrak ediyorsanız lütfedene minnet hissediyor musunuz? Ne kadar? Gözsüz, elsiz, akılsız, duygusuz insanlar da var. Bunlardan birini kaybetseydiniz geri almak için ne kadar serveti gözden çıkarırdınız?

Hayatımızdaki olumlu ve olumsuz özellikleri yazalım desek olumsuzluklar sayfaları doldurur. Birkaç olumlu maddede takılırız. Bir nimeti unutursak önce onun sevincini yitiririz, sonra faydasını kaybeder sonra da kendisinden mahrum kalırız. **Bütün kayıpların temeli vefasızlık, bütün kazanımların temeli vefadır.**

Orta yaşlı bir hanım bana kitabımı imzalatırken kocasının, kayınvalidesinin, kayınpederinin, arkadaşlarının, çocuklarının iyiliklerine kadar konudan konuya geçiyor; samimi bir sevinç ve minnet hissinde olduğu mimiklerinden okunuyordu. Kendini cennette hissedercesine konuşan kadının bıraktığı etkiyi anlamaya çalışırken hemen her cümlesinde şükrettiğini fark ettim. O Allah'ın lütuflarına şükrettikçe Allah da ona hayatını sevdirmiş.

Huzursuzluk kaynağı olan şükretmemek ise şeytanın yoludur. Şeytan ilahî huzurdan kovulurken insanı şükürden saptırmaya yemin etti. **"İnsanlara önlerinden, arkalarından, sağlarından, sollarından sokulacağım ve Sen, onların çoklarını şükredenlerden bulmayacaksın!" dedi."** (A'râf, 16-17) Şükretmemek, karamsar düşünceler üretir: Hayat kötüdür, bencildir, adaletsizdir, zulümdür. Kimse yardıma değmez, herkes kendi çıkarının peşindedir.

Şükürse ümitli düşüncelerin temelidir: Hayat muhteşem bir cennet yolculuğudur. Tertemiz doğduk ve bedenimize bağlanan paha biçilmez organlarımızla hayırlı işler yapıyoruz. Adalete, iyiliğe, yardımlaşmaya, sevgiye, şefkate hizmet ediyoruz. Kısacık hayattaki azıcık emekle sonsuz cenneti kazanmak muhteşem bir zafer olacak.

Şükretmeyi zihninize ne denli benimsettiniz? **Ümitli düşünceleriniz ön plandaysa müjdelenmeye hazırsınızdır.** Çünkü sizin hayat uçağınızın yönü yukarıyadır. Böyle yaşadıkça Yüce Allah her yeni aşamada size yeni nimetler lütfeder. Arada bir gelip kalbinizi uyandıran üzüntüler geçecek ve mutluluk vesileleriniz arttıkça artacak demektir.

Nankörünse hayatı sürekli kaybetmekle geçer. Allah'a düşmanlığı veya hayat nimetini reddetmeyi seçmiştir. Yüce Allah'ın takdirine ve planına boyun eğmemiştir. Bu yüzden kalbi kapkaranlık bir öfkeyle doludur. Yaradan dâhil herkese düşmanca duygularla yaklaşır. Karamsar kalbine; kazanmak da kayıp görünür, kaybetmek de kayıp görünür.

Şükre tutunmak, şükretmeyi sevmek için atabileceğimiz adımlar:

• **Hayatımızdaki nimetleri derleyip hatırlarız:** Şöyle buyurdu Rabbimiz: **"Ey insanlar, Allah'ın üzerinizdeki nimetini anın."** **"Allah'ın nimetlerini saymak isteseniz, saymakla bitiremezsiniz."** (Fâtır, 3; Nahl, 18)

"Nimet mi? Bir kedim bile yok." demişti bir okuyucumuz. *O sözü söyleyebilen bir diliniz var ama!* İşte türlü nimet alanları: **Beden:** Göz, kulak, duyular, organlar, kirpiklere kadar; duygular, düşünebilme, mantık, akıl, vicdan vs. **Gelişmeler:** İşsizdim, şu işim nasip oldu; yalnızdım, sevdiğim eşim ve çocuklarım oldu. Eğitimsizdim, şu ve bu yetenekleri geliştirdim. **Çevre:** İklimin rahatlığı, mevsimlerin güzelliği, bulutlar, çiçekler, parklar, bahçeler, denizler, nehirler, beğendiğiniz her şey. **Ahiret:** İmanım, ahlakım, cennet, ilahî rıza... **Malvarlığı:** Mal varlığınız, ev, iş, makam, eşyalar...

• **Sözümüz, özümüz ve davranışlarımızla şükrederiz:** Şükür, dilde "hamdolsun" sözüyle başlar, öze/kalbe minnet hissiyle iner ve davranışlara özenli tutumlarla taşınır. **Nimete, veriliş amacına aykırı davranmak vefasızlıktır.** Örneğin eşi ezmek, parayı israf etmek, bedene zararlı madde kullandırmak; Allah'a vefasızlıktır, şükretmemektir. Örnek alanlar: **Evim:** Temizle, düzenle, tamir et, balkonunda çiçek yetiştir, havalandır, girerken, çıkarken evine selam ver, ona ilahî lütuf olarak bakışını yönelt. **Eşim:** Hitabın saygılı mı? İhtiyaçları hakkında uyanık ol. Onu rahatsız etmemeye çalış. Ona karşı görevlerini yerine getir. O işlerini yetiştiremiyorsa yardım edip sevabına katıl. **İşim:** İşinin kapısından besmeleyle gir. İşine iki elle sarıl. Dürüst ol, görevini hızlı ve en iyi şekilde yapmaya çalış. Vs...

- **Hayatımızdaki nimetlerin yokluğunu düşünebiliriz:** Aksakallı seksenlik bir dedenin giderek zayıflayan iki gözü on yıldır görmez olur. Sabrın sonunda bir ameliyata girer. Evinde, sargıların açılacağı sırada çocukları başında birikir. Dede dünyayı görür, yerinden fırlar, sevincinin heyecanıyla apartmanı ayağa kaldırır. "Koşun, gelin, görüyorum." diye bağırır, çocuklar gibi ağlar, evlatlarına sarılır.

Varsayın ki eşinizi kaybettiniz. Deyin ki evladınız sonsuza dek gitti. İşten atıldınız, eviniz yandı, elinizi, ayağınızı kaybettiniz. Olamaz mı? Allah verdiği bu nimetleri, şükretmememiz yüzünden veya imtihan etmek için geri alamaz mı? Allah nimetlerinin değerini hissedip şükürle karşılık vermemizi istiyorsa lehimize olduğu içindir. Bir nimetin yokluğunu varsaymak bile bizi uyandırır. O nimete sahipliğimiz, şükrümüz, iyiliğimiz artar.

- **Sorunlarımıza nimetler penceresinden bakabiliriz:** Canımızı yakan bir soruna odaklandığımızda hayatımızın diğer tüm olumlu yönlerini dikkatten kaçırabiliriz. Bir göz gittiyse öbür göz vardır. Bir iş battıysa öbür iş ayakta duruyordur. Dünyamız mahvolduysa cenneti kazanma şansımızı kaybetmemişizdir.

Annesiyle yıllarca didişen bir genç kızın sinirleri çöker. Kini, kibri ve vefasızlığı onu intihara düşürür. Bir delikanlı ailesinden uzak bir ile okumaya gider. Ailesinden kopukluk onu yalnız kalma korkusuna düşürür. Gerilmesi yüzünden sinirli davrandıkça da arkadaşlarını tek tek kaybeder. Gerçekten de yalnız kalır, hayata tutunamayacağını düşünerek korkuya kapılır.

Peygamberimize aleyhisselatüvesselam, inen şu vahiy üzerinde düşünelim: **"Biz seni yetim olarak alıp barındırmadık mı? Sen yanlış yoldayken, seni doğru yola eriştirmedik mi? Seni muhtaçken kendine yeter hâle getirmedik mi? Öyleyse yetimi ezme! Soru soranı da dilenciyi de azarlama ve Rabbinin nimetini durmaksızın anlat!"** (Duhâ, 7-11)

C) SORUNLARA OLUMLU BAKIŞ

1- Refahın Kıymetini Gösterir

Her işimiz sorunsuz ve yolunda giderse hayat; monoton, çekilmez, zevksiz hâle gelir. Sorunsuz hayatı; nazlanma, zevk düşkünlüğü, kibir, tembellik tarzı tutumlarla karşılarız. **Hiç sorun yaşamamış, yanlışın bedelini ödememiş insan, monotonluk yüzünden hem mutsuz olur hem de mutsuz eder.** Sorunlar, hayata tutunma arzusunu ateşler.

Anne baskısı nedeniyle intiharı düşünen kız evladını hatırlayalım. Kıskançlık yüzünden birbirlerine bıçak çeken liselileri düşünelim. Uyuşturucu bataklığına düşen kitleleri hesaba katalım. Bu insanlar canlarını çöpte mi buldular? Kaybetseler geri getirebilecekler mi?

Azrail aleyhisselam yere yatırıp keskin bıçağı boğazlarına çekse canlarının bağışlanması için yalvarmayacaklar mı? Bir sinek bile suya düşse kurtulmak için canını dişine takıyor da şu insanlar, hayatlarına sinek kadar bile değersizmiş gibi nasıl davranıyorlar? Çünkü kimsesizliği tatmadılar. Ölümün kıyısından dönmediler. Hayatı kaybetmenin, güneşi görememenin; yazı, kışı, eşi, dostu yitirmenin acısını çekmediler. Gözleri kararmadı, nefesleri tükenmedi.

Zihnimiz, varlığı yoklukla, hayatı ölümle kıyaslamadan anlayamıyor. Tokluk açlıkla, gündüz geceyle anlaşıldığı gibi, şifanın ve sağlığın değeri de derdin acısıyla anlaşılır.

Yaradan bizi hayata yönelen muhteşem bir arzuyla yeryüzüne gönderdi. Bebek ilk çığlıklarının ardından annesine de hayata da ısındı. Doğasından getirdiği o muhteşem azmi her hareketinde okuyabiliyorsunuz. Dinliyor, bakıyor, yürüyor, eşyalara dokunuyor, hayata dair her şeyi kavramaya çalışıyordu.

Ancak yaşı ilerledikçe çevresinden karamsarlığı ve olumsuz düşünüş tarzını edindi. Heyecanı, coşkusu düştü; gülücükleri azaldı. Ona yürümeyi ve konuşmayı öğreten muhteşem idealizminin yerini uyuşuk çevrenin kötülüklerini taklit aldı. **Sorunsuz insan zamanla hayatı anlamsız, değersiz, zevksiz bulur ve bu durumdan kurtulmak için şehvetinin peşinden gider.** Yeryüzünde sonsuza dek yaşayacak mısın kardeşim? Pat diye gidecek, farkında değil. Gidenleri görüyor; üzerine alınmıyor. Bir uyandırıcı derdin yardımına ihtiyacı var.

Okulu çok değerli fakat değerini küçümser. Eşi ve yuvası muhteşem bir sığınak fakat önemini gözden kaçırır. Sofrasındaki yemeğin lokmalarındaki lezzeti hissedip Yüce Rabbe şükretmeyi ihmal eder. Gördüğüne bakmaz; duyduğunu dinlemez. Kalbini ilahî güzelliklere kilitler. Her gün nasıl akşama ulaşacağını düşünür; işlerinin bir an önce bitmesini bekler. **Oysa her günün her dakikası bir daha asla geri gelemeyecek bir hazinedir.**

Bizi hayatımızı hor kullanma belasından tehlikeden başka ne kurtarabilir? Belki Azrail aleyhisselam bir gece pencerenin perdesini aralayıp bize el sallasa aklımız başımıza gelecek ama o zaman da geç kalacağız. Öyleyse hamdolsun gönderdiği sıkıntılarla duyarsız kalpleri dirilten Rabbimize! Zorlandığımız o saniyelerde gözyaşları döküyoruz. Özlüyoruz yağmurun kokusunu doya doya soluduğumuz o günleri! Sağlıklı, sorunsuz günlere kavuşabilmenin hasretini yaşayan bilir.

Bir dert altında inlerken bize sevdirdiği hayatı düşünelim. Dert Allah'ın izniyle geçecek ve geriye, heyecanla sabahına başlayacağımız tatlı bir yaşantı bırakacak. Yüce Allah'ın "Ya Sabur!" adını analım. Şükre tutunalım ki stres büyümesin, sorun küçülsün.

2- İbadet Hesabına Geçer

Derdin en değerli yönlerinden biri; sabırla şükredene, hayatın her saniyesini ibadete dönüştürebilmesidir. İbadet ise Yüce Allah'a yaklaşmanın ve engin cennet saraylarına kavuşmanın en etkili yoludur. **Zor zamanların bir kahramanı, kolay zamanların bin kahramanından üstündür.** Her zengin, milleti için bir şey verebilir. Lakin kimse en ağır savaşta canını veren şehit asker kadar kahramanca bir iş yapamaz.

Dert, barışı temsil eden sağlığa nispetle savaş iklimine benzer. Zorluklar altında inim inim inliyorsunuz. Bedeniniz hayata tutunmaya çırpınırken kalbiniz kayıtsız şartsız kimin yanındadır? Eğer hâlâ ve her şartta "Allah" diyen bir yüreğe sahipseniz bu kahramanlığınıza göklerden övgüler yağar.

Bolluk vaktinde bir lira olan ekmek, kıtlık vaktinde bin liraya bile gider. **Pahası biçilmez olan kulluk, hastalığa ve musibete rağmen korunan kulluktur.**

Dert vaktindeki bir secdenin değeri, sağlık vaktindeki bin secdenin değerini geçebilir. Bir şükrün sevabı, milyon şükrün sevabını aşabilir. Millete bir ömürlük hizmetin kazandıramadığı şeref madalyasını, bir anlık büyük kahramanlığınızla kazanabilirsiniz. Yüce Yaradan'a elli yıllık kulluğun ulaştıramadığı sevaba beş günlük hastalık ulaştırabilir.

Allah söze, şekle, surete bakmaz; kalbe bakar. Dertlerin altında inleyen yüreğinizde hangi fırtınalar kopuyor sizin? Başını kaldırıp istemekle diz çöküp ağlamak bir olur mu? Kibirli ve tok dilenciye kim yardım etmek ister?

Zor durumdaki insan bir ah ettiğinde nefesinin rüzgârı ta arştan duyulur. Gözlerinden bir yaş damladığında göklerin ötesine bir okyanus çöker. Çünkü Allah'ın yüceliğinin en iyi hissedildiği kalp, aciz düşmüş mümin kalptir.

Hasta ve dertli iki büklümdür. Taşı sıksa suyunu çıkaran bileği bükülmüştür. Dizlerinde derman tükenmiştir. Gözünü kırpamaz hâlde uzanıvermiştir yatağına. Gök kubbeyi ayakta tutan Yüce Kudret Sahibi'nin huzurundadır. Sadece "Allah" der. Bütün acizlik kendinde, bütün Azizlik Rabbindedir.

Mümin; derdini amel defterine sevap çağlayanları akıtan bir nehir gibi görür, teselli olur. Tam ihlaslıdır; kibri yoktur. Yürekten Rabbine yalvarır; ıstırabının kazandırdığı muhteşem sevabın şükrüne sarılır.

Bir derdi sabır, şükür ve kullukla karşılamanın sevabı, camilerde sabahlamanın sevabıyla kıyaslanamaz. Bu faziletli hâl, her türlü hastalık ve musibet için geçerlidir. Başı zonklar, "Allah" der. Böbrek taşı can damarını kesercesine dokunur, "Allah" der. Hançer ciğerine dokunur, "Allah" der.

Bilir ki tek kurtarıcı Allah'tır. Öldüren de dirilten de O'dur. Dünya orduları güçlerini birleştirse Allah dilemedikçe kopan bir parmağı yerine birleştiremez. Allah'ın verdiğini başkası alamaz ve Allah'ın aldığını başkası veremez. Bu bilinç; derdin stresini binden bire indirir ve sağlığın, huzurun, kurtuluşun gelişini hızlandırır.

Bu iman bilincinden mahrum kimseye gelince... O, derdinden kurtulup şehvetine geri dönmenin endişesindedir. O, hastalığın hikmetinden mahrumdur. Derdi ağırsa canına kıyıp kurtulmanın hayallerini kurar.

3- Ahirete Teşvik Eder

Sorunların en değerli getirisi, bilincimizi sonsuzluk yurduna açması ve bizi öteki dünyaya hazırlanmaya zorlamasıdır. Sonsuzluğa hazırlanmak son derece önemlidir. Çünkü hayatın sorunsuzluğu içerisinde ölümsüzlüğü unutana ölüm meleği ansızın geldiğinde bütün fırsatlar tükenmiş olur.

Binlerce yıl öncesinin insanları bugün yeryüzünde yok. **Çocukluğumda aralarında dolaştığım dedeler, nineler, şehrin sokaklarını çın çın öttüren kalaycılar, bakırcılar, nalcılar, semerciler, demirciler şimdi yeryüzünde yok.** Yakında biz de gideceğiz. Zaman su gibi akıp gidiyor. Yirmi, kırk, atmış, seksen derken şehirler toprağın ardına akıyor.

Her canlı, bulunduğu yerde kendisine güvenli bir yuva inşa edip içerisine sığınmaya çalışır. Kimisi yere çukur kazar, kimi ağaç kovuğuna sığınır. İnsan da kendisine ev, araba, iş, mal, makam, bağ bahçe edinip sığınmaya çalışır. Lakin bağlar bozulur, şehirler harabe olur, çağlar öncesinin şehirleri üzerinde onlarca yeni şehirler kurulur.

Kıyametin koptuğunu gördüğüm bir rüyamı hatırlıyorum. Günahkâr bir kul olarak evime koşup abdest almayı ve ölmeden önce tövbe edebilmeyi umarak yerimden fırladım. Kapıdan giremeden iki hayalî varlık kollarımdan yakaladı. "Ne olursunuz bana iki dakika verin, hiç olmazsa tövbe edeyim." diye yakarışlarımı, çırpınışlarımı dinlemeden beni sürüklediler. Uzun bir yolculuktan sonra bulutların üzerinde, yerle göğün birleştiği bir mekânda durduk. Bana "Delikanlı sen ölüm vakti gelince kimseye bir dakika bile zaman verilmeyeceğini öğrenmedin mi? Hem bir ömürde yapamadığını bir dakikada yapabileceğini mi sanıyorsun?" dediler. O yaşantımla layık olduğum yeri gösterdiklerinde dehşetle uyandım.

Son gün pek çoğumuz için ansızın gelecek. Kimi uyudu uyanamadı. Kimi bir ağrıyla hastaneye gitti, cenazesiyle döndü. Kimi bir kazayla gitti. Hastalıklar, krizler, kazalar, savaşlar nicelerini alıp götürdü yeryüzünden. **Ölüm bizi uyandırmadan önce bir şeylerin bizi uyandırmasına ihtiyacımız var.** Çünkü ahiretin bilincinde yaşayabilirsek hazırlanmaya, kurtulmaya çalışırız. Kul oluruz yüce Rabbimize, kul hakkından korunuruz, imanızı koruruz, iyiliklerde yarışırız, sevabımızın günahımızdan fazla olmasıyla cenneti kazanmaya çalışırız.

Dünya tüm yönlerden bilincimizi ele geçirdi. Televizyon, internet, cep telefonu bütün dikkatimizi dünyaya bağlamış. Ezanları duymazdan geliyor, kabirleri görmüyor, ölümleri üzerimize almıyoruz. **Çocukların bile öldüğü yeryüzünde ahiret bilincinden gafil yaşlanabiliyoruz.**

Dünyaya tutunmak için yıllarca çalıştık, kazandık, biriktirdik. Hepsini bırakıp gideceğimiz ahirette bizi ne karşılayacak? Ahirete ne gönderdik? Hangi duaları, hangi iyilikleri, hangi secdeleri gönderdik. Konserlerde, kahvelerde, sinema salonlarında kazandıklarımız bizi cennette karşılayacak mı?

Hastalık, ayrılık, musibet, felaket kalbimizi uyandırıyor. Yeryüzünde geçici bulunduğumuzu ve her an ayrılabileceğimizi hatırlatıyor. Derdimizden inledikçe Yüce Rabbimize sığınıyoruz. Bir deprem, tufan geldiğinde ahireti düşünüyoruz.

Bize ahireti hatırlatıp kalbimizi Yüce Mevla'mıza sığındırandan daha değerli bir koruyucumuz ve kurtarıcımız olabilir mi? Kalbimizi zikirle rahatlatan, secdeyi sevdiren, iyilik arzumuzu geliştiren, daha yakın bir yardımcımız olabilir mi? Bizi sonsuz idama düşüren eğlenceli hayattan daha tehlikeli bir düşmanımız olabilir mi?

4- Allah'a İsyandan Korur

İnsan refah içindeyken Allah'a muhtaçlığını ve acizliğini unutuyor. Ama dertler başına çökünce birden Allah'ın rahmetini ve Allah'a muhtaçlığını yüreğinde hissediyor. Bu his, onu Allah'a asilikten sakındırıyor ve samimi kulluğa yönlendiriyor.

"Allah, bütün kullarına rızkı ve refahı bolca verseydi, yeryüzünde mutlaka azar, taşkınlık ederlerdi." (Şûrâ, 27) buyurdu Kitabı Kerim. Tarihte yok oluş felaketinin indiği toplumlar; zenginliğin, refahın, eğlencenin azgınlaştırdığı, ahiretten uzaklaştırıp kibre ve isyana sürüklediği toplumlardır.

15 yıl ayrı kaldığı çocuğuyla buluşturduğumuz bir kadın anlatmıştı hikâyesini. Fakirken kocasıyla dayanışmışlar, birlikte çalışıp tutunmuşlar hayata. Sonra da zenginleşince kocası şehvetinin peşine düşmüş. Aile, çoluk, çocuk, şeref, itibar paramparça olmuş.

Refah ve özgürlük, Rabbimize kulluğunu unutanların dünyasına gayrimeşru zevki ve sefayı doldurur. Yörüngesinden kopup çevresini tehlikeye düşüren gezegen gibi Yaradan'ın çizdiği meşru dairenin dışına taşar. **"Doğrusu insan; pek zalim ve cahil oldu."** (Ahzâb, 72) ayetinin açıkladığı felaket ortaya çıkar.

Ancak bela hayatına çarpınca belki önce isyan etmek ister ama basireti varsa ne kadar güçsüz ve muhtaç olduğunu algılar. Kendine gelir. Helal daireye geri döner. Çünkü bela gayrimeşru yaşantının zevk yönünü yok eder ve ardındaki çirkinliği ortaya çıkarır.

Ağır grip gibi bir hastalığa yakalanınca yediğinizden lezzet alamadığınızı bilirsiniz. Sanki yemek saman gibidir. Acılar şehveti böylesine keser. Zevk bombası dediği uyuşturucunun aslında bir beyin katili olduğunu anlar. Bir kazanç yolu sandığı dolandırıcılığın aslında dünya ve ahiret itibarını yok eden bir ahlaksızlık olduğunun bilincine varır.

Bela; alkolün, kumarın, şiddetin, zulmün, hırsızlığın, sahtekârlığın anlık kazanımları arkasındaki dehşetli zararları fark ettirir. Refah zamanında yanlışlıklardan kurtulamayan insan, birden melek gibi bir kimliğe bürünür.

Dertli insan artık daha çok işinde, eşinin yanında, çocuklarının başındadır. Gayri meşru şehveti düşünemez ve aklına gelince tiksinir, Allah'tan utanır. Ölüm, ayrılık, yokluk, şehvetini baskılar ve vicdanını öne çıkarır. Dürüstlüğün, iyiliğin, şefkatin değerini hissettirir.

Kahve oyunlarıyla sabahladığı arkadaşlarıyla arası açılır. Ailesinin ne kadar önemli, değerli, fedakâr bir kara gün dostu olduğunun farkına varır. Kibri, meydan okuyuşu, sorumsuzluğu, vefasızlığı bırakır. Allah'a yönelmek, emirlerine tutunmak, sonsuz kudretinden yardım istemek aklına gelir.

Acıların bu yönü yüzünden, yeryüzünün en temiz yürekli insanları, en çok derde düşen insanlar arasından çıkar. Fakirdir, çabası şehvetle değil hayata tutunmakla ilgilenmektir. En değerli dostunu kaybetmiştir, odağı ahirete hazırlanmak ve ardından dualar göndermektir. Hastadır. İşi; zikretmek, helal yemek, dua etmektir.

Nefis ancak Yüce Yaradan'a karşı acizliğini ve ihtiyacını algılayabilirse akıllanıp boyun eğer. Gafil insan için bunun tek yolu hastalıklar, dertlerdir. Yoksa küçük dağları yaratma edasında refah ve özgürlüğün kibrinde tafralar atmanın sonunda ateşe düşer.

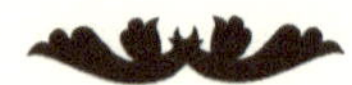

5- Günahları Sildirir

Derdin, mümini günah işleyemez hâle getirmesinden daha önemlisi geçmiş günahlarının silinmesine vesile olmasıdır. Geçmişimiz temizlenmelidir; çünkü geleceğimiz geçmişimizin sonucudur. Geçmişte ettiğimizi bulacağımız bir geleceğe ilerliyoruz.

Birçok kişinin geleceğinde, geçmişte ettiklerinin bedeli olan belalar bekliyor: "Ailesi parçalanacak çünkü yaydığı bir iftirayla bir ailenin parçalanmasına sebep oldu. İftiraya uğrayacak, çünkü iftira attı. İtibarı çiğnenecek çünkü masum bir itibarı çiğnedi. Evlatlarından isyan görecek çünkü Allah'a isyan etti. Hakkı elinden alınacak çünkü hakkı sahibinden aldı."

Biz imtihan meydanındaki yetişkin ve sorumlu insanlar, başıboş değiliz. Üzerimizde Yüce Allah'ın kaderinin hâkimiyeti vardır. Söz, iddia ve tavırlarımızla imtihan oluruz. Başımıza gelen belalar ya bizim veya çevremizdekilerin yaptıkları yüzündendir. Yüce Allah bu durumu **"Başınıza gelen musibet ellerinizle işlediklerinizden ötürüdür. Yine de Allah çoğunu affeder."** (Şûrâ, 30) ayetiyle açıklamıştır. Geleceği, geçmişi temizleyerek koruyabiliriz.

Geçmişi temizleyen; işlediğimiz her bir günahtan samimi tövbe, -o günahların tam zıddı iyilikleri yapmak ve bazen de musibetlerle bedel ödemektir. Her bir günahımıza tövbe ediyor muyuz? Her bir günahın temizlenmesi için tam tersi olan iyilikleri yapıyor muyuz?

Feci bir kıyamet asrının insanlarıyız. Nice zalim milletlerin yok edildiği çağlarda bile günahlar yeryüzünü bu denli yaygın bir kibirle kuşatmamıştı. Bir yabancı yüze şehvetle bakmanın haramlığının bile farkında olmayan milyonlar yaşıyor yeryüzünde. Gıybet, kötü zan, yalan, şehvet, kul hakkı, faiz, kumar, vefasızlık, kibir, haram lokma gibi küçük, büyük, açık, gizli günahlar almış başını gidiyor. Günahları işliyoruz; sonra da hem tövbeyi unutuyoruz hem de o günahı temizlemek için tam aksi olan bir iyiliği işlemiyoruz.

Günahlar duygu dünyamıza siyah noktalar gibi yerleşiyor ve her günah, maneviyatımızı siyahlandırıp kapkaranlık hâle getiriyor. Zamanla kulluğun, ahirete yönelmenin, Yüce Allah'ı arzulamanın ihtişamını algılayamaz oluyoruz. Hâlbuki ölümlüyüz, hayat çok kısa!

Bizi ebedî azaptan kurtarmak isteyen Yüce Yaradan'ın musibetleri imdadımıza yetişiyor. Allah affedicidir ama aynı zamanda herkesin huzurunda adildir. Zerre günah yazılmıştır defterimize ve affedilmesi için bedel ödemek gerekir. Bir bedel, gözyaşıyla tövbedir; bir bedel de o hakkı ödemek, o borcu kapatmak, o kötülüğü örtecek bir iyilik yapmaktır. Ya da yaşanan acılar, dertler, musibetlerdir.

Bir yandan basiretli mümin dertli hâlini büyük bir tövbe fırsatı olarak değerlendirir. Diğer yandan da **"Yorgunluk, hastalık, keder ve ayağına diken batmaya kadar her derdi Allah, Müslümanı bağışlamaya vesile kılar."** (Buhârî, Merdâ, 1, 3)

Bağışlanmaya şiddetle muhtacız. Dünyada on liralık borcu bir öğün aç kalarak öderiz. Ahiretteyse iade edilmemiş bir iğne yüzünden bile ateşe düşme tehlikesi vardır.

Öyleyse her hâl ve şartta Yüce Rabbimizden sabır dileyelim. Allah bizi derde mi düşürdü? İhanete mi uğradık? Allah acı vermesin. Ne dilerse hayırla ve hikmetle diler. Yüreğimize sabır ve şükür indirsin. İnleyerek de olsa sabredelim. Böylece dert bizi temizler, görevini hızlı bitirir ve geçer.

Aksine isyan edersek dert, günahlarımızı temizleyemez; isyana batarız. Dert giderek büyür, hayatımızı bitirir ve ahiretimizi mahveder. Allah bizleri korusun.

6- Duayı Bereketlendirir

Derdin en değerli yararı, kalbimizi Yüce Allah'a yakarışa yöneltmesidir. Yeryüzünde duadan daha değerli bir kazanım yolumuz olamaz. Ahiretin en fakir insanı, dünyanın en az dua eden insanıdır. Allah'a duayla boyun eğmeyenin kibri tüm iyiliklerini yok eder. Yüce Allah şöyle buyurdu: **"Bana dua edin, karşılık vereyim. Bana kulluk etmeyi kibirlerine yediremeyenler aşağılanmış bir hâlde cehenneme gireceklerdir."** (Mü'min, 60)

Kibrinin insanı nasıl bir bilinçsiz bencil hâline getirdiğini Rabbimiz şöyle bildirmiştir: **"İnsana bir zarar dokununca yanı üzerinde, ayakta veya oturarak bize yalvarır. Derdini kendisinden giderdiğimizdeyse sanki derdinden dolayı bize yalvarmamış gibi davranır."** (Yûnus, 12)

Bir tanıdığım Ankara-Samsun yolunda bir motosiklet kazasına tanıklık eder. Ağır yaralı motosikletliye yaklaşır ve dilinden "Allah, Muhammed" sözlerinin döküldüğünü duyar. İlk yardımla hastaneye yetiştirirler ve birkaç gün sonra da ziyaretine gider. "Geçmiş olsun, şükür ki Allah kurtardı." Cümlesine "Ne Allah'ı? Ben dine inanmıyorum, çık buradan." Tepkisini alır.

Bu uç örneğe benzer tutumları biz de sergilemiyor muyuz? Dertli insan Rabbini günde bin kere hatırlarken dertsiz insan günde on kere hatırlıyor mu? Bize Rabbimizi hatırlatan, bizi Rabbimize sığındıran her vesile nedeniyle hamdolsun! Ne ki bizi Allah'tan uzaklaştırır, o bize büyük beladır. Ne ki bizi Allah'a yaklaştırır, o bize büyük rahmettir.

Allah lütuf sahibidir. Âleme insan için serptiği sayısız türde nimet, insana ikramlarda bulunmak istediğini gösterir. Lakin bir çelişki var. Allah insana ikramda bulundukça insan Allah'a isyan ediyor. Allah servet veriyor; o, servetini yanlış yollarda tüketmeye koşuyor. Allah insana sağlık ve neşe veriyor; o, gidiyor neşesini haram yollarda harcıyor. Allah kulunu ateşe düşürmek ister mi?

Allah lütuflarda bulunmak isteyen çok şefkatli Mevla'dır. Bakınız ki aciz bir yavruya nasıl en lezzetli sütü en şefkatlinin kucağında sunuyor. Bakınız ki nice türde ve tatta meyveleri, sebzeleri dalından toprağından türetiyor. Hayvanlarına türlü süslü elbiseler giyindiriyor. Kullarına kimsenin aklından geçemeyecek güzelliklerle süslediği cennetini hazırlayan Allah'tır.

Allah'a en çok yaklaştıran en kazançlı dua zamanı, dert zamanıdır. Nasibimize düşen elmas madeninden koparabileceğimiz yumruk kadar elmasla yedi sülalemizi bir ömür geçindirirdik. Ama kıraç tarlalarda gece gündüz çalışmak ancak karnımızı doyururdu. Dert zamanına sabretmek, elmas madenine girmektir. **Dert zamanındaki gözleri yaşlı bir tek dua, sair kıraç zamanlardaki binlerce duadan değerli meyveler verebilir.**

En etkili dua, en derin kalpten en samimi yürekten yapılan duadır. Arşa şimşek gibi ulaşan en makbul dua, en derin yürekten kopup gelen duadır. Öylesine sıkışırsınız ki Yüce Allah çabucak Hızır aleyhisselamı yetiştirir. Duygusuz bin dua edersiniz de bir kusurunuzu düzeltemezsiniz. Sonra derin duyguların kalbinize volkan gibi çarptığı bir anda yaptığınız dua, oracıkta hayatınızı değiştirir. Hayatınızdaki en keskin makas değişikliklerinin ardında, yürekten kopup gelen dualarınızın izlerini bulabilirsiniz.

Öyleyse hastalık, ayrılık, yalnızlık, kaza, bela, haksızlık, başarısızlık zamanlarını dua fırsatları olarak sunulan elmas madenleri bilelim. O vakitte çoluk çocuğumuza, eşimize dostumuza, dünyamıza ve ahiretimize dua edelim. Hastaları, dertlileri, muhtaçları ziyaret edelim ve onlara iyilikler yaparak hazineler değerindeki dualarını alalım.

7- Günahtan Tiksindirir

Nefis, günahlardan zevk almak ister. Fakat Allah'ın belaları başına inince dünyevi zevkleri çöker ve günahlardan tiksinmeye başlar.

Yüce Mevla, ebedî azaptan kurtarmak istediği günahkâr kullarını gönderdiği dertlerle terbiye eder. Acizlikten geldiğini unutan insan belinin üzerine doğrulunca bileğinin gücüne, malına, makamına güvenir. Allah'ın her an geri getirebileceği acizliğini unutur. Böylece **"İnsan, kendisini ihtiyaçtan uzak görünce azgınlaşır."** (Alak, 6-7) Akılsızlık eder.

Büyüklerin "Yapma! Etme!" yalvarışlarına kulak tıkar. Azgın bir inatla zulmünü sürdürür. Allah kendisine tövbe edip düzelme müddeti verir. Kendisini kimsenin durdurmadığına bakarak durduramayacağını sanır; bir isyan ötekine eklenir.

Masum ana babasına inadına isyan etmek yüzünden kırk yaşından evvel ölen evlatlar tanıdım. Allah'ın yakınlaşmaktan bile şiddetle sakındırdığı zinaya bulaşmayı cinayetlerle tokatladığına tanıklık ettim. Başıboş değiliz. Hiçbir şey Kaderin Hâkimi'nden gizlenemez. Her işimizin faturası mutlaka önümüze konur! Görmezden gelmek gerçeği yok edemez.

Haddini aşana tanınan müddet dolunca ölüm meleği ölümcül pençesini indirir. Ani bir kazanın içinden yaka paça tutuklandığı gibi kabir zindanına atılır. **Fakat ilahî rahmet, acıdığı kulları ebedî azaptan kaderin tokadıyla kurtarmak ister.**

Anne yalvarıyor, "Oğlum öğüdümü dinlemiyor, çırpınıyorum onu gece kulüplerinden ve uyuşturucudan kurtarmaya. Gücüm tükendi." Hiçbirimiz bir şey yapamıyoruz. Genç özgür, hukuken hakkı var, çeker gider ve Allah'a dilediği gibi isyan eder. Ama orada onca emeğinin eseri olan evladını ebedî ateşin kıyısında gören gözleri yaşlı bir anne var. Günün birinde bir trafik kazası oğlunu tekerlekli sandalyeye düşürür. Kaza kötüdür; ama o genci daha kötüsünden, ateşe düşürücü Allah'a isyan davranışlarından kurtarır.

Hapishaneler kullara zulmeden kişilerle doludur. Hastane bir dünya zindanıdır; ancak ebedî ateşli ahiret zindanından bir kurtuluş fırsatıdır. Yüce Allah nicelerini yakaladığı gibi kabir karanlığına atmıştır.

Elbette ki hapishane beladır, Kaderin Sahibi'nden gelen tokattır. Ancak oraya düşüren isyan sürerse bir dahaki tokadın sonu ebedî ateş olacak. Merhametli Mevla kullarını ebedî kahırdan kurtarmak için yeryüzünde zindana düşürür. **Zindan nefsine esir düşeni nefsinin esaretinden zorla sakındırır.** Tövbeye tutunmayanın sonraki durağı ise ebedî zindandır.

Hapse düştünse, ağla orada kardeşim. Doğduğundan beri seni cennetine çağıran Şefkatli Sahibine yönel. Madem emirlerine boyun eğemedin, seni tutuklatıp içeri tıkmasına sevin. Hâkimi, polisi, kanunu suçlama. Onlar sana haksızlık etmiş olabilirler. Lakin unutma ki Allah izin vermese dünya kralları kılına dokunamazdı senin.

Zindanda saat sayarken Allah'ın sana bağışladığı özgürlüğün kıymetini anla da ebedî özgürlük için dua et. **Yaşadığın yerin karanlığı seni, hazırlandığın ahiretin aydınlığına çıkarsın.** Bir şekilde ölmeyecek miydik? Sonunun cennet olabilmesi için dua et. Senin bir pişmanlık gözyaşın, özgür insanın belki bin pişmanlık gözyaşından değerlidir.

Allah bize belaya düşmeden kötülüklerden kaçınmayı nasip buyursun. **Şehvetin peşinden inatla ateşe yaklaşırsak bizi nasıl dilerse öyle durdursun.** Şükürler olsun gönderdiği dertlerle bizi kötülüklerden koruyan Rabbimize. İnledikçe şükredelim, sabır dileyelim.

8- Diğer Yararlı Yönler

Derdin, hastalığın, kazanın, belanın ıstırabı altında inliyor musunuz kardeşim. Gözlerinizi açıp hayatınızdaki nimetleri daha kapsayıcı bir pencereden görün ki kalbiniz rahatlasın, ıstırabınız azalsın. Şöyle ki:

• **Dert gelip geçecek bir sele benzer. Sel sürükleyip geçtikten sonra sıra hasarı tamire gelir.** Hayatımızdaki acı tatlı her olayın bir geçiş süresi vardır. Can bile o bedenden uçar gider. Öyleyse ey acılı kul, dertlerinden sıyrılacağın bir gelecek seni bekliyor. Sabır dile ve kurtuluş yolları için çaba göster. Hastaysan şifa ara. İflas ettiysen durumunu toparlamaya çalış. Kaza geçirdiysen hızla iyileşmekle ilgilen.

• Derdine ne denli odaklanırsan zihninde o denli büyür. Büyüdükçe beslenir, türlü yan zararlar türetir. Dertle baş etmenin en emin yolu, onu abartmamak ve hatta mümkünse onu olduğundan küçük görmektir. Bırak zihnin sorunlarından uzaklaşsın. Hayatının dertlerin dışındaki boyutlarıyla ilgilen. Eşinden mi ayrıldın, hatıralarla değil, şimdiki işinle ilgilen. Bir evladını mı kaybettin. Onu cennetindeki huzurunda bırak, gel ve bu dünyadaki diğer evladını daha çok sahiplen.

• **Derdinle barışabilirsen derdin seninle boğuşmayı bırakır.** Sol elimin başparmağında çıkan bir siğille bir yıl boyunca boğuştum. Kestim, yaktım, ilaç kullandım ve siğil inadına büyüdükçe büyüdü. Günün birinde birisi gördü, "sebebi psikolojik" dedi. Şifreyi almıştım. Siğile birkaç kez sevgiyle baktım. "Tamam, seni hoş görüp, seninle yaşamaya varım ve mücadeleyi bırakıyorum." tarzında düşündüm. Siğili unuttum. Ertesi hafta siğilin kenarları toparlanmış, iki ay içerisinde de tamamen yok olmuştu.

• Yeryüzünde nice beterden beteri olduğunu hatırlayıp sakinleş. İnsanlar bir kaşık suda boğuluyorlar. Eşiyle geçinemiyormuş. Evladı hırçınmış. Bir ömrü dehşet içinde yaşayanlara göre bizim derdimiz dert mi gerçekten? Nice kimseler ağır imtihanlardan geçiyor. Hastalıksa Eyüp aleyhisselam, derisini kaplayan kurtlarla on yıldan fazla sabırla ve şükürle yaşadı. Kardeş kıskançlığıysa: Yusuf aleyhisselamın kıskanç kardeşleri, öz babalarından kaçırıp ölsün diye onu kuyuya attılar. İşkenceyse: Ağacın kovuğuna gizlenen Zekeriya aleyhisselam, diri diri testereyle gövdesinden kesildi. Evlat acısıysa: Peygamberimiz aleyhisselam, yedi çocuğundan altısının ölümünü yaşadı. **Beterden beterini düşün ve Allah'tan sabır dile.**

• Acıyı veren Allah, öbür taraftaki yığınlarla lütufları da gönderen Allah'tır. Yuvanı mı yitirdin; evladını yaşatan Allah'tır. Makamdan mı alındın, seni hâlâ güvenli yuvana sığındıran Allah'tır. Fakir mi düştün, kuru da olsa o ekmekle hâlâ seni besleyen Allah'tır. Allah'ın sayısız lütfu hatırına Allah'a teslim olman, derdin için sabır dilemen gerekmez mi?

• Yüce Mevla sana sayısız nimeti verirken bazı şeyleri alıyorsa bir bildiği var. Sayısız nimeti verdiğini görmüyor musun yoksa? Kirpiklerin bile paha biçilmez. Hele sırf şu iman nimeti yok mu? Yeryüzünün saltanatları bağışlansa ebedî cenneti kazandıracak olan şu tek iman nimetinin değeriyle kıyaslanabilir mi?

Allah nicesinden ayaklarını geri aldı, nicesinden gözlerini geri aldı. **Allah ne dilerse kulunun iyiliği için diler. Acı verirse de kulunun iyiliği içindir.** Ya seni terbiye edecek ya eğitecek ya temizleyecek veya daha büyük nimetlere hazırlanıyorsun. Allah'a güven ve rahmetinden sabır dile. Şu koca evrenin dengesini koruyan Yüce Yaradan her şeye hâkimdir.

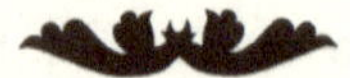

SONUÇ

Nihayet *Zihinsel Şifa*'nın sonuna geldik. Buraya kadar; zihinsel şifa sistemini, beyin kimyasının onarılması, yıkıcı düşüncelerin düzeltilmesi, negatif duygulara ve dengesizlerle ilişkilere hâkimiyet ve sorunlarla manevi mücadele yollarını öğrendik. Kitap ana hatlarıyla bize şu bakış açılarını sundu:

• **Birinci bölümde zihinsel şifa sisteminin unsurlarını öğrendik.** Beden sağlımızın temeli zihin sağlığımızdır. Dengesiz yaşantı ve sürekli stres, beynimizin pilini bitirmekte ve hayatımızı yönetme gücümüzü yok etmektedir. Bu tehlikeye karşı beyin kimyamızı onarmaktan, sürekli stresimizi azaltacak psikolojik ve manevi taktiklere kadar bazı koruyucu yöntemler kavradık.

• **İkinci bölümde beyin kimyasının onarılmasının yollarını anladık.** Beynimizin eriyip küçülmeden çalışması için su, oksijen, yağ, glikoz, mineral, vitamin ve özellikle aminoasitlere ihtiyaç vardır. Beynin hareketsizlik, uykusuzluk, aşırı veya yetersiz glikoz, protein yetersizliği, soydum, potasyum gibi minerallerin dengesizliği, tansiyon ve damar daralması gibi nedenlerle bozulmasını önlememiz gerekiyor.

• Üçüncü bölümde yıkıcı **düşüncelerin düzeltilmesinin çarelerini keşfettik.** Gün boyunca olayları anlamlandırırken kullandığımız zihnimizin edinebileceği karamsarlık, ümitsizlik, katılık, akıl okuma gibi yıkıcı düşünce kalıpları, bize hayatımızı olduğundan çok kötü göstererek zehir edebilir.

• **Dördüncü bölümde negatif duygulara nasıl hâkim olabileceğimizi kavradık.** Geçmiş yaşantımızdan öfke, suçluluk, değersizlik, isteksizlik ve gelecek yaşantımızdan kaygılar edinebilir ve bunlara takıntılı bir zihinle saplanabiliriz. Bedenimizi savaş moduna sokan bu tür stres sebeplerini bunalıma dönüştürmeden küçültmemiz veya yok etmemiz gerekiyor.

• Beşinci bölümde **dengesizlerle ilişkilerimize hâkim olmanın inceliklerini okuduk.** Hayatımıza zorba, sahtekâr, şehvet tapıcısı, gösterişçi, cimri, içten pazarlıkçı, mükemmeliyetçi veya şüpheci dengesizler girebilir. Dengesizlerle ilişkilerimizi bunalıma girmeden yöneterek beynimizi ve hayatımızı korumamız gerekiyor.

• **Altıncı bölümde kaçınılamaz büyük sorunları maneviyatın gücüyle açabilmeyi öğrendik.** Boşanma, ölüm, iflas, işsizlik gibi sorunlara saplanmak hayatımız derinden sarsılabilir. Bu tür sarsıntılara karşı "iman, tevekkül, acizliğimizi idrak, tefekkür, sabır ve şükür" yollarıyla dayanıklılığımızı arttırmamız gerekiyor.

Bizler Yüce Allah'ın sonsuzluk yolculuğuna çıkardığı yeryüzündeki misafirleri olarak, elimizden geleni yapmakla mükellefiz. Yüce Sahibimiz yarattığı hayata hâkimdir. Genetiğimizi O kodlamış, zihnimizi programlama yeteneğini bize O bağışlamıştır. Bizi türlü sorunlara yatkın yaratmıştır. **Bize türlü zafiyetlerle mücadele ederek de cennetin sonsuzluğunu kazanma kapısını açmıştır.**

Hayatımızı yönetirken görevimiz Yüce Sahibimizin lütuf ve adaletine iman ve güven duymaktır. Bu çerçevede elimizden geldiğince çalışmak ve Rabbimize yakarıp sığınmaktır.

Düşüncesiz insanlar yüzünden fitneler ateşlenince dertler, savaşlar, karışıklıklar birbirini izleyebilir. İmtihanlarla dolu bu hayatta çileyi yaratan, üstesinden gelme gücünü de yaratmıştır. Çilenin altından esenlikle kalkmanın yolu zihni sağlıklı yönetmektir. Tek gerçek sığınak ve koruyucumuz, Rabbimizdir.

Yüce Mevla zorluklarımızdan bizi saadetle çıkarsın. Bizi iyilerle karşılaştırsın. Birlikte hedeflediğimiz cennete varıncaya kadar bize sevdiklerimizle birlikte huzur indirsin. Yeni kitaplarda buluşabilmek ümidiyle Rabbimizin rahmetine emanet olun.

KAYNAKLAR VE OKUMA ÖNERİLERİ:

Ahmet Aydın, *Taş Devri Diyeti*, Hayy Kitap, İstanbul, 2010

Albert Bernstein, *Duygusal Vampirler*, Alfa, İstanbul, 2006

Anthony Robbins, *Dev Adımlar*, İnkılap, İstanbul, 1994

Arthur Pine, *Bir Kapı Kapanır, Bir Kapı Açılır*, Sistem, İstanbul, 1993

Canan Karatay, *Karatay Diyeti*, Hayy, İstanbul, 2013.

Daniel G Amen, **Beyninizi Değiştirin Hayatınız Değişsin**, Pegasus, İstanbul, 2007.

David Burns, *İyi Hissetmek, Yeni Duygudurum Tedavisi*, Psikonet, İstanbul, 2012.

David J. Schwartz, *Büyük Düşünmenin Büyüsü*, Sistem, İstanbul, 1997

David Steibel, *Konuştukça Batıyoruz*, Koridor, İstanbul, 2008.

Davit Lieberman, *Herkese Her İstediğinizi Yaptırın*, Pegasus, İstanbul, 2009

Donald Norfolk, *İş Hayatında Stres*, Form, İstanbul, 1989

Erkan Topuz (Çeviri Ed.) *Kanser, Salgını Önlemek İçin 101 Çözüm Önerisi*, Alfa, İstanbul, 2010

Fereydoon Badmangelidj, *Su: Hasta Değil, Susuzsunuz*, Klan, İstanbul, 2014.

Fereydoon Badmangelidj, *Vücudunuz Sizden Su İstiyor*, Domino, İstanbul, 2005.

Godfrey Harris, Kennith L. Harris, *Konsantrasyon*, Alfa, İstanbul, 2003

Güçlü Ildız, Beynimiz: *Göz Ardı Edilen Tıbbi Gerçekler*, Doğan, İstanbul, 2007.

Jean Carper, *Mucize Beyniniz*, Nokta, İstanbul, 2005.

Jeff Keller, *Yaklaşım Her Şeydir*, Sistem, İstanbul, 2008

John Medina, *Beyin Kuralları*, Kuzey, İstanbul, 2010.

John. C. Maxwell, *Kazanan Tutum*, Sistem, İstanbul, 1996

Joseph Kirshner, *Korkusuz Yaşama Sanatı*, Arıtan, İstanbul, 2004.

Marilyn vos Savant, Leonore Fleischer, *Beyin Geliştirme*, İm, İstanbul, 2000

NickBegich, *İnsan Zihnini Kontrol Etmek*, Yakamoz, İstanbul, 2011

Ömer Özkaya, *Zihin Kontrolü*, Paradoks, İstanbul, 2011

Richard Bandler, John Grinder, *NLP: Trans ve Değişim*, Alfa, İstanbul, 2011.

Said Nursi, Lem'alar, *25 Lem'a, Hastalar Risalesi*, Sözler, İstanbul.

ShadHelmstetter, *Bizi Biz Yapan Seçimlerimiz*, Sistem, İstanbul, 1997

V. S. Ramachandran, Sanrda Blakeslee, *Beyindeki Hayaletler*, Boğazici Ü. Y. , İstanbul, 2012.

ZİHİNSEL ŞİFA – ANKET FORMU

Bu formu doldurup keserek **"PK 44 Kavaklıdere Çankaya Ankara"** adresine postalayabilir veya resmini çekerek, **mbozdag@yetenek.com** adresine e-posta ekinde gönderebilirsiniz. Yazar sorularınızı cevaplamaya özen gösterecektir.

Adınız/soyadınız/mesleğiniz:

....

....

Adresiniz veya epostanız:

....

....

1- Bu ilk kitap değilse yazarın daha önce okuduğunuz kitaplarını belirtir misiniz?

....

....

....

....

2- Zihinsel Şifa hakkındaki duygu ve düşünceleriniz:

....

....

....

....

....

3- Muhammed Bozdağ'ın eserleriyle tanışma deneyimleriniz, değerlendirmeleriniz ve varsa soru ve önerileriniz:

....

....

....

....

....

....

....

....

....

....

....

....

....

....

....

....

....

....

....

....

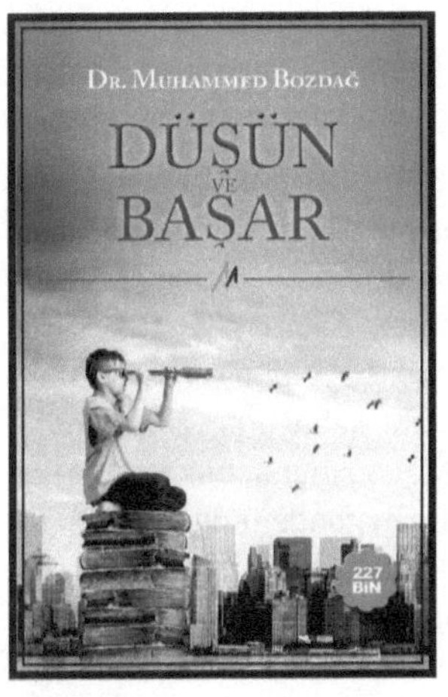

• Güçlü bir heyecan duygusuyla hareketlenerek başarıya yönelmenin on adımını açıklıyor *Düşün ve Başar*... 264 sayfa olan kitap yüreğini başarı aşkıyla ateşlemek isteyen her yaştan her başarı yolcusuna hitap ediyor.

• Düşünce dehası, çalışma coşkusu ve cesareti nasıl geliştirilir? Şimdinin gücü nasıl kullanılır? Mazeretlerin başarıyı baltalaması nasıl önlenir? Başarı, çalışmanın çocuğudur. Başaranlar gibi yirmi dört saatiniz, harika bir beyniniz ve muhteşem bir yüreğiniz var. Fakat amaçlarınız için duraksamaksızın çalışma azminiz de var mı?

• Okuyucular şöyle yazdı: "-Hayatımdaki en köklü değişimi yaşadım." "-Kendime güvenim arttı, hayattan daha fazla zevk alıyorum." "-Kendimi uzaya fırlatılmak için hazırlanan bir füze gibi hissettim." "-Hayatımda en kısa sürede bitirdiğim ilk kitap." "-Sorunlarımı yenebileceğime başka kimse beni inandıramamıştı."

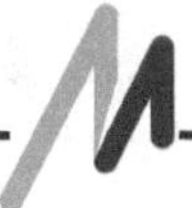

• Hayatımızı şans, kaza, tesadüf perdesinde gizlenerek yönlendiren ilahi elin hikmetlerini açıklıyor *Ruhsal Zekâ*... 342 sayfa olan kitap kâinatın ve hayatın metafiziğine sıra dışı bir bakış açısı kazandırıyor.

• İnanma gücümüzün ve niyetimizin niteliği işlerimizin sonuçlarını nasıl değiştiriyor? Kanaat hissinin başardığı işi hırs neden bozuyor? Ne tür ruhani etkileşim kanallarına sahibiz? Nasipler şansla değildir, tesadüf yoktur ve kimsenin ayağına hikmetsiz diken batmaz. Kalplerimizde gizli niyete, kanaate, inanca, sabra ve samimiyete göre hayatımızı yönlendiriyor yüce Yaradan.

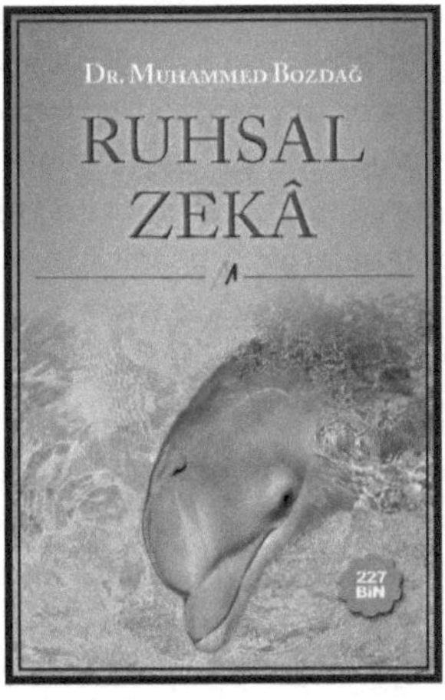

• Okuyucular şöyle yazdı: "-Hiçbir kitabı bu kadar meraklanarak okuduğumu hatırlamıyorum." "-Başarı yolcularının aklına kıvılcımdan öte bir ateş bırakıyor." "-İnsanı öyle anlatıyorsunuz ki kendime hayran kaldım." "-Bir kitaba böylesine bağlanacağımı düşünemezdim."

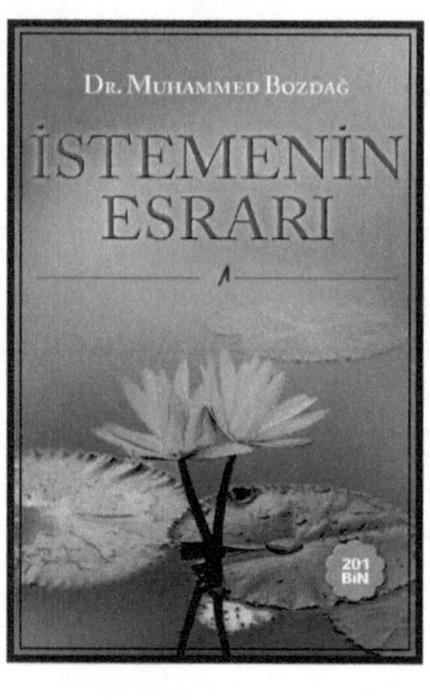

• Dualarımızın Yüce Yaradan nezdinde kabul ve ret sebeplerini açıklıyor *İstemenin Esrarı*... 248 sayfa olan kitap dualarımızın hayatımıza etkisini anlatıyor.

• Yetenek veya ihtiyaç diliyle, azimle, bilinçli ve düzenli yakarışlarla dua nasıl güçlenir? Şükürsüzlük, yılgınlık, haset, zulüm, gıybet, şirk, sorumsuzluk veya sabırsızlık duayı nasıl bozar? Bir çiçek tohumu dahi, kabuğunun zindanından kurtulma ihtiyacıyla boynunu bükünce, Yüce Yaradan derhal rüzgârı gönderir de, onu kök salacağı vatanlara uçurur. Öyleyse, kulunun gözyaşları eşliğindeki samimi yakarışına karşılık, yüce Yaradan kâinatı seferber etmez mi?

• Okuyucular şöyle yazdı: "-Defalarca okumak istiyorum." "-Kitabınızı okurken ne canımda can, ne el ve ayaklarımda derman kaldı." "-Bu kitabı okuyunca kalbim manevi bir havayla doldu taştı." "-Ancak bu kadar güzel bir anlatım olur."

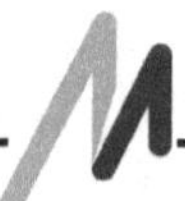

• İnsanın cennetten dünyaya gelişini, dünyanın amacını ve öteki dünyanın bütün muhteşem maceralarını anlatıyor *Sonsuzluk Yolculuğu*... 312 sayfa olan kitapta, dirilişin, sorgunun, sıratın, cehennemin ve cennetin sahnelerini capcanlı tasvirlerle okurken yüreğiniz titreyecek.

• İlk insanlar yeryüzüne ne zaman, neden ve nasıl geldi? Ecel nasıl belirleniyor; ölüm anı ve kabir hayatı nasıl yaşanıyor? Kıyamet nasıl kopacak ve belirtileri nelerdir? Mahşerde dirilip toplanma, sorgu, mizan, sırat köprüsü ve cehennem nasıl olacak? Cennetin büyüklüğü, yaşama biçimi, evliliği ve zevkleri hakkında neler biliyoruz?

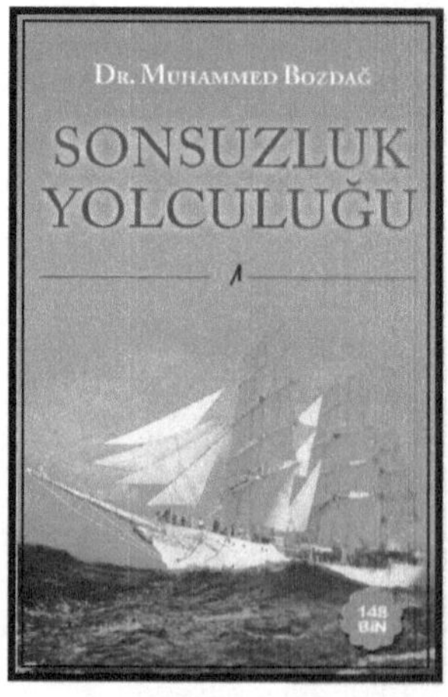

• Ölüp giden 107 milyar Âdem insanı berzah hayatlarında, kimi cenneti ve kimi cehennemi izlerken, hepsi kıyameti ve dirilişi bekliyor. Bir tek sonsuz saadet kazanma şansımız dünyadır ve ecel geldiği anda bir dakika bekletilemez.

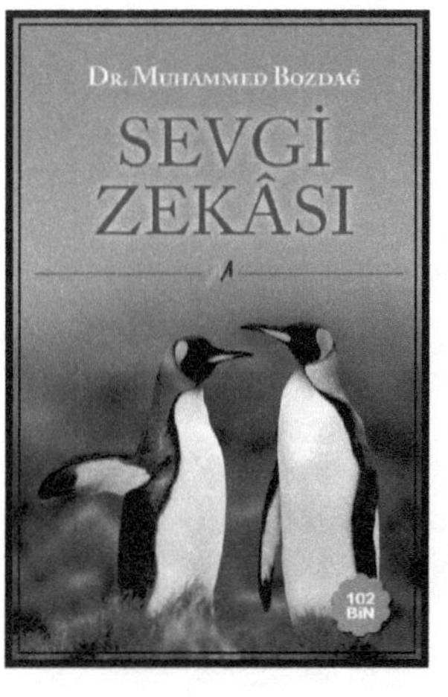

• Yaşama sevincini kalbimize huzurla yerleştirmenin sanatını anlatıyor **Sevgi Zekâsı**... 262 sayfa olan kitabın yardımıyla Allah, Peygamber, öz benlik, anne-baba, aile, kazanç, dost, vatan ve doğa sevgilerimizi besleyebiliriz.

• Sevgi hayatımızı nasıl etkiler? Sevgiyi ne tür düşünceler üretir? Sevgiyi hangi yollarla nasıl dengeli ifade ederiz? Çevremizdeki sevgi sebeplerini nasıl algılar ve yaşama sevincimizi nasıl arttırırız? Yaratılanı Yaradan'dan ötürü sevebilirsek, mavi gök kubbe, kanatlarını kalbimize serer. Çiçekler bizim için kokar, doğa bizim için şarkı söyler.

• Okuyuculardan: "-Aileme, çevreme, çiçeğe ve böceğe bile artık sevgiyle bakıyorum." "-Bu kitaptan sonra eşimi, çocuklarımı daha çok seviyorum." "-Altmış yaşında öğretmenim. Böylesine etkileyici kitap okumadım." "-Artık çevreme daha nezaketli davranıyorum. Karıncaları bile seviyorum."

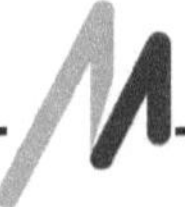

• Beyni, zihni, hafızayı, duygu durumunu güçlendirip gerilimleri aşmayı sağlayan biyolojik, psikolojik ve manevi çözümler getiriyor **Zihinsel Şifa**... 294 sayfa olan kitap öğrenci, çalışan, yaşlı, genç, gerilen, öfkelenen veya kaygılanan herkese hitap ediyor.

• Yorulan beyin nasıl beslenir ve nasıl onarılır? Hafıza, düşünme ve öğrenme gücü nasıl arttırılır? Kaygı, öfke, suçluluk, değersizlik gibi yıkıcı duyguların kaynağı nasıl kurutulur? Zorba, sahtekâr, pazarlıkçı, paranoyak gibi dengesiz kişilerle ilişkiler nasıl stressiz yönetilir? Ölüm, kaza, ayrılık, işsizlik gibi ağır stresler, manevi yollarla nasıl aşılır?

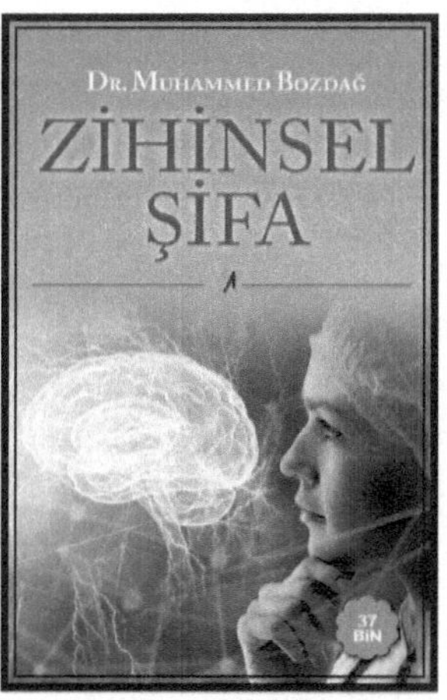

• Sırf yediğiniz yağın türünün beyninizin çalışma hızını bin kat artırabileceğini biliyor musunuz? Ya uykusuzluğun veya susuzluğun beyninize etkisi? Beynimizi nasıl besleyip, koruyup, verimli yönetebileceğimizi bize okullarda öğretmiyorlar.

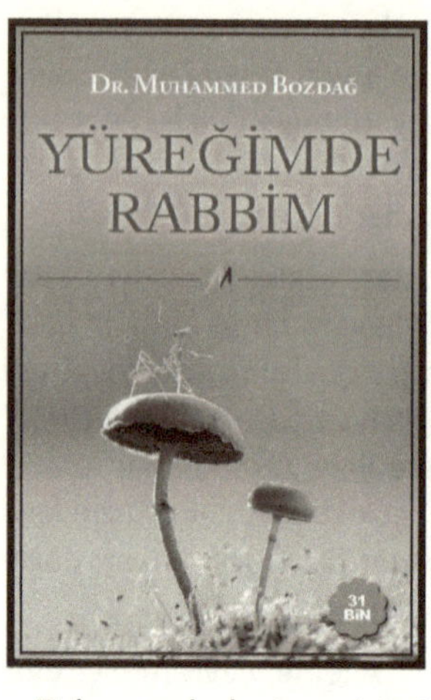

• İyiliklerle yaşayan müminlere cennetini vadeden Allah'ın yolunda, içten bir iman ve güven edinmenin inceliklerini anlatıyor **Yüreğimde Rabbim**... 282 sayfa olan kitap, şirkten ve batıldan arınmış, saf ve derin bir tevekkülle Rabbimize sığınmanın ilkelerini işliyor.

• Ne tür batıl inanışlar imanımızı zayıflatıyor? Ne tür büyük sözler başımıza bela getiriyor? Kısmetimizi hoca açıp kapatabilir mi? Kur'an-ı Kerim'den beslenmeyen akıl ve ilim, neden hikmetsiz ve basiretsizdir? Allah neden belalar yaratır? Şeytan kimlere iniyor ve ne tür tuzaklar kuruyor? Torpilin, düzenbazlığın başarma gücü var mı? Rabbimize nasıl yakınlaşabiliriz?

• Tek gerçek dost ve daimi koruyucu Allah'tır. Uyutup uyandıran, yedirip içiren, güldürüp ağlatan sadece Allah'tır. Kalpler ancak Allah'ı anarak ve Allah'ın emrettiği ahlaka uyarak huzura kavuşur.

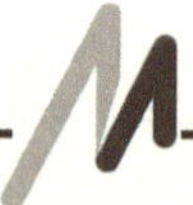

• Her bekâr gencin, aşkını aramadan önce okuması gereken bir kitap **Aşkla İmtihan**! 306 sayfa olan kitap, aşkla imtihan yoluna sıralanan türlü tuzakları, binlerce gerçek hayat kesitinden derlenmiş deneyimleri örnekleyerek açıklıyor.

• Evlilik kader mi? Nasibimiz nasıl kapanır ve nasıl açılır? Dua ve beddua evliliğimizi nasıl etkiler? Neden âşık oluyoruz? Zinadan, yersiz ve yıkıcı aşklardan neden ve nasıl sakınabiliriz? Uyumlu evlilikte din, maddiyat, maneviyat, kültür ve kişilik denkliklerinin sınırı ve gereği nedir? Evliliğin yaşı, şartları ve kariyerin evliliğe etkisi nedir?

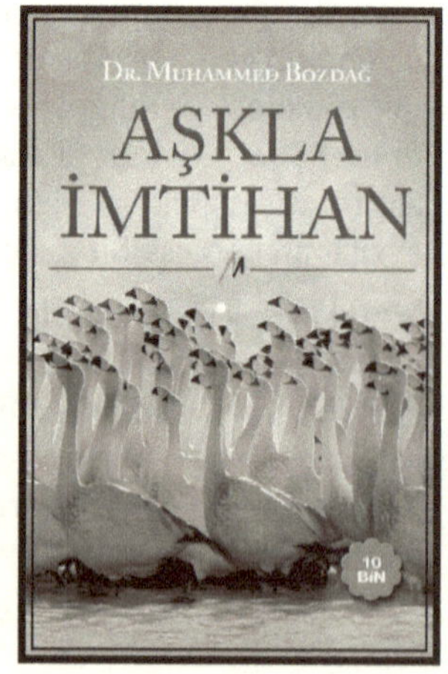

• Evlilik korkusu, adayına ısınamama, ret veya terk edilme sorunları nasıl aşılır? Eş adayının sahtekâr, sorumsuz, uyumsuz, paranoyak olabileceği nasıl anlaşılır? Hangi evlilikler haram? Gizli nikâh geçerli mi? Özel nikâh sözleşmesi neleri içermeli?